U0110785

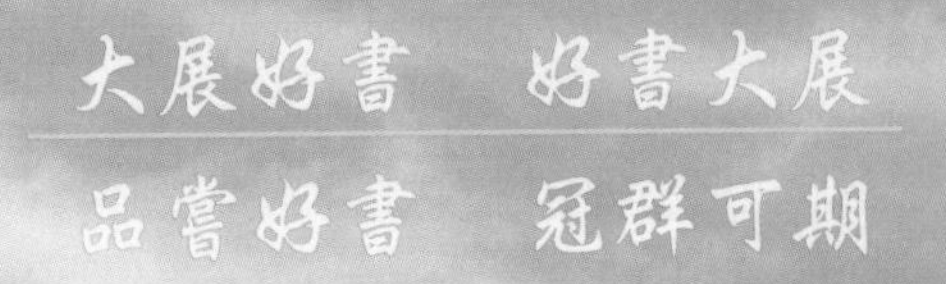
大展好書　好書大展
品嘗好書　冠群可期

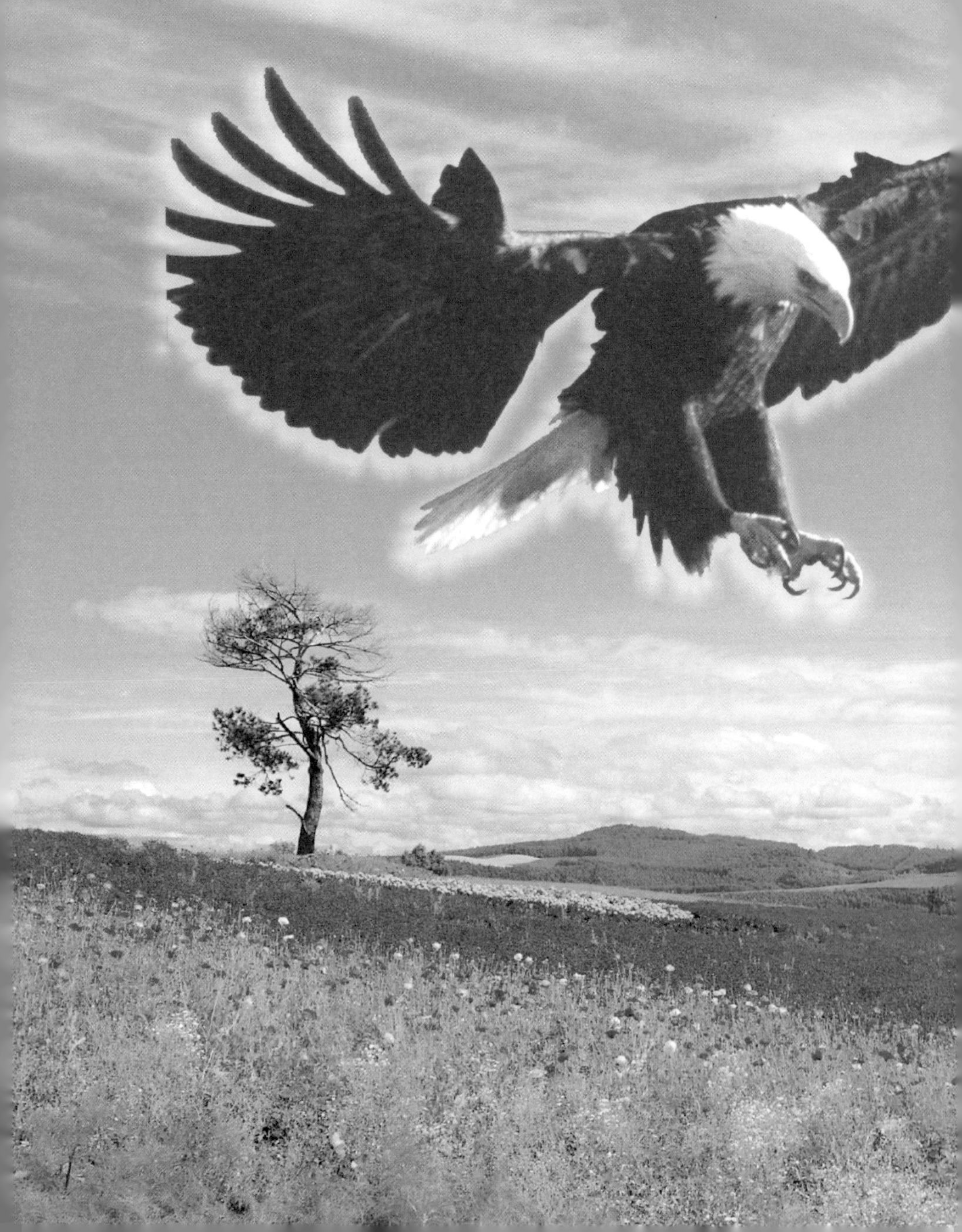

大展好書　好書大展

品嘗好書　冠群可期

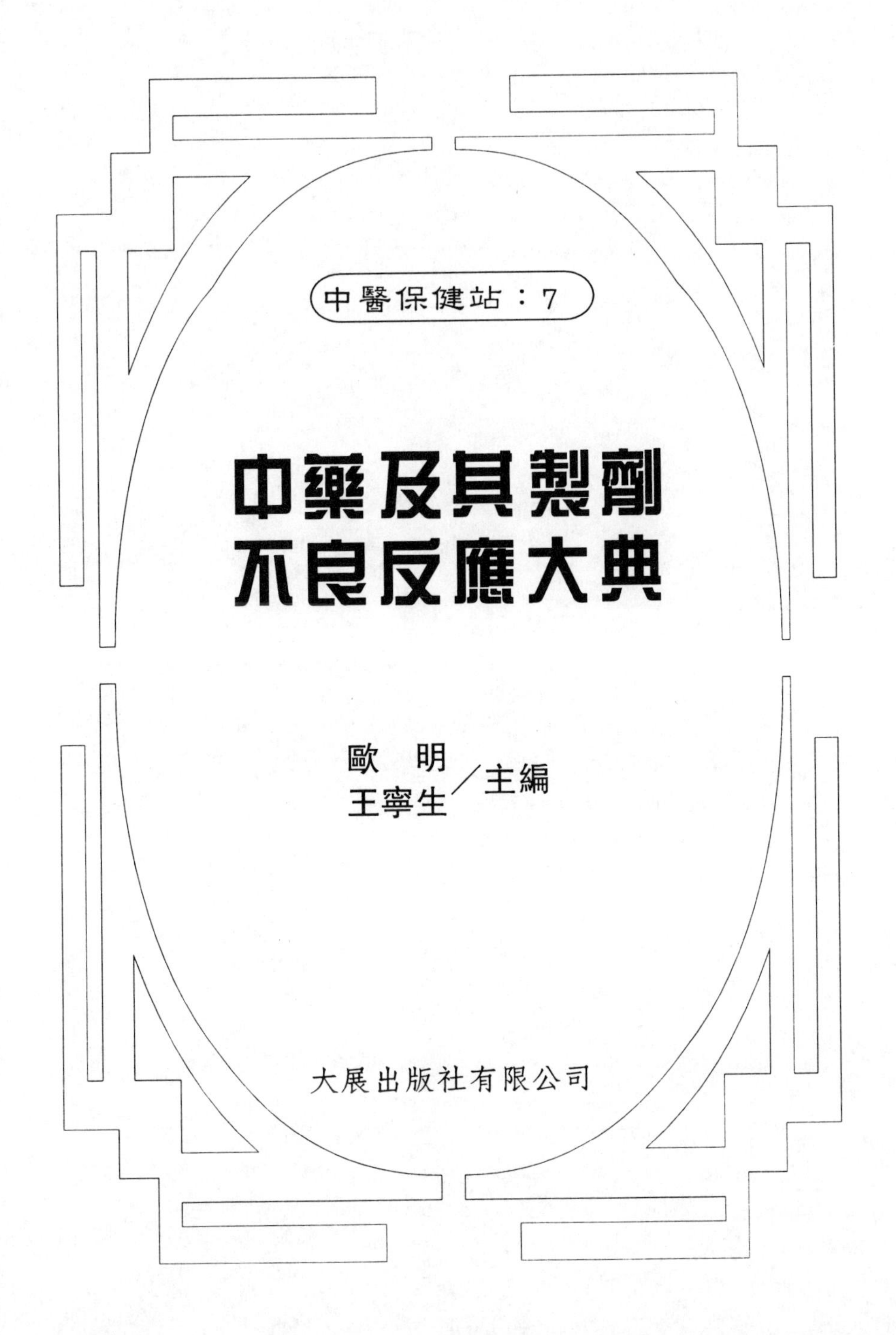

中醫保健站：7

中藥及其製劑不良反應大典

歐　明
王寧生／主編

大展出版社有限公司

序 一

藥物不良反應（ADR）指藥物在治療、預防、診斷疾病，或改變人體有關功能時，在應用正常劑量情況下出現的非期望的、有害的或不利的反應，其發生數並不少。據世界衛生組織國際藥品監測中心陸續報告，每年約有數十萬例藥物不良反應。中國北京、上海等城市已相繼成立了藥物不良反應監察組織，開始有比較正規的藥品流行病學或藥物流行病學（Pharmacoepidemiology）這一新領域的工作，這對於進一步保障人民健康將起到很好的促進作用。

中藥應用歷史悠久，使用面很廣，現在不少西方國家也開始應用中藥防治疾病。中國民間相傳的一句話叫做「是藥三分毒」，說明自古以來就已經注意到中藥也會有一些不良反應，應當引起注意。

中國自《藥品管理法》頒布以來，尤其是在一些各類新劑型中藥及新批准中藥上市以後，其應用面更廣，國內、外都已陸續出現一些中藥不良反應的案例，值得加強這方面的上市前臨床試驗和上市後監測和研究工作。

爲了更好地發展中醫藥事業，中國著名臨床藥理學家歐明、王寧生教授多年來十分關注中藥安全性或中藥不良反應方面的工作，在這方面作了許多調查、分析和研究工作，由他們主編的《中藥及其製劑不良反應大典》行將面世。

本書在總論方面就中藥不良反應概念和分類，產生原因及影響因素，因果關係的判斷、監測和對策等作了論

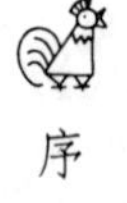

述。各論就200餘種中藥及200餘種中藥製劑作了有關不良反應的介紹，每節介紹之後附有「備考」及主要參考文獻，對書中有關不良反應的分析及編著者的忠告，均可借鑒。這本書既是我國第一部中藥不良反應專著，也是一部十分實用的案頭工具書。它對於中藥現代化，中藥走向世界將是一大貢獻。是爲序。

中國科學院院士　陳可冀

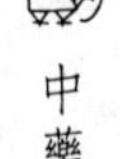

序 二

中醫藥是中華民族在與疾病作鬥爭的長期過程中創造的寶貴財富，也是中華民族文化遺產的一個重要組成部分。在長期的實踐過程中，中華民族積累了使用中草藥治療各種疾病的豐富經驗，天然藥物成爲中醫治療疾病的主要手段。

在西方醫學傳入中國以前，中醫藥承擔了維護人民健康與民族繁衍昌盛的重擔。中國在歷史上一直是一個人口眾多的大國，中醫藥爲此做出了巨大的貢獻。即使在現代醫學飛速發展的今日，中醫藥仍然承擔全國 1／4～1／3 的醫療任務。

在中國醫學發展過程中，在重視藥物療效的同時，對可能發生的不良反應的觀察也一直受到重視。中國最早的藥物經典《神農本草經》，即按照藥物的毒性的強弱來歸類藥物於上、中、下三品。天然的東西並不一定是安全無害的。作爲藥物，中草藥對很多疾病的治療有明顯的療效。

但與其他藥物一樣，中草藥也會引起一些毒副作用與不良反應。重要的是認識可能的毒副作用，合理用藥，並重視對毒副作用與不良反應的監督，了解對毒副作用與不良反應的處理。歐明教授、王寧生教授主持編撰的《中藥及其製劑不良反應大典》爲此提供了非常豐富的信息與依據。

世界衛生組織鼓勵和促進合理應用傳統醫學。與此同時，世界衛生組織也極其重視傳統醫學的安全性。2001 年

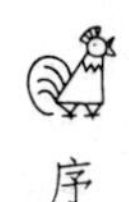

9月，世界衛生組織西太平洋地區制定了地區傳統醫學戰略規劃，該規劃列出七個戰略方向，強調用充分的科學依據與有效的管理以保證傳統醫學的安全性與有效性。

多年前，世界衛生組織西太平洋地區辦事處即與歐明教授、王寧生教授以及其他中國專家合作，致力於提高對中草藥可能的毒副作用與不良反應的認識，提倡建立對中草藥毒副作用與不良反應的監督。《中藥及其製劑不良反應大典》問世，是他們與衆多專家學者努力的結果。值此書出版之際，預祝他們取得更多的成就。

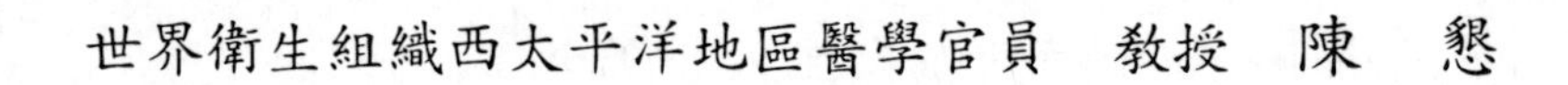

世界衛生組織西太平洋地區醫學官員　教授　陳　懇

前言

中國醫藥學是一個偉大的寶庫，其歷史悠久，源遠流長，現存的有文字記載的醫籍可追溯到兩千多年前。幾千年來，它爲我國民族的繁衍昌盛和人民的健康做出了巨大的貢獻。而且現在已日益受到國外的重視，爲很多國家的人民所應用，從而造福於全人類。

然而，藥物的兩重性是藥物作用的基本規律之一，中藥也不例外。中國古代民間就有「是藥三分毒」的說法，中藥既能起到防病治病的作用，也可損害機體，引起生理機能的紊亂及組織結構的變化等不良反應。當然，與化學藥品相比，中藥引起不良反應（尤其是毒性反應）是少得多，但不能因此而忽視。

值得注意的是，不少被認爲「無毒」的中藥都可引起毒性反應，一些很「溫和」的中藥如大棗、甘草等也可引起不良反應；甚至被認爲保健藥的珍品人參也能引起毒副反應，見之於文獻的已不下200例，並有導致死亡的案例；有些中藥中毒可導致機體永久性損害，甚至死亡。因此，在充分肯定中藥療效的同時，對其可能產生的不良反應也應予以注意。

本書材料的來源全部是已公開發表的案例或綜合資料，大部分來自國內的醫藥雜誌及專著，小部分見於國外的出版物。由於中藥多是聯合應用，出現不良反應時要從多個藥物中確定爲害的藥物，特別是對過敏反應，大多數資料都進行過必要的驗證，如停藥或減量試驗、再接觸試驗（包括斑貼試驗等皮膚試驗、再服藥試驗）等。

導致中藥不良反應的常見原因是超量用藥、藥不對症、配伍不當、品種混淆以致錯用或誤用、炮製或煎煮不當等。同時，　中藥大多數是複方應用，藥物之間的相互作用還未完全清楚，特別是一些中成藥含有西藥，產生的不良反應可由西藥引起。可見，引起不良反應（尤其是毒性反應）並非是中藥固有的藥性所致，臨床上不合理用藥是其主要原因。要避免或減少中藥不良反應的發生，必須糾正臨床上不合理用藥的現象。

中藥飲片製劑大多是作非處方用藥，患者可隨意採購選用，所以濫用、超量用藥、藥不對症等導致的不良反應亦多源自患者。因此，要眞正做到中藥在臨床上合理應用，除了提高醫藥工作者的認識外，更重要的是對群衆作廣泛宣傳，提高他們對中藥合理應用的認識。

編寫本書的主要目的就在於提高中藥臨床應用的合理性，盡量減少其不良反應的產生。

編著者

編寫說明

1. 本書分總論及各論兩部分。總論主要闡述與中藥不良反應有關的知識，著重討論中藥不良反應的產生原因、診斷及監測問題。由於對各類不良反應的防治原則具有共通性，而對個別藥品的防治手段針對性不強，特異性不高，故防治的具體方法不在各個藥品內分述。

2. 各論部分收入中藥材250味，中成藥249種，只限於近年來中、外文獻登載有不良反應者，目前尚無不良反應資料者則不收錄。

3. 每一種中藥均按概述、主要成分（成藥爲藥物組成）、不良反應、相互作用、備考等內容編寫。「概述」包括藥物來源、性味歸經及其功能主治，特別注明其基原的拉丁學名及其藥用部位，避免藥物品種上混淆。「主要成分」列出該藥所含的化學成分。由於中藥的化學成分較複雜，有的已知成分在百種以上，這裡只列出一些與該藥的藥理作用和產生的不良反應有關的成分。「不良反應」包括有記載的在人身上發生的各種毒副反應，動物實驗的研究資料一般不予收載。「相互作用」著重闡明該藥與其他藥物（包括中、西藥）聯合應用時可能產生或加重的不良反應，不包括該藥與其他藥物的協同作用和拮抗作用。「備考」包括導致毒副作用的成分、原因和機理以及其他需要說明的有關問題。

4. 所有複方製劑與單味藥的注射劑均歸入中成藥類，單味的片、丹、丸、散、油、膏等製劑均在同名中藥內闡述。

5.中藥材與中成藥分開各自排列，其編排以藥名的筆畫與筆順爲序。首先以首字筆畫由少到多排列，首字筆畫相同者，按第一筆順一、丨、丿、丶、㇕爲序；第一筆順相同者，再按第二筆順爲序。首字相同者，以第二字筆畫、筆順排序，三字以上以此類推。

6.本書的參考資料較多，爲了方便讀者查考，將主要相關參考文獻分列各藥之後，每藥一般不超過5篇。爲了避免重複，一些反覆引用的主要參考資料在此列出，不再見於各藥之後。

（1）國家藥典委員會·中華人民共和國藥典（一部）北京：化學工業出版社，2000

（2）江蘇新醫學院·中藥大辭典上海：上海人民出版社，1997

（3）鄭虎古，董澤宏，佘靖·中藥現代研究與應用（1~6卷）·北京：學苑出版社，1997~1999

（4）陳季強，唐法娣·藥源性疾病基礎與臨床·北京：人民衛生出版社，1997

目錄

總論

各論

中藥材

中藥製劑

十　畫

十一畫

十二畫

十三畫

十四畫

總 論

一、歷史的回顧

中國應用中藥防病治病已有數千年的歷史，在與傷病作鬥爭的過程中，人們對中藥的功效及其毒副作用的認識不斷深化。我國古代文獻對藥物「毒性」的記載，也存在不同的概念。

1.在較早時期，所謂「毒藥」是泛指所有能治病的藥物。西周時期已有「醫師掌醫之政令，聚毒藥以供醫事」。（《周禮・天官冢宰》）的記載。《尚書》還提到「若藥弗瞑眩，厥疾弗瘳」，認為藥物不使人眩暈昏悶，就不能治好病。《內經》提出「當今之世，必齊毒藥攻其中」。張景岳則說：「藥，謂草木蟲魚禽獸之類，以能治病，皆謂之毒。」「大凡可辟邪安正者，均可稱之為毒藥。」

2.藥物的「毒性」，又指其氣味的偏勝。《內經》有「毒藥攻邪」之說，藥物的療效即取氣味的偏勝，如石膏偏寒、附子偏熱、升麻提升、蘇子降氣等等；並根據氣味偏勝的程度，把藥物分為「大毒」、「常毒」、「小毒」、「無毒」四類。張景岳亦說：「藥以治病，因毒為能。所謂毒者，因氣味之有偏也，蓋氣味之正者，穀食之屬是也，所以養人正氣；氣味之偏者，藥餌之屬也，所以去人之邪氣……。」

3.專指對人體有損害的毒副作用。東漢末期（公元 2 世紀）《神農本草經》是現存最早的藥學專著，共載藥 365 種。根據藥物的功效和毒性分為上、中、下三品，上品「無毒」；中品「無毒有毒，斟酌其宜」；下品「多毒，不可久服。」並

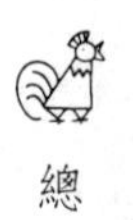

指出使用毒烈之藥，宜從小量開始，慎勿過量，「若用毒藥治病，先起如黍粟，病去即止，不去倍之，不去十之，取去為度」。同時還注意使用炮製方法減弱藥物的毒副作用，「若有毒宜制，可用相畏相殺者」。

此後，歷代有代表性的醫藥著作均明確記載藥物的毒副作用，並提出其防治方法，如張仲景《傷寒雜病論》（公元3世紀）、雷斆《雷公炮炙論》（公元5世紀）、陶弘景《本草經集注》（公元5世紀）、蘇敬等的《新修本草》（公元659年）、孫思邈《備急千金方》（公元7世紀中期）王懷隱等的《太平聖惠方》（公元992年）、李時珍《本草綱目》（公元1590年）、趙學敏《本草綱目拾遺》（公元1765年）等。

我國古代醫藥文獻中尚有「十八反」、「十九畏」之說。「十八反」包括甘草反大戟、芫花、甘遂、海藻；烏頭反貝母、瓜蔞、半夏、白蘞、白及；藜蘆反人參、丹參、沙參、苦參、細辛、芍藥（《本草綱目》增加反玄參）。說明古人已注意到某些藥物配伍時，可能產生毒副反應。「十九畏」則記錄在19種藥物中，一種藥物的作用（包括毒副作用）受到另一種藥物的抑制。當然，這些經驗是否完全符合臨床實際，尚有待進一步證實。

二、中藥不良反應的概念和分類

（一）概　念

按照世界衛生組織對藥物不良反應所下的定義，是指藥物在常用劑量下用於預防、診斷或治療人類疾病，或用於調整人體生理功能時產生的非預期反應。一般可分為A型反應和B型反應兩個基本類型。

A型不良反應的特點是與用藥劑量有關，是由於藥理作用過強所致，一般能夠預測，發生率較高，但死亡率較低。

B 型不良反應的特點是與用藥劑量無關，也與正常的藥理作用無關，很難預測，用常規藥理學和毒理學方法篩選不能發現，發生率較低，但死亡率較高。

（二）分　類

1. 副作用

一種藥物往往具有多種藥理作用，在正常用法和用量的情況下，伴隨其治療作用的同時，可出現一些與治療目的無關的不良作用。例如：柏子仁用於養心安神時，其潤腸通便的作用就成為副作用；當歸用於活血養血時，其潤腸功效導致輕瀉或使慢性腹瀉加重就成為副作用。

2. 毒性作用（毒性反應）

指藥物引起人體生理生化的異常變化和器官組織結構的病理改變。一般在用藥劑量過大或用藥時間過長才出現，有時也可由於醫療差錯或意外事故而發生。超過極量而即時發生的稱為急性中毒反應，而長時間用藥積蓄而逐漸發生的稱為慢性中毒反應。但由於個體對藥物的敏感性不同，用藥劑量雖然沒有超過正常範圍，也可出現毒性反應。如蟾酥內服常用量為 0.015～0.03 克，但有服 0.015 克即出現毒性反應。

中藥的毒性反應時有發生。一些不完全的統計資料表明，近 90 年來國內醫藥文獻公開報導的中藥中毒事件就有 5316 人次，牽涉藥品（包括單味藥及中成藥）300 餘種，其中 215 人中毒死亡。另外，《中華人民共和國藥典》2000 年版一部所收載的 534 味中藥材及其製品中，明確紀錄為有毒者 72 味，其中 10味有「大毒」。

3. 過敏反應

指用藥者經過某種藥物致敏後，再接觸該藥時產生的抗原抗體結合反應，造成組織損傷或生理功能紊亂。過敏反應一般只在用藥者中的少數人身上出現，往往與用藥劑量的大小無關。機體從接受抗原到形成抗體需要一定的時間，所以，過敏反應的發生有一個長短不一定的潛伏期。

近 90 年國內醫藥文獻報導的中藥過敏反應有 2870 人次，牽涉藥品 210 多種。當然，其實際發生頻次則遠不止此數。

4. 特異質反應

指個別用藥者在常用劑量下出現一些與該藥的藥理作用無關，且與一般人群反應不同的異常藥物效應，多與特異性遺傳素質有關。如口服常用劑量的板藍根糖漿後出現溶血，可能與紅細胞膜內葡萄糖－6－磷酸脫氫酶缺陷有關。

5. 藥物依賴性

指藥物與機體相互作用所造成的一種精神狀態，有時也包括身體狀態，表現為連續或定期服用該藥的強迫行為和其他反應。有些人長期服用某種藥物後，雖然治療目的已達到，但總還有繼續服用該藥的願望，產生心理依賴性，通常稱為習慣性。已有報導對番瀉葉、牛黃解毒片、風油精依賴性的個案，最長歷史達 30 年。有些人在停藥後甚至會出現一些病態表現和症狀，即「戒斷症狀」，不服這種藥就不能維持機體的正常生理功能，屬於生理依賴性。嗎啡、罌粟殼類藥物都可造成「戒斷症狀」。從藥物的角度來說，這些藥物具有成癮性；從人體的角度來說，可產生對藥物的依賴性，包括心理依賴性和生理依賴性。

6. 致癌作用

指有些藥物長期應用後，能引起機體某些器官、組織、細胞的過度增殖，形成良性或惡性腫瘤。如檳榔的二甲亞碸提取物可誘發腫瘤；巴豆油具有致癌成分大戟二萜醇酯；小茴香、土荊芥、肉豆蔻、細辛等植物揮發油中所含的黃梓醚可誘發大鼠肝癌等。不過，中藥的致癌作用僅限於實驗研究，臨床研究尚有待進一步開展。

7. 致畸作用

指某些藥物經孕婦服用後，透過胎盤直接或間接干擾胎兒的生長發育，引起嬰兒的先天性畸形。有研究報導，百合、苦參、杏仁、桃仁、鬱李仁、薺菜等中藥有致畸作用，其結果尚有待進一步證實。

8. 致突變作用

指藥物在一定條件下引起基因突然和根本的變異，使細胞的結構和功能發生變化，從而導致遺傳缺陷和疾病。有研究發現石菖蒲的主要成分 α- 細辛醚對鼠傷寒沙門氏菌 TA_{92} 有致突變作用，對染色體有明顯的斷裂效應；植物黃酮類成分槲皮素及蘆丁對小鼠微核有明顯致突變作用。

三、中藥不良反應的產生原因及影響因素

由於中藥的生產過程較複雜，受多種條件的影響，如產地的地理環境與生產管理、採集季節、運輸與儲藏、品種鑒定、炮製方法等，因而藥材的質量也存在批量差異。中藥製劑除受原材料的質量影響外，還受工藝流程與設備條件的制約，因而其質量標準的控制較化學藥品困難得多。

此外，中藥及其製劑市場供應較廣泛，非處方用藥較多，加上社會觀念與文化背景的影響，使不良反應的產生原因較為複雜。現歸納為以下幾個方面加以說明。

（一）藥物使用的問題

1. 過量用藥

傳統觀念上和廣告宣傳上普遍存在著一種誤導，就是中藥無毒副作用，因而認為中藥用量多一點無關要緊，使超劑量用藥而引起不良反應的事件時有發生。有資料表明，中藥致不良反應的病例有 60% 以上是由於超劑量引起的。公開發表的資料中，這類個案不勝枚舉。

如：服用川烏 120 克（常用劑量為 1.5～3 克）致中毒死亡；服人參 60 克（常用劑量為 3～9 克）致雙目失明；服川楝子 62 克（常用劑量為 4.5～9 克）致昏迷；服山慈姑 39 克（常

用劑量為3～9克）致休克死亡；服皂角刺200克（常用劑量為3～9克）致中毒死亡；服苦楝皮400克（常用劑量為4.5～9克）致精神失常及心律失常；服黃藥子35.7克（常用劑量為4.5～9克）致藥物性肝炎等。這類事件的發生多由患者擅自用藥所致。

2.藥不對症

辨證施治，對症下藥，是中醫臨床用藥的精髓。《內經》中早已提出：「寒者熱之」、「熱者寒之」、「虛則補之」、「實則瀉之」，這些治則一直沿用至今，成為中醫臨床用藥總的指導原則。如違反這些辨證施治的原則，犯「寒而寒之，熱而溫之」的戒例，虛證誤用瀉法則更虛，實證誤用補法則留邪，均可導致各種不良反應。發汗、湧吐、瀉下諸法均有禁例，如不對症使用，亦能引起不良反應。

明代著名醫藥學家李時珍在《本草綱目》中曾精闢地指出，藥物「用之得宜，皆有功力，用之失宜，參朮亦能為害」。可見藥不對症，可能產生有害的藥效。

3.濫用藥物

除少數劇毒藥外，大多數中藥均屬非處方用藥，隨時可以無限量地購買，同時受「中藥可以有病治病，無病補身」的錯誤觀念所影響，濫用的現象相當普遍。

最明顯的例子是人參。因濫用人參而引起不良反應的報告遍及世界各地，出現所謂「人參濫用綜合徵」的獨特病症，甚至有因服紅參40克而死亡的個案。

4.用藥持續時間過長

有些藥物雖然單劑量不超過常用量，但長期連續使用，在體內產生積蓄作用而引起不良反應，如長期服用甘草可導致假性醛固酮增多症。有一個案因心悸連續服用朱砂1個月，總量達100克（日服量亦超過常用劑量），導致腎功能衰竭而死亡。

5. 藥物配伍不當

中藥絕大多數為配伍用藥，其製劑亦大部分由多種藥物配方製成。古代早有「十八反」、「十九畏」配伍禁忌的記載。「相反」藥中一種藥可加強另一種藥的毒性作用，如瓜蔞、白及、白蘞可加強烏頭的毒性。目前，由中藥配伍引起不良反應的報導尚屬少見，但中藥與西藥配伍應用引起的不良反應正日益受到重視。中西藥合理的聯合應用，可起協同作用，提高療效，或減輕和消除藥物的毒副作用；但若配伍不當，則可起拮抗作用，降低藥效，甚至產生不良反應。

如朱砂與溴化鉀、碘化鉀合用，可引起赤痢樣大便，因朱砂所含的主要成分硫化汞，在腸道裡與溴、碘化合物相遇，硫可被溴、碘離子置換而生成有強刺激的溴化汞和碘化汞，導致藥源性腸炎。高血壓患者服優降寧期間，合用麻黃可產生不良反應，因優降寧可抑制體內單胺氧化酶，使單胺類神經遞質（去甲腎上腺素、多巴胺、5－羥色胺等）不被破壞，貯存於神經末梢中，而麻黃所含的麻黃鹼則有擬交感胺的作用，促使貯存的單胺類神經遞質大量釋放，使血壓驟然升高，嚴重者可出現高血壓危象，甚至腦出血。含鈣鹽類的中藥（如石膏、龍骨、海螵蛸、石決明等）與強心甙類藥物合用，可增加強心甙類藥物對心肌的毒性，產生強心甙的毒性反應。發汗解表藥如荊芥、麻黃、生薑等與解熱鎮痛西藥如阿司匹林、安乃近等同用，可致發汗太過，甚至虛脫。

此外，目前有些中成藥含有西藥，由於對其組成不甚了解，造成某種西藥的重複使用，劑量過大而引起藥源性疾病，如服用速效感冒膠囊（含牛黃、撲爾敏、撲熱息痛）時，又加服撲熱息痛，使撲熱息痛的劑量過大，影響機體的免疫系統，甚至產生骨髓造血抑制的毒性反應。總之，中西藥配伍應用時，要配伍得當，不能只看到合用的好處，而忽視其可能產生的不良反應。

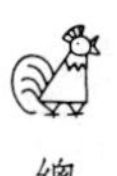

（二）藥物本身存在的問題

1. 中藥的藥理作用及其化學成分

中藥產生的不良反應可能與其藥理作用相關。如甘草的類脫氧皮質酮作用可導致鈉瀦留和鉀排泄量增加，產生浮腫、低血鉀、高血壓、全身乏力等不良反應，嚴重者甚至可致代謝性鹼中毒。澤瀉的利尿作用可引起水、電解質紊亂。

中藥的不良反應也往往與其所含的化學成分直接相關。如馬錢子含番木鱉鹼、曼陀羅含莨菪鹼、川烏含烏頭鹼等，均可產生相應的毒副作用。

2. 中藥品種混淆而造成錯用或誤用

中藥品種混淆現象還相當普遍，一些中藥因外觀性狀相似容易混淆，一些則存在同名異物或同物異名的現象，一些藥材的基源有幾種甚至幾十種，不同基源的藥材所含的化學成分、生物活性及毒性也不同，因而引起不良反應。1989～1994 年，比利時及歐洲一些國家報告了數十例服中藥減肥藥片後，出現腎臟廣泛性間質性纖維化，腎小管萎縮及缺失，甚至腎功能衰竭。據分析，可能是由於命名上的混淆，製劑中的「防己」，用廣防己代替了慣用的粉防己，粉防己屬防己科植物*Stephania tetrandra* S. moore，而廣防己屬馬兜鈴科植物 *Aristolochia Fangchi* Y. C. Wu，後者含馬兜鈴酸，具有較強的腎臟毒性。

香港地區 1991 年報告 2 例，服中藥湯劑後迅速出現嚴重腦疾患而昏迷，究其原因是藥物供應商誤用鬼臼代用龍膽草所致。鬼臼含有神經毒的鬼臼毒素。此外，地區性用藥習慣的不同，也會造成藥材品種的混淆。如山豆根，我國南方習用的是豆科植物柔枝槐的根，而北方習用的是防己科植物蝙蝠葛的根，兩者的科屬完全不同，其化學成分、用量及毒性亦有差別，曾發生兩者混用而致毒副反應的事件。

3. 藥材的質量問題

中藥的來源較為複雜。藥用植物的生長環境、收穫季節、藥用部位、儲運情況等均可影響藥材的成分，因而同一種中藥，不同批量所含的成分可出現較大的差異。如 1994 年，Cui J 等人從 11 個國家中抽查了 50 個人參樣本，發現 44 個樣本的人參皂苷含量為 1.9%～9% W／W，而 6 個樣本不含人參皂苷（可能是偽品）。雲南滕衝產的附子毒性比四川產的附子大 18 倍，因而用滕衝附子 9 克配方（《藥典》規定的用量為 3～15 克），就曾引起中毒反應。生長環境污染與農藥的應用，可使藥材的重金屬（鋁、砷、汞、鎘等）和有毒成分含量增加。儲運不當，可使藥材的細菌和霉菌大量繁殖，甚至變質。這些都可成為導致不良反應的因素。

4. 炮製或煎煮不當

中藥炮製是否得當，不單關係到其藥效，而一些毒性和烈性中藥的合理炮製，更是確保安全的重要措施。如川烏、草烏、半夏等均需炮製後使用，否則易引起毒副反應；巴豆、續隨子常去油取霜用，以去除其劇瀉作用；常山則用酒炒，以減輕其催吐作用等。此外，有毒的中藥入湯劑時常久煎，以減輕其毒性。如川烏、草烏中的烏頭鹼經高溫處理後，可水解成毒性小的烏頭原鹼，從而降低其毒副作用。可見，不按規程的炮製和煎煮，亦可成為中藥不良反應的原因之一。

（三）機體方面的因素

1. 性別因素

不少報告顯示，女性的藥物不良反應發生率高於男性，一般情況下，婦女對藥物不良反應較敏感，特別是在月經期，妊娠期、哺乳期及更年期，對有毒藥物的耐受力都較差。

2. 年齡因素

藥物不良反應的發生率與病人的年齡有很大關係。老年人由於中樞神經系統反應遲鈍，代謝功能低下，分泌和排泄器官功能減退，因而解毒防毒能力較差。中毒症狀嚴重，恢復較慢。此外，老年人對心血管藥、催吐藥及瀉藥也特別敏感。新生兒及 8 週內的嬰兒，因肝臟的微粒體代謝酶尚未成熟，故對某些靠微粒體代謝酶滅活的藥物特別敏感。

另外，嬰幼兒神經系統不穩定，體重輕，代謝旺盛，因此對藥物毒性較成人敏感。

3. 生理、病理狀況

妊娠期母體各系統均有明顯的生理改變，對某些藥物的代謝，如氧化、還原、水解等過程均有一定的影響，藥物不易排泄而在體內積蓄，導致毒副反應，妊娠期與哺乳期用藥也會影響胎兒和乳兒。

肝功能不良者，服用主要經肝臟代謝的藥物時容易出現不良反應；腎功能不良時，藥物的代謝轉化受影響，藥物血濃度可維持較高水平，從而引起一些不良反應。

4. 個體差異

由於人與人之間在遺傳、新陳代謝、酶系統以及生活習慣與嗜好等方面存在差異，因而不同個體對同一劑量的相同藥物可有不同反應，這種「生物學差異」現象是正常的。

在藥不良反應方面也存在著個體差異。如附子的內服常用劑量為 3～15 克，但有服 9 克即引起中毒反應，而有的人煎服 120 克亦無不良反應發生。長期反覆應用一種藥物，可逐漸增加對其耐受能力，如在種植川烏的地區，有些人有食用烏頭的習慣，他們對烏頭鹼的毒性很能耐受，服用數倍常用劑量的川烏也不引起毒副反應。

四、中藥不良反應因果關係的分析判斷

由於中藥不良反應的發病機理和影響因素非常複雜，臨床上遇到可疑的不良反應時，需要認真進行因果關係的分析判斷。中藥不良反應發生的潛伏期長短不一，在較長潛伏期中又可能加服其他藥物；不良反應的表現輕重不一，容易被原發病及伴發病的症狀所掩蓋；病人的藥物反應存在個體差異，表現

與發生時間可能有很大的不同。加上中藥絕大多數是混合用藥，甚至與西藥同時使用，更增加了問題的複雜性，使判斷引起小良反應的具體中藥較為困難。

據不完全統計，目前各國對藥物不良反應因果關係的分析方法有 20 多種，有用程序系統分析方法的，有用列表比較分析標準重要性的，有用判斷標準評分方法的。但由於問題的複雜性，目前還沒有一種獲得公認的準確可靠的分析判斷方法。下面僅介紹幾種較常用的方法供參考。

1.美國藥品與食品管理局（FDA）評價 ADR 因果關係的程序系統。見表 1。

表 1　FDA 評價 ADR 因果關係的程序系統

開　始

事件與藥物的應用之間有時間關係聯繫嗎？ —否→ 因果關係存在

↓是

撤藥了嗎？ —否→ 因果關係可能存在

↓是

撤藥後事件減輕了嗎？ —否→ 因果關係可能存在

↓是

做過激發試驗了嗎？ —否→ 是否有同時存在的疾病（或另一種藥物）引起此事件 —否→ 因果關係很有可能

↓是

激發試驗使反應加重了嗎？ —否→ 因果關係可能存在

↓是

因果關係非常可能

（周元瑤・藥物流行病學・北京：中國醫藥科技出版社，1996，218）

這個系統在時間上和分析程序上都是循序漸進的，可對同時使用的各種藥物中探索與 ADR 的因果關係。表中每一個診斷步驟在橫向和縱向之間存在有機的聯繫，每一種藥物必須逐一分別進入表中進行評估，對毫無可能的在第一步即可予以排除，有可能的則繼續進行下一步評價。

2. Naranjo 氏提出的藥物不良反應因果關係判斷的評分標準，見表 2。

該標準通過檢測，表明臨床醫生之間判斷的一致性、自身觀察判斷的一致性、臨床醫生與一組專家之間判斷的一致性均較高，其 Kappa 值分別為 0.69～0.86、0.64～0.95、0.75～0.91。其重複性亦較高（$r = 0.82$，$P < 0.001$）。

在進行群體研究判斷這種因果關係時，在獲得肯定的統計學聯繫後，還需作進一步分析，以排除虛假聯繫或間接聯繫的可能性。加拿大 MacMaster 大學臨床流行病學專家 D. I. Sackett 等對此提出分析因果關係的一些原則。

表 2　ADR 因果關係判斷的評分標準（Naranjo 氏）

項　　　目	是	否	不清
(1) 該反應在既往是否有結論性的報告	+1	0	0
(2) 該反應是否在應用可疑藥物後發生	+2	−1	0
(3) 停藥或給特定的抗拮藥後該反應是否獲得改善	+1	0	0
(4) 再次給藥後該反應是否再出現	+2	−1	0
(5) 是否有其他原因可以單獨引起該反應	−1	+2	0
(6) 給安慰劑後該反應是否出現	−1	+1	0
(7) 在血液或其他體液內是否測出可疑藥物中毒的濃度	+1	0	0
(8) 可疑藥物劑量的增減是否可使該反應加重或減輕	+1	0	0
(9) 病人過去暴露於相同或類似藥物時是否發生類似的反應	+1	0	0
(10) 該不良事件是否由任何客觀證據所證實	+1	0	0

結果判斷：≥9 分：肯定　5～8 分：很可能　1～4 分：可能　≤0 分：可疑（譯自：D. L. Sackett, et al. Clinical Epidemiology 2nd ed. Little, Brown and Company. 1991．297～299）

（1）結論是否來自人類的真正試驗？真正試驗指的是以人為研究對象的隨機對照試驗。

（2）假定原因與結果的聯繫強度如何？聯繫強度是指暴露於某危險因素（接觸藥物）的人群相對於非暴露（未用此藥）的人群，觀察結局出現的差異程度（odds），差異程度越大，因果的聯繫強度也越高。

（3）因果聯繫在不同的研究中是否一致？在不同的時間和地區，用不同的方法是否能驗證這種因果聯繫？

（4）因與果在時間關係上是否符合？時間關係上肯定是因在前而果在後。引起不良反應的原因與由它造成的效應之間有適當的時間關係。

（5）量——效關係是否存在？藥物劑量或用藥持續時間增加，不良反應的危險性亦相應加大。

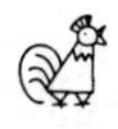

表 3　判斷因果關係時各種評價標準的重要性

評價標準		結論對病因關係的決定作用		
		結果與病因關係一致時	未能作出結論時	結果與病因關係相反時
眞正人的試驗		++++	−−−−	−−−−
聯繫強度：	RCT	++++	−−−−	−−−−
	隊列研究	+++	−−−	−−−
	病例－對照研究	+	0	−
一致性		+++	−−	−−−
時間性		++	−−	−−−−
劑量－反應梯度		++	−	−−
流行病學意義		++	−	−−
生物學意義		+	0	−
特異性		+	0	−
類似性		+	0	0

註：+：支持因果關係　−：否定因果關係　0：不影響判斷

符號的多少表示程度

（譯自上述同一資料）

（6）因果關係是否具有流行病學意義？因果關係與目前人們對這類藥物及其不良反應的認識相一致。

（7）因果關係是否具有生物學意義？從生物學角度（如相應的動物實驗）推斷這種因果關係。

（8）因果關係是否具有特異性？藥物與不良反應危險度的聯繫只限於某一類型，而不是所有類型，不同藥物或不同個體（生理上或病理上的差異），其危險度亦不同。

（9）以往是否有類似這種因果關係的報告？

他們還對上述各項分析的重要性加以評定，以便綜合判斷 ADR 因果關係的可能性，見表 3。

3.我國藥品不良反應監察中心制定的標準，見表 4。

表 4　ADR 的判斷標準

判斷指標	判斷結果				
	肯定	很肯定	可能	可疑	不可能
1. 開始用藥的時間和可疑 ADR 出現的時間有無合理的先後關係	+	+	+	+	+
2. 可疑 ADR 是否符合該藥品已知 ADR 類型	+	+	+	−	−
3. 所懷疑的 ADR 是否可以用患者的病理情況、合併用藥、併用療法或曾用療法來解釋	−	−	±	±	+
4. 停藥或降低劑量後可疑的 ADR 是否減輕或消失	+	+	±	±	−
5. 再次接觸可疑藥品後是否再次出現同樣反應	+	?	?	?	−

說明：+：表示肯定　−：表示否定　±：表示難以肯定或否定

?：表示情況不明

（高東宸等．藥物不良反應監察指南．北京：中國醫藥科技出版社，1996）

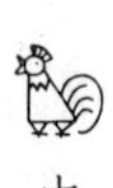

五、中藥不良反應的防治原則

（一）預防中藥不良反應的基本原則

1.加強對中藥不良反應的監察，完善中藥不良反應的報告制度，正視中藥存在不良反應的現實進行適當的宣傳教育，引起重視，以糾正「中藥無毒」的概念。

2.誤用和濫用藥物是引起中藥不良反應（尤其是毒性反應）的主要原因，如能做到合理用藥，大多數不良反應是可以避免的。因此，要廣泛宣傳，告誡患者要遵照醫囑用藥，藥要對證，尤其不能擅自加大藥物劑量。

3.注意藥物過敏史。對有藥物過敏史的患者，應密切觀察其服藥後的反應。如有過敏反應，應及時處理，以防止其發展成嚴重後果。

4.合理安排廠房、設備和生產流程、盡量減少藥物的影響範圍。有毒藥物粉塵、氣體的車間應加強通風、排毒；生產工人應佩防護用具。如防毒面具、手套、衣物等。

5.藥材飲片的炮製與其質控標準要按照《中華人民共和國藥典》的要求，對有毒中藥的炮製更要嚴格要求，以減少其毒性。藥材的儲藏與運輸也要注意保證質量，防止因污染、變質而導致不良反應的發生。

6.中藥要辨證用藥，配伍合理，注意藥物間的相互作用，中西藥並用時尤其要注意，避免因藥物之間相互作用而可能引起的不良反應。

7.長期服藥可引起積蓄作用和身體依賴性等不良反應，故應避免長期服用同一種藥物（包括作保健用的藥物）。

（二）中藥急性中毒的治療原則

急性中毒的診斷一經確立，不論其致毒藥物是否明確，均應立即進行救治。治療原則是最大限度地減輕毒物對機體的損害和維護機體的生理功能。治療措施包括：清除毒物，阻滯毒物吸收，促進已吸收毒物的排泄，應用解毒劑和對症處理。

1. 清除毒物

（1）吸人性中毒：立即使患者脫離中毒場所，清除呼吸道分泌物，保持呼吸道通暢、吸氧等。

（2）接觸性中毒：迅速脫去污染衣物，用清水反覆沖洗污染部位。

（3）食人性中毒：採用催吐、洗胃、導瀉、灌腸等方法。

2. 阻滯毒物的吸收

採用胃腸黏膜保護劑或能與毒物起理化作用的食品或藥品，以降低毒物的毒性，阻滯和延緩毒物的吸收。可根據不同毒物採用適當的食品或藥品，如蛋清，牛奶，活性炭，花生油，鎂乳，0.3%雙氧水，生理鹽水等。

3. 促進已吸收毒物的排泄

大量飲水、輸液、使用利尿藥等。

4. 應用解毒劑

甘草、綠豆、黃芩、土茯苓等為一般解毒劑，多種中藥中毒均可採用。有些解毒劑特異性較強，可有針對性地使用，如二巰基丙醇（BAL）用於砷（如砒霜、雄黃等）、汞（如朱砂、輕粉等）中毒，二硫基丁二酸鈉用於鉛（如密陀僧、樟丹、紅丹等）中毒，亞硝酸鈉和硫代硫酸鈉用於氰甙類（如苦杏仁、木薯等）中毒，洋地黃抗體、依地酸二鈉用於強心苷（如夾竹桃、萬年青、福壽草等）中毒，生薑用於烏頭、半夏、南星中毒，蔥白用於藜蘆中毒，漆大伯用於漆樹中毒等。

5. 對症處理

毒物被吸收後，不同程度地損害有關器官，可產生各種或輕或重的症狀，應予適當處理。體溫異常者給予降溫或保溫；缺氧者吸氧；劇烈嘔吐腹瀉者止吐、止瀉；煩躁不安者給予鎮靜劑；驚厥者可用解痙劑；尿瀦留者給予導尿。對一些嚴重威脅患者生命的症狀如昏迷、休克、腦水腫、呼吸衰竭、心力衰竭、腎功能衰竭等應採取積極的搶救措施。

六、克服中藥不良反應的對策及中藥不良反應的監察

（一）克服中藥不良反應的對策與方法

1. 客觀、正確地認識和評價中藥

民間和有關媒體的宣傳對中藥用藥安全及其產生的不良反應存在著片面的理解和錯誤的認識，如：「中藥藥性平和，無毒副作用」、「純中藥製劑，絕無毒副作用」、中藥「有病能治病，無病能健身」、「藥食同源」等。

古人早有告誡，如「雖甘草，人參，誤用之害，皆毒藥之類也」（徐靈胎），「用之不當，參朮不異砒磠」（王孟英）。

植物是人類食品和藥品的主要來源，在沒有一個規範的藥物不良反應報告系統情況下，一些不常見的藥物不良反應往往會被忽視。

2. 重視中草藥不良反應的回顧性研究

（1）收集、整理、分析中外中草藥（植物藥）不良反應的文獻、資料：我國馬兜鈴（Aristolochia）植物藥除中國人民共和國藥典收載馬兜鈴、天仙藤、青木香、關木通和廣防己外，還有民間習用的珠砂蓮、漢中防己、尋骨風均含馬兜鈴酸 I 及其衍生物（硝基菲類有機酸性）或內酰胺成分。德國的鐵線蓮馬兜鈴、美洲的蛇根馬兜鈴、印度馬兜鈴等均含此類成分。馬兜鈴酸 I 對家兔、山羊、大鼠、小鼠和人體均有毒性作用。特別是對嚙齒類動物有較強的致癌作用。

酯型吡咯雙烷生物鹼是植物的次生代謝產物，其化學結構可分為飽和 1，2 位不飽和雙鍵吡咯雙烷生物鹼兩大類。

前者無毒，後者可轉化為對肝毒性甚大的代謝產生物，在自然界有近 100 個不飽和酯型吡咯生物鹼存在於菊科、豆科和紫草科的某些屬的植物中，這些植物常與藥用植物有密切的關聯。其中與中草藥有關的科屬為菊科的款冬屬、峰斗菜屬、千里光屬、澤蘭屬、紫草科的紫草屬、天芥菜屬、倒提壺屬和豆科的豬屎豆屬等。

自 20 世紀 40 年代以來，就有人畜因服食含有不飽和吡咯雙烷生物鹼和此類植物（天芥菜屬和豬屎豆植物）種子所污染的穀物，造成中毒的報告。前蘇聯和印度有多達 6000 人的大量中毒的報導，我國也有牛、羊因食佩蘭引起肝、腎中毒的報導。在西印度群島，南非、中非以及一些熱帶、亞熱帶國家，因服用含這類生物鹼的草藥（來源於千里光屬和豬屎豆屬）而造成嚴重肝損害或原發性腫瘤。

（2）中草藥的毒副作用應參照毒理學、藥理學的有關標準進行分型、分期、分級和分類，涉及中醫藥理論有關部分，目前現代藥理、毒理學尚不能涵蓋的，可按中醫藥特色給予補充，但當現代機理闡明後，儘可能納入國際醫藥的規範，以利與國際相關學科接軌並建立中草藥不良反應的檢索和分析系統。

（3）建立數據庫前要經專家論證，選取國際、國內醫藥界通用軟體、標引規則及主題詞表，以便日後實行聯機檢索。

3. 加強藥物再評價

（1）經典、常用的中成藥。

（2）含有毒性成分的中藥製劑（包括含重金屬成分中藥製劑）。中藥中某些有毒成分可使一些酶系統失活，造成組織的細胞機能和代謝障礙，引起中毒反應。如含氰甙類果仁中氰離子可抑制細胞色素氧化酶，造成細胞窒息；某些生物鹼通過使神經遞質的釋放、滅活或使受體功能發生障礙引起中毒反應，如毒蕈鹼、毒扁豆鹼等抑制體內膽鹼酯酶，使乙酰膽鹼堆積，神經過度興奮而轉為衰竭；莨菪鹼可阻斷節後膽鹼能神經支配效應器上的M膽鹼受體，從而抑制迷走神經和副交感神經功能；一些植物蛋白具有細胞毒樣作用，通過抑制細胞內生物大分子合成，殺傷細胞造成中毒反應。

中藥中含金屬元素的藥物主要是礦物類藥物，較易引起不良反應和毒性反應的有以下幾種：

a）含鉛類：鉛是多親合性毒物，可作用於全身各系統，主要損害神經、造血、消化和心血管系統。此類中藥有密陀僧，廣丹，鉛粉等；

b）含砷類：砷化物具有原漿毒作用，能抑制含巰基的酶活性，可累及心、肝、腎及中樞神經系統損傷。此類中藥有雄黃等；

c）含汞類：汞化合物能抑制多種酶的活性常引起中樞神經系統和植物神經系統功能紊亂，臨床上可表現為精神異常，胃腸道刺激症狀和消化道出血，嚴重時可發生急性腎功衰竭。

（3）各種中藥注射液（肌注、靜脈、穴位）：雖然新藥申報和審批時已有詳細的技術資料，但作為對藥物做出準確評價的信息，無論在數量或質量上都存在著較大的局限性，再評價實質上是對藥物安全性、有效性進行再次調查和監察。

4. 提高中藥製劑的研究水平

（1）製劑工藝研究：劑型是藥物使用的必備形式，中藥劑型的選擇應根據臨床的需要，藥物的性質，用藥的對象及用藥的劑量為依據，經預試驗以確定。

藥物隨劑型的改變，其理化性質以及藥效、毒性也可能隨之改變。中藥不良反應尤其是過敏反應增多的一個主要原因是中藥的劑型增多，特別是注射劑。許多藥物在傳統用法中無過敏反應發生，改成注射劑後出現了致過敏的報導。對中藥有效成分、藥理、毒理作用等不甚明瞭的情況下，輕易改變劑型，特別是在缺乏科學與有效的內在質量控制方法情況下製成的注射劑，應用後常發生不良反應。

中藥過敏反應所致疾病的臨床表現各種各樣，症狀輕重不一，其中以皮膚疾患為各種病變之首，此外，可見藥物熱、喉頭水腫、胃腸道反應，甚至過敏性休克。

中藥過敏所致的休克，近年來有增多的趨勢，一組 141 例中藥過敏反應報導中，休克 17 例，占有 12.06%。

休克的發生與劑型有一定的關係：注射劑 > 口服 > 外用。

中成藥的各種劑型及給藥途徑均可引起過敏反應的發生，通常以注射劑引起的較為多見，過敏反應出現迅速且嚴重。中藥注射劑是中藥製劑的新劑型，中藥劑型的改革促進了中醫藥的發展，提高了藥物的療效，但不良反應的發生率及嚴重程度往往高於傳統劑型。

（2）**質量標準的研究**：包括指標成分〔特徵性成分、生物活性（有效）成分、有毒成分〕等。

中藥新藥質量標準研究的技術要求規定：「應建立有效成分含量測定項目……，在建立化學成分的含量有困難時，可建立相應的圖譜測定方法或生物測定等方法。」

「以有效部位為組分配制的注射液，……所測定有效部位的含量不少於總固體量的 70%（靜注不少於 80%），……如在測定有效部位時方法有干擾，可選擇其中某一成分測定含量，按平均值比例折算成有效部位量。將總固體量，有效部位量和某單一成分量均列為質量標準項目。」

「以淨藥材為組分配制的注射液應研究測定有效成分，指標成分，或總類成分（如總多糖等），……所測成分的含量應不低於總固體量的 20%（靜注 >25%）。」

「含有毒性藥味時，必須制定有毒成分的限量範圍。」

儘管藥品行政、監督機構制定了相關的中藥及中藥製劑的質量標準，有時這些標準尚不能真正控制中藥及其製劑的質量，新近有提出建立中藥（製劑）的特徵指紋圖譜用以鑒別產品的真偽和產地，透過對指紋圖譜主要特徵峰的含量或比例的制定，有效地控制製劑的質量，並規定中藥注射液所選用的藥材應固定一個品種，以保證製劑質量的穩定性和安全性。

5. 臨床合理用藥

（1）用藥品種（處方組成）：經典方劑中，藥物常在 4～8 種之間，十味藥的組方即稱「全」字。現時的處方，多在 10～15 種之間，有的甚至達 20～30 種。用藥品種越多，發生不良反應的機率也越大。中藥不良反應日益增多，已引起人們的重視，這不能不認為與用藥品種過多的傾向有關。實際在藥理作用（實驗）中尚得不到證實的情況下，盲目增添藥物品種，只能增加不良反應發生的頻率。

中西藥合用：中西藥物相互作用是指中藥（單味、複方製劑、中成藥或湯藥液）與西藥合用或先後貫序使用時所引起藥物（中藥，西藥或兩者）作用或效應的變化。據某醫院的統計，該院應用湯劑為主併用西藥的患者占服用湯劑病例的 13.6%，應用以中成藥為主併用西藥的患者，占服用中成藥病例的 24.7%，服用西藥為主併用中成藥患者，占用西藥病例的 57.3%；臨床上不合理的中西藥合用不僅可使藥效降低，不良反應增加，而且還會引起藥源性疾病，如地高辛與六神丸併用可出現頻發性室性早搏。

服用新霉素時，不宜同服安宮牛黃丸、至寶丹，因新霉素硫酸鹽在腸道分解，產生少量硫酸，使安宮牛黃丸、至寶丹中雄黃所含的硫化砷氧化，增加藥物毒性。

神經衰弱服用三溴片，因頑固性失眠又服用朱砂安神丸，兩藥合用，引起腹痛、腹瀉，排赤痢樣大便。這是由於朱砂安神丸中硫化汞在腸道與溴化物生成有刺激性的溴化汞，產生腸道毒副作用。

有服用治療量消渴丸致低血糖昏迷的報導。消渴丸組成中除黃芪、生地、天花粉等中藥成分外，還含磺脲類降糖藥優降糖。糖尿病腎病出現腎功能不全或糖尿病患者合併慢性腎功能不全時，應避免使用雙胍類及磺脲類降糖藥，因它們從腎臟排泄對腎功能不全患者易引起積蓄中毒而導致低血糖昏迷。

（2）用藥劑量（處方量）：經典方劑中極注意藥物劑量間

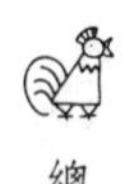

的配比，有些方劑僅因藥物劑量配比的改變，即將方劑另行命名，可見其用藥量之準確。如桂枝湯，當桂枝加倍用量時，則稱為桂枝加桂湯，方劑的功能主治也發生了改變；含有高濃度的補骨脂素中藥製劑可引起光敏反應。因此，必須掌握用藥劑量，特別是對那些毒性較大、含有毒成分的中藥更應嚴格控制用藥劑量。

中藥的臨床應用，藥物的劑量多無統一標準，因人而異，懸殊較大。有人抽查了 11250 份中藥處方，發現多數中藥的劑量大大超過中國人民共和國藥典所規定的劑量，湯劑每劑平均藥量達 115.6 克。如牛膝藥典規定用量為 4.5～9 克，而臨床用量往往 12～20 克；木通用量規定 3～6 克，臨床也有用至 12 克；檳榔用至 15～20 克……。

再者，即使是藥典和教科書中規定的藥物用量也有各不相同，如射干的臨床用量：藥典 3～9 克，中藥學教材 6～9 克，中藥大辭典 3～6 克，可見中藥在臨床應用時劑量的不規範和用量偏大是普遍存在的。教材和藥典規定的劑量多數也源於傳統經驗，尚缺少嚴格的科學依據。

海金沙、川芎均屬中藥學「無毒」類藥物，因劑量過大同樣會產生毒性反應。海金沙常用量為 6～12 克，有報導以 150 克一次煎服即出現舌麻，噁心，頭暈，畏寒，尿頻等中毒症狀；川芎臨床常用量 3～9 克，一次服用 21 克，20 分鐘後出現劇烈頭痛，嘔吐等中毒症狀。

（3）用藥療程：長期用藥易致蓄積性毒性和身體依賴性等不良反應（包括某些保健藥的長期應用），如有腦外傷患者長期服用安宮丸造成「汞毒性腎病」，長期服用人參及其製品所致「人參濫用綜合徵」，風油精、牛黃解毒片、番瀉葉長期應用出現身體依賴性的報告。

（4）用法：

誤用：中藥品種混淆現象相當普遍，一些中藥因外觀性狀相似容易混淆，一些則存在同名異物或同物異名的現象，一些藥材的基原有幾種甚至幾十種，不同基原的藥材所含的化學成分、生物活性及毒性也不同，因而引起不良反應。

1989—1994 年，比利時及歐洲一些國家報告了數十例服減肥藥片後，出現腎臟廣泛性間質性纖維化，腎小管萎縮及腎功能衰竭，這是由於名稱上的混淆造成的。製劑中的「防己」，用廣防已代替了粉防己。粉防己屬防己科植物 *Stephania tetrandra* S. Moore，而廣防己屬馬兜鈴科植物 *Aristolochia fangchi* Y. C. Wu，後者含馬兜鈴酸，具有較強的腎臟毒性。

1991 年香港地區報告因服中藥湯劑後迅速出現嚴重腦疾而昏迷的兩病例，究其原因是藥物供應商誤用鬼臼代替龍膽草而致，鬼臼含所的鬼臼毒素有較強神經毒。

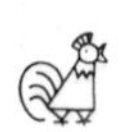

此外，地區性用藥習慣的不同，也會造成藥材品種的混淆。如山豆根，我國南方習用的是豆科植物柔枝槐的根，而北方習用的是防己科植物蝙蝠葛的根，兩者的科屬完全不同，其化學成分、用量及毒性亦有差別，曾發生兩者混用而致毒副反應的事件。

外用內治：「外用內治」是中醫的一種獨特藥物治療方法，往往易忽視其有毒成分也可由吸收進入體內，產生毒性反應或不良反應。除可引起皮膚刺激外，還可引起體內有關係統的不良反應。如含有雪上一枝蒿、雷公藤等外用製劑。

局部用藥：治療局部疾患的外用藥，受到光照射後可能產生的光毒性反應而引起的光毒性。

（5）過敏體質：過敏體質及特異性遺傳特性患者，對藥物反應與多數人不同，這類患者出現的藥物不良反應與藥理作用、用法、用量無關。

6. 重視藥物臨床前安全性研究（評價）

毒理學研究即藥物臨床前安全性評價，其目的是透過受試藥物的動物毒理試驗，確定受試藥的劑量與毒性作用的相關性及藥物的安全劑量範圍；認識藥物毒性作用的靶器官和靶組織，以確定藥物毒性作用的選擇性；觀察藥物毒性作用的發展過程是否可逆，以判斷藥物毒性的性質。

毒理學研究是保證藥物安全性評價的重要一環，是中藥新藥開發研究中以實驗數據客觀地反映其安全性的科學方法。既是臨床需要，又是適應國際對中藥新藥安全性評價的要求。長期毒性試中證實的藥物毒性作用的敏感指標，可用作選定受試藥臨床毒性反應監察指標的科學依據。

7. 中藥不良反應的預防

（1）選用合理的給藥途徑和給藥方法。

（2）以合適的劑量進行臨床治療。

（3）避免有害的藥物相互作用。

（4）指導病人識別不良反應的早期徵兆和症狀。

（5）長期用藥可選用逐漸減量或間歇給藥方法，以防止積蓄中毒。

（6）對易受藥源污染的中藥，應加強藥品的質量管理。

（二）中藥不良反應監察

藥物不良反應監察報告中所涉及的不良反應係指藥品在質量檢查合格，合理（正常）用法用量情況下產生的與治療目的無關的有害反應，即排除了由藥品質量問題，超劑量用藥，或用藥不當及管理不善而導致的不良反應。

藥品的質量應由藥品生產、經營及藥品監督機構把關執法；不合理用藥由醫療單位及衛生行政部門負責。因此，由不良反應監察報告收集的資料（病例）不能認為是藥品質量問題或醫療事故，明確這一點可消除一些人的誤解或顧慮。

不良反應是藥物（部分或全部）引起的不良事件，是基於在統計學上存著可能性及由醫學文獻資料和臨床判斷，認為不良事件與（受試）藥物間存在一定的關係，否則觀察到的不良事件不能定為藥物不良反應或副作用。

藥物不良反應監察報告制度中被監察的藥品主要是指經行政部門審查批准，由取得《藥品生產企業許可證》和藥品生產批准文號的企業生產的藥品以及取得《進口藥品許可證》的企業所進口的藥品。

中藥（包括湯劑）在我國的藥物治療中占有很大比重，中藥的藥理活性成分複雜，組方變化大，炮製方法各異，更應注意監察，報告中應注明藥物的劑型、組分（包括劑量）和炮製方法等。

保健品雖然不列入被監察範圍，但多數保健品中含有中藥材，有一定的藥理作用，也經常發生不良反應，不良反應監察中心也應收集這方面的報告。

收集的藥物不良反應包括以下幾方面：

1.藥物引起的各種類型的過敏反應。

2.疑為藥物引起人體各系統、器官、組織的功能和形態方面的異常。

3.疑為藥物引起的癌症，畸胎和致突變反應。

4.非麻醉藥品引起的藥物依賴性。

5.醫生認為重要的或有價值的其他不良反應。

藥物不良反應一般可分為輕、中、重三度。

輕度：輕微的反應，症狀不發展，一般無需治療。

中度：症狀明顯，重要器官和組織有一定損傷，易恢復。

重度：重要器官損害、致殘、致畸、致癌、危及生命，可引起後遺症，門診病人需要住院治療，住院病人需延長住院期。

根據藥品批准上市後的年限，投產已滿 5 年或 5 年以上的藥品，一般只需報告嚴重的、新的或致死的不良反應，投產不滿 5 年的藥品，各種可疑的不良反應（包括輕度反應），即使說明書已列入的不良反應，也需報告。

對藥物不良反應的嚴重程度或是否是新的不良反應有時難以確認，因此，發現可疑的不良反應即報告，最後由藥物監察專業人員判斷。

報告的要求：

建立監察制度最重要的目的是及時獲得在臨床試驗中未被發現的新的不良反應。

多數國家強調對新藥要報告所有的不良反應，包括一些被認為微不足道的反應，對「老藥」要求報告未曾發現的或嚴重的不良反應。

不良反應報告多數國家都未作強制性規定，是自願的，但也有的國家頒布法規，必須向行政機構報告。

報告的處理：

報告到達國家中心，根據填報的內容作出診斷、判斷因果關係，以及對報告的臨床意義做出評價。到目前為止，尚未有各國統一的因果關係判斷的具體標準，對判斷時應考慮的因素，大多數專家已趨於一致，但各種因素在判斷時的權重尚有爭論。

我國藥物不良反應監察中心參考國外經驗，結合國情制定了因果關係的分析評價標準，便於對不良反應報告的統一評價。

我國評價藥物不良反應因果關係的原則：

1.開始用藥的時間和可疑不良反應出現的時間有無合理的先後關係。

2.可疑不良反應是否符合該藥品已知的不良反應類型。

3.可疑不良反應是否可用患者的病理狀況、併用藥、併用療法或曾用藥、曾用療法來解釋。

4.停藥或減量後，可疑不良反應是否消失或減輕。

5.再次接觸同樣藥品後，是否再次出現同樣反應。

根據上述原則，分五級採判斷其不良反應：

1.肯定：給藥與反應有合理的時間順序；體液中測得到藥物濃度；已知可疑藥物不良反應的類型；去激發和再激發結果相符合。

2.很可能：給藥與反應有合理的時間順序；已知可疑藥物不良反應的類型；去激發結果正確，但不能用病人的臨床症狀

（特徵）來解釋。

3.可能：給藥與反應有合理的時間順序；已知可疑藥物不良反應的類型；但可由病人的臨床狀況或其他療法產生。

4.可疑：給藥與反應有合理的時間順序；不遵循可疑藥物的已知不良反應類型；不能用已知病人的臨床狀況的特徵來解釋。

5.不能，不符合上述原則。

醫藥學期刊中的藥物不良反應病例報導實際上是一種自發報告，在尚未建立藥物不良反應報告制度前，病例報導在發現和報告藥物不良反應線索、初步評價因果關係及作進一步研究方面，起著主要的作用。在報告制度建立之後，病例報告和報告制度一起，在藥物不良反應監察方面，起著相輔相成的作用。有稱這種藥物不良反應病例報告為非正式的藥物不良反應報告制度。

與藥物不良反應報告制度相比，期刊病例報導的主要特點是病例較少，但因果關係比較肯定，資料較容易獲取。

報告保密制度：

藥物不良反應是在正常用法用量情況下發生的，不屬醫療事故。在不良反應報告中涉及的患者、醫生都應嚴格保密，任何人不得將這些病例報告用於藥品安全監察以外的目的，不得作為醫療糾紛、醫療訴訟的依據。

（三）中藥不良反應監察應注意的幾個問題

1.中醫以辨證施治的原則診治疾病，用藥因人因地因時而異，隨證加減，同病異治，異病同治等，其理論與西醫不同，加之中醫有不同學派，因此，對可疑的不良反應的認識、判斷應從中藥藥理、藥化、藥劑、生藥、中醫臨床等方面尋找可信的、可疑的依據，對不良反應的因果關係進行科學的分析、評價。

2.中藥用藥量不同，其功效和適應範圍也不盡相同。如活

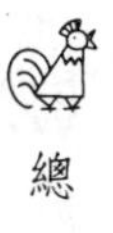

血化瘀藥川芎，小劑量可引起子宮收縮、興奮心臟，大劑量抑制心臟、擴張血管、降低血壓；又如黃連和龍膽草，小劑量清火健胃，增加食慾，大劑量引起胃腸功能紊亂。

3.中草藥（包括製劑）含有一種或多種組分，包括植物材料的粉末，提取物，純化提取物或純化的活性物質，在某些情況下也包括來源於動物或礦物的材料。中藥製劑的質量受多種因素影響，即使是國家質量標準，有時也難以真正控制其內在的質量，因此，當出現可疑不良反應時，應會同藥檢機構對藥品的質量作認真分析與檢驗，以確定是藥物的質量問題還是藥物的不良反應。

4.藥物不良反應的潛伏期。A 型不良反應的潛伏期取決於所用藥的藥理作用，B 型不良反應，如屬變態反應，則其潛伏期取決於患者是否處於致敏狀態。在致敏狀態下用藥，反應可在數分鐘至數小時內發生。患者的致敏狀態是在用藥過程中形成的，第一次用藥，不良反應發生的潛伏期較長，可達 20 天以上。因此，在監察、判斷中藥不良反應時，應詳細詢問病人的用藥史，包括近幾個月所用的藥物。

縱觀目前大量中藥不良反應（毒副反應）的報導，可見中藥不良反應的複雜性。導致中藥不良反應發生除內服中藥外，還有因接觸、外搽、吸入等多種途徑；中藥不良反應發生不單見於單味藥，而且複方和中成藥製劑引起的毒副作用也相當多見和嚴重；除局部作用外，還可累及多系統的損害，甚至中毒死亡。

因此，中藥安全性問題應引起高度重視，目前我國對於中藥不良反應的認識多停留於個案報導階段，缺乏必要中藥毒理學研究及適合中藥及其製劑特點的不良反應監察報告制度。

建議行政當局加強對中藥不良反應監察制度的建立和指導，有計劃有步驟地開展中藥不良反監察報告工作。同時加強對中藥不良反應知識的宣傳教育，做到安全合理用藥，防止藥物的濫用。

各論

中藥材

【2畫】

七葉一枝花（Qiyizhihua）
RHIXOMA PARIDIS VERTICILLATAE

百合科植物七葉一枝花 *Paris Polyphylla* Smith var. *chinensis*（franch.）hara的乾燥根莖。苦，微寒；有小毒。歸肝經。清熱解毒，消腫止痛，涼肝定驚。用於疔腫癰腫，咽喉腫痛，毒蛇咬傷，跌撲傷痛，驚風抽搐。

【主要成分】

含總皂苷10%，薯預皂苷元1.35%，還含3-{〔α-L-鼠李糖（1→2）〕-〔α-L-阿拉伯糖（1→4）β-D-葡萄糖基〕} -25（R）-螺旋甾-5-烯-3β-醇以及25（R）-螺旋甾-5-烯-3β，17α—二醇等皂苷，重樓皂苷C。

【不良反應】

1. 毒性反應：煩躁不安，噁心嘔吐，頭痛，腹瀉，甚至出現痙攣，抽搐，面色蒼白，呼吸困難，紫紺，心律不整，心音低鈍，心電圖示頻發性早搏，結性逸搏等。

2. 過敏反應：接觸藥物後臉部輕度瘙癢，鼻腔發癢，流清涕，繼而面部麻木，水腫明顯，雙眼睜開困難。

【主要參考文獻】

① 藍遠明，劉仕英·七葉一枝花致新生兒中毒1例報告·廣西中醫藥，

1989, 12（3）：9

② 王小仙．鼻腔吸入重樓粉末引起過敏反應 1 例．中國中藥雜誌，1998, 23（5）：311

③ 丁濤．中草藥不良反應及防治．北京：中國中醫藥出版社，1991. 529

卜　芥（Pujie）

RHIZOMA ALOCASIAE CUCULLATAE

天南星科植物尖尾芋 *Alocasia cucullata*（Lour.）Schott 的根莖。辛、微苦，寒；有毒。清熱解毒，消腫散結。用於高熱不退，鉤端螺旋體病，毒蛇咬傷，無名腫毒，肺結核。

【主要成分】

含有賴氨酸、精氨酸、絲氨酸、谷氨酸等多種氨基酸，有機酸，β 谷甾醇和皂毒苷（Sapotoxin）。

【不良反應】

內服過量或誤服生品可致毒性反應，表現為舌、咽喉發癢，腫脹，流涎，舌體麻木，活動不靈，胃腸灼熱，噁心嘔吐，腹瀉，甚至出現汗出，驚厥，心律不整，呼吸困難，窒息，心臟麻痺而死亡。皮膚接觸汁液可致皮膚搔癢，腫痛，或疱疹。眼睛接觸汁液可致失明。有報導誤咬一口生品，即感全身不適，大量流涎，口唇及口周嚴重紅腫，舌、咽及兩頰黏膜充血、水腫。

【相互作用】

與硫酸亞鐵、磺胺類、氨茶鹼、制酸劑、洋地黃類、左旋多巴合用可能加劇對消化道損害，導致噁心、嘔吐、腹瀉。

【備考】

本品對胃腸道有強烈的刺激性，對呼吸中樞和心臟有麻痺作用。其液汁對皮膚有腐蝕作用。

【主要參考文獻】

① 王存英．卜芥中毒 1 例報告．河北中西醫結合雜誌，1997, 6（1）：120

② 朱亞峰。中藥中成藥解毒手冊．北京：人民軍醫出版社，1991. 302

八角楓根（Bajiaofenggen）
RADIX ALANGII

八角楓科植物八角楓 *Alangium chinense*（lour.）Harms 或瓜木 *Alangium platanifolium*（Sieb. et Zucc.）Harms 的根。辛，溫，有毒。祛風除濕，舒筋活絡，散瘀止痛。用於風濕關節痛，跌打損傷，麻木癱瘓，腰肌勞損。

【主要成分】

含 d1- 毒藜鹼（dl-Anabasine），酚類，氨基酸，樹脂，糖類，強心苷等。

【不良反應】

毒性反應：口服過量可致面色蒼白，頭暈目眩，視物模糊，煩躁不安，肢體萎軟，活動受限，肌肉鬆弛，皮膚麻木，呼吸淺而慢，繼則呼吸頻速、心搏增快。嚴重中毒出現突然暈倒，四肢厥冷，房室傳導阻滯，血壓下降，血尿，四肢痙攣、抽搐導致癱瘓，瞳孔散大，以致心跳、呼吸停止。

【相互作用】

1. 與多黏菌素 B、新霉素、鏈霉素、卡那霉素、慶大霉素、三甲雙酮、D- 青霉胺、馬利蘭、哌嗶嗪、碳酸鋰、口服避孕藥、破傷風抗毒素、心得平、心得寧、咪噻吩（抗高血壓藥）合用可增強對神經系統的毒、副作用，引起肌無力。

2. 與利多卡因、西蘿芙木鹼、異搏停、乙胺碘呋酮、心得安、吩噻嗪類、卡巴咪嗪（carbamazenpine）、左旋多巴、碳酸鋰、安妥明、氟烷、地塞米松、速尿合用易引起心律失常和傳導阻滯。

3. 與氨基糖苷類：（鏈霉素、卡那霉素、慶大霉素、新霉素）；多黏菌素（多黏菌素 B、多黏菌素 E）、海洛因、丙氧酚、巴比妥類、碘油（用於支氣管或淋巴管造影術）、氧、四環素合用有可能加劇對呼吸系統的毒、副作用，導致呼吸肌麻痺。

【備考】

本品毒性主要是麻痺呼吸肌，引起呼吸淺慢，甚至停止。對心血管系統也有明顯的抑制作用，嚴重時引起房室傳導阻滯，甚至心跳停止。對運動系統主要是麻痺作用。

【主要參考文獻】

① 潘友生，甘錫民．八角楓中毒致死1例．江西中醫藥，1984（6）：58

② 朱亞峰．中藥中成藥解毒手冊．北京：人民軍醫出版社，1998. 235

③ 楊倉良．毒藥本草．北京：中國醫藥科技出版社，1993. 172

人　參（Renshen）
RADIX GINSENG

五加科植物人參 *Ranax ginseng* C. A. Mey. 的乾燥根。甘，微苦，平；歸脾、肺、心經。大補元氣，復脈固脫，補脾益肺，生津，安神。用於體虛欲脫，肢冷脈微，脾虛食少，肺虛喘咳，津傷口渴，內熱口渴，久病虛羸，驚悸失眠，陽痿宮冷；心力衰竭，心原性休克。

【主要成分】

主要含30餘種人參皂苷，10幾種揮發油，10餘種氨基酸，20餘種微量元素，以及有機酸、酯類、甾醇、生物鹼、維生素、酶類、黃酮、糖類等，其中人參皂苷、人參多糖為主要有效成分。

【不良反應】

1. 毒性反應

（1）神經系統：可見頭痛，頭暈，發熱，煩躁不安，易醒，失眠，多汗，欣快感，狂躁，甚至意識混亂，神志不清。個別報導出現腦動脈炎，瞳孔散大，瞳孔調節障礙。

（2）心血管系統：可誘發心律失常，心悸，心率減慢，高血壓，甚至心力衰竭。

（3）內分泌與代謝系統：低血鉀，男子女性型乳房，乳腺痛等。

（4）血液系統：中性粒細胞增多。出血：消化道出血，子宮出血，腦出血，鼻衄。有報導較長時間服用人參或使用含人參的面霜可致絕經後陰道出血。

（5）消化系統：腹脹痛，噁心嘔吐，頑固性呃逆。

（6）呼吸系統：呼吸急促，哮喘。

2. 過敏反應：表現為皮膚瘙癢、紅色丘疹，或小水疱樣丘疹。或出現皮膚發紅，眼皮腫脹，視物不清，全身浮腫，紫紺，有報導可誘發多型糜爛性紅斑（Stevens–John–son 綜合徵）。

【相互作用】

1.與利多卡因、西蘿芙木、異搏停、乙胺碘呋酮、心得安、吩噻嗪類、卡巴咪嗪、左旋多巴、碳酸鋰、安妥明、氟烷、地塞米松、速尿等合用可能導致心律失常或傳導阻滯。

2.與類固醇、β–受體阻滯劑、哇巴因等合用可能導致高血壓。

3.與激素類，如腎上腺皮質激素、ACTH、丙酸睾丸素、甲基睾丸素、苯丙酸諾龍、黃體酮、口服避孕藥、乙底酚；降壓藥，如胍乙啶，優降靈，甲基多巴，可樂寧；解熱鎮痛藥，如保泰松、羥基保泰松、消炎痛、氟滅酸等合用有可能使浮腫加重。

4.與自力霉素、海洛因、美沙酮、丙氧酚、噻嗪類、大劑量阿司匹林、長春鹼合用可能導致急性肺水腫。

5.與抗凝血藥華法令合用，可延長出血時間。

6.與地高辛合用，易出現洋地黃類強心苷中毒症狀。

【備註】

人參導致的不良反應多與使用劑量過大，長期連續使用，或者辨證不當有關，因此，切忌長期或大量服用，小兒更應慎重，不可濫用。

【主要參考文獻】

① 李衛民，李永平．中藥人參的不良反應．中國中藥雜誌，1992, 17（5）：312

② 毛炯，伍怡和．服人參致低血鉀反應 1 例．中國中藥雜誌，1992, 17（5）：314

③ 孫一帆，羅蘭堂．中西醫結合救治小兒急性人參中毒 36 例．湖北中醫雜誌，1999, 21（5）：223

④ 張正康，施國翠．34 例人參不良反應分析．時珍國醫國藥，1999, 10（4）：311

⑤ 余傳隆，黃泰康，丁志遵等．中藥辭海（第 1 卷）．北京：中國醫藥科技出版社，1993. 778

⑥ Dukes MN.Ginseng and mastalgia. *Br Med J* 1978；1（6127）：1621

⑦ Dega H, Iaporte JL, France C, et al. Ginseng as a cause for Stevens–Johnson syndrome？*Lancet* 1999. 347（9011）：1344。

⑧ Ryu SJ, Chien YY. Ginseng–associated cerebral arteritis. *Neurology* 1995, 45（4）：829

⑨ Palop V, Catalan C, Rubio E, et al. Gynecomastia in a male and ginseng. *Med Clin*（*Barc*）1999, 112（19）：758

⑩ Palop–Larrea V, Gonzalvez–Perales JL, Catalan–Liver, et al. Metrorrhagia and ginseng. *Ann Pharmaco–ther* 2000, 34（11）：1347

九香蟲（Jiuxiangchong）
ASPONGOPUS

蝽科昆蟲九香蟲 *Aspongopus chinensis* Dallas 的乾燥體。鹼，溫；歸肝、脾、腎經。理：氣止痛，溫中助陽。用於胃寒脹痛，肝胃氣痛，腎虛陽痿，腰膝酸痛。

【主要成分】

含脂肪、蛋白質和甲殼質。脂肪中含硬脂酸、棕櫚酸、油酸。

【不良反應】

過敏反應：表現為咽喉灼熱，聲音嘶啞，面赤身熱，然後周身出現片狀紅斑，劇烈瘙癢。

【主要參考文獻】

沈桂祥．九香蟲煎劑致過敏反應 1 例報告．江蘇中醫，1988（6）：13

九節茶（Jiujiecha）

HERBA SARCANDRAE GLABRAE

金粟蘭科草珊瑚屬植物草珊瑚 *Sarcandra glabra*（Thunb）. Nakai 的枝葉。苦、辛、平；歸肺、心、肝經。清熱解毒，祛風通絡，活血去瘀，抗癌，接骨。用於風濕痺痛，症瘕腫塊，跌打骨折，瀉痢，腸癰等。

【主要成分】

含香草醛（Vanillin）、4–乙氧基–3–甲氧基苯甲酸，以及香豆素、黃酮苷、木脂素。

【不良反應】

主要為過敏反應，表現為全身皮疹、瘙癢，煩躁不安，蕁麻疹，陰囊濕疹；或出現過敏性休克，見臉色蒼白，呼吸急促，噁心流涎，全身布滿大小不等的蕁麻疹，口唇部紅腫發亮，血壓 50／0 mmHg。

【主要參考文獻】

① 余傳隆，黃泰康，丁志遵等．中藥辭海（第 1 卷）．北京：中國醫藥科技出版社，1993. 137

② 雷載權，張廷模．中華臨床中藥學（上卷）．北京：人民衛生出版社，1998. 774

③ 侯忠．應用九節茶過敏反應 2 例報告．貴州醫藥，1981（3）：40

④ 林雪珍．口服九節茶引起過敏性休克 1 例報告．浙江醫藥，1981（3）：46

了哥王（Liaogewang）

RADLX WIKSTROEMIAE INDICCAE

瑞香科蕘花屬植物了哥王 *Wikstroemia indicca*（L.）C. A. Mey. 的莖、葉、根。苦、辛、寒，有毒。清熱解毒，化痰散結，消腫止痛。用於治療瘰癧，癰腫，風濕痛，百日咳，跌打損傷。

【主要成分】

含南蕘素（Wikstroemin）、芫花素（Genkwanin）、蕘花酚（Wikstromo1）、牛蒡酚（Arctigenin）、羅漢果樹脂酚（Matairesional）、冷杉樹脂酚及西香豆素等。

【不良反應】

（1）過量會導致毒性反應，可見頭暈，視力模糊，噁心嘔吐，腹痛，腹脹，腹瀉等消化道症狀。在治療劑量下，有胃病史的患者服藥後會出現胃痛發作，或頭昏，噁心等。

（2）接觸了哥王（如粉碎、煎煮）時易引起皮膚過敏反應。

（3）有報導用了哥王搗爛外敷眼部致眼角膜灼傷。長期服用了哥王會出現心律不整。

【相互作用】

與硫酸亞鐵、磺胺類、氨茶鹼、制酸藥、洋地黃類、左旋多巴合用有可能加劇對消化系統的損害，引起噁心，嘔吐，腹瀉。

【備考】

了哥王的主要有毒成分為南蕘苷、樹脂酸、皂素、揮發油等。用量過大，煎煮時間不足是了哥王中毒的主要原因。成人劑量為6～9克，必須久煎4小時以上，或十蒸九曬後煎服。

【主要參考文獻】

① 楊倉良．毒藥本草．北京：中國中醫藥出版社，1993. 245

② 林烈民．了哥王中毒1例．中西醫結合實用臨床急救，1995, 2（6）：248

③ 李明桂．中藥了哥王致眼角膜灼傷1例．中國中醫眼科雜誌，1999, 9（2）：114

【3畫】

三　七（Sanqi）

RADIX NOTOGINSENG

為五加科植物三七 *Panax notoginseng*（Burk.）F. H. Chen 的乾燥根。甘、微苦，溫。歸肝、胃經。散瘀止血，消腫定痛。用於咯血、吐血、衄血、便血、崩漏，外傷出血，胸腹刺痛，跌打腫痛。

【主要成分】

主要含有三七皂苷、黃酮苷等.

【不良反應】

1. 過敏反應：皮膚瘙癢，斑丘疹，水疱，過敏性紫癜，蕁麻疹，或大疱性表皮鬆解型藥疹，陰部瘙癢，以及過敏性休克等。

2. 毒性反應：

（1）血液系統：球結膜溢血，鼻衄，血痰，牙齦出血，一過性口形紅細胞增多。

（2）消化系統：食管炎，症狀為吞咽困難，胸骨後疼痛，燒心感，胃鏡示食管狹窄，表面滲出，糜爛，水腫。也可導致腹痛腹瀉、噁心。

（3）心血管系統：心慌、氣短，並可出現嚴重的心律失常如快速房顫、陣發性室性心動過速、交界性心動過速、頻發交界性早搏、房室傳導阻滯等和心肌缺血。

【主要參考文獻】

① 晏媛，鄭萍．三七粉及其片劑不良反應．時珍國醫國藥，1999, 10（3）：224

② 李振魁，唐少江．中藥三七中毒引起嚴重心律失常 1 例．寧夏醫學雜誌，1997, 19（6）：377

③ 陳正言．三七致藥物性食管炎 2 例．中華消化雜誌，1997, 17（4）：233

④ 容小翔，寧在蘭．三七致敏反應綜述及分析．甘肅中醫，1995, 8（5）：40

⑤ 何菊英．與長期口服田七相關聯的一過性口形紅細胞增多 1 例．中華血液學雜誌，1995, 16（4）：178

三分三（Sanfensan）
RADIX SCOPOLIAE ACUTANGULI

茄科植物三分三 *Scopolia acutangula* C. Y. Wu et C. Chen 的根。辛，溫；有大毒。麻醉止痛，解痙。用於胃痛，骨折，風濕痛，跌打損傷。

【主要成分】

含莨菪鹼（Hyoscyamine）、東莨菪鹼（Scopolamine）、山莨菪鹼（Anisodamine）、紅古豆鹼（Cuscohygrine）等生物鹼。

【不良反應】

毒性反應：

（1）神經系統：頭昏眼花，視物不清，幻視，精神錯亂，狂躁不安，四肢強直抽搐，甚至昏睡不醒。

（2）心血管系統：心慌，心跳，竇性心動過速。

（3）其他：口乾口渴，聲音嘶啞，排尿困難，全身乏力等。

【備考】

1. 心臟病、心臟衰弱者忌服。
2. 其中毒機制主要是抗毒蕈鹼膽鹼能反應。

【主要參考文獻】

① 包正華，張銀燦，柳永華．銳薨東莨菪急性中毒 2 例，中西醫結合實用臨床急救，1996, 3（5）：234

② 郭世華，喻德照，張順珍．搶救草藥「三分三」中毒 1 例報告．貴州醫藥，1983（3）：53

土牛膝（Tuniuxi）
RADIX ACHYRANTHIS

莧科植物土牛膝 *Achyranthes aspera* L. 的根和根莖。苦、酸、平，歸肺、肝經，活血散瘀，清熱解毒，利尿通淋。用於咽喉腫痛，白喉，諸淋、風濕關節炎等。

【主要成分】

含倒鈎草鹼（Achyrarithine）、倒鈎草皂苷A 和 B（Asperasaponin A、B）。

【不良反應】

有報導孕婦（妊娠兩個半月），使用土牛膝置入宮頸處作人工流產導致急性溶血，引起急性腎功能衰竭，合併感染，表現為頻繁嘔吐、高熱、少尿、尿呈醬油色，肝腫大，皮膚鞏膜明顯黃染，全身浮腫及腹水，呼吸音粗糙等。

【備考】

中醫用土牛膝進行人工流產有悠久的歷史，但由於土牛膝含有的皂苷有溶血作用，而且，草藥未經消毒引起宮內感染。

【主要參考文獻】

王笑雲，張麗霞．血液透析搶救土牛膝引產中毒 1 例報告．江蘇醫學，1982（2）：45

土茯苓（Tufuling）
RHIZOMA SMILACIS GLABRAE

百合科植物光葉菝葜*Smilax glabra* Roxb. 的乾燥根莖。甘、淡，平。歸肝、胃經。除濕，解毒，通利關節。用於濕熱淋濁，帶下，癰腫，瘰癧，疥癬，梅毒及汞中毒所致的肢體拘攣，筋骨疼痛。

【主要成分】

含落新婦苷（Astilbin）、黃杞苷（Engeletin）、3-0-咖啡酰莽草酸（3-0-Caffeoyl shikimic acid）、阿魏酸、莽草酸、β-

谷甾醇、揮發油等。

【不良反應】

過敏反應：表現為全身皮膚瘙癢，散在性大小紅色斑丘疹，部分融合成片，伴有煩躁。

【主要參考文獻】

石志發．土茯苓致敏1例報告．中醫藥學報，1989（4）：29

土圞兒（Tuluan´er）
RADIX APIORIS FORTUNEI

豆科植物土圞兒 *Apios fortunei* Maxim. 的塊根。甘、微苦，平；清熱解毒，化痰止咳。用於百日咳，感冒咳嗽，咽喉腫痛，瘡瘍腫毒，毒蛇咬傷。

【主要成分】

含生物鹼、澱粉。

【不良反應】

食後上腹不適，噁心，頻繁嘔吐，上腹部有壓痛，頭暈乏力，水樣大便，後出現大汗淋漓，四肢發涼，臉色蒼白，口唇指甲發紺，血壓下降。

【備考】

本品藥材引起不良反應尚未見報導，出現不良反應者均為嚼食鮮塊根所致。

【主要參考文獻】

汪長生．土困兒中毒2例報告．江西中醫藥，1985（2）：45

土鱉蟲（Tubiechong）
EUPOLYPHAGA SEU STELE0PHAGA

鱉蠊科昆蟲地鱉 *EupoJyphaga sinensis* Walker 或冀地鱉 *Steleophaga Plancyi* （Boleny）的雌蟲乾燥體。鹼，寒；有小毒；歸肝經。破瘀血，續筋骨。用於筋骨折傷，瘀血經閉，症瘕痞塊。

【主要成分】

含揮發油、氨基酸、蛋白質、糖類、脂肪、甾族化合物、酚類、有機酸及生物鹼等。另含鐵、錳、鋅、銅等 8 種人體必需微量元素。其揮發油已鑒定出 20 個組分，其中萘含量最高，占 22.19%，各種脂肪酸和芳香醛占 24.95%，其氨基酸的測定表明，至少含有 17 種氨基酸，其中 7 種為人體所必需，以谷氨酸、丙氨酸及酪氨酸含量最高，氨基酸總含量約占本品 40%。

【不良反應】

可發生過敏反應，表現為均勻密集的細小丘疹，多見於手背、臀部、雙膝關節以下，或有瘙癢，停藥後可自行消失。亦有出現全腹劇烈疼痛、納呆、乏力、噁心、眩暈、腰部沉重感等，也有竇性心律減慢的報導。

【備考】

土鱉蟲屬破血通經之品，量大能墮胎，故孕婦忌服。用於有心臟疾病患者時，應監測心率、血壓及心電圖的變化。

【主要參考文獻】

① 余傳隆，黃泰康，丁志遵等．中藥辭海（第 1 卷）．北京：中國醫藥科技出版社，1993. 778

② 楊倉良．毒藥本草．北京：中國醫藥科技出版社，1993. 622

③ 曾蔚林，許家才．地鱉蟲過敏反應 1 例報告．實用中醫藥雜誌，1997, 13（4）：35

④ 柏賢勞．獨活寄生湯加烏梢蛇、土鱉引起不良反應 1 例．江西中醫藥，1997, 28（2）：61

大金牛草（Dajinniucao）
HERBA POLYGALAE CHINENSIS

遠志科植物金不換 *Polygala chinensis* L. 的帶根全草或根。甘、平。止咳、消積，活血散瘀。用於痰咳癆嗽，痢疾，疳積，瘰癧，蛇傷，跌打損傷。

【主要成分】

全草含黃酮苷、皂苷。其根和葉含金不換內酯、賽菊芋黃素、羥基化遠志內酯及羥基化遠志內酯甲醚等。

【不良反應】

致血尿，伴腰痛，皮下瘀斑，凝血酶元時間明顯延長。

【備考】

本品常用量為 15～30 克。本例僅用鮮葉 10 片，不屬超量用藥，其致血尿的機制不明確。

【主要參考文獻】

王保法·中藥金不換葉引起全身出血 1 例報告·河北醫藥，1980（4）：45

大 黃（Dahuang）

RADIX ET RHIZOMA RHEI

為蓼科植物掌葉大黃 *Rheum palmatum.* L.、唐古特大黃 *Rheum tanguticum* Maxim. ex Baif. 或藥用大黃 *Rheum offtcinale* Baill. 的乾燥根及根莖。苦，寒。歸脾、胃、大腸、肝、心包經。瀉熱通腸，涼血解毒，逐瘀通經，利膽退黃。用於大便秘結，胃腸積滯，血熱妄行之吐血、衄血、咯血；熱毒瘡瘍等。

【主要成分】

含蒽醌衍生物，如大黃酚（Chrysophanol），大黃酸（Rhein），大黃素（Emodin），蘆薈大黃素（Aloe-emodin），大黃素甲醚（physcion）等，及沒食子酸（Gallic acid），兒茶精（Catechin），番瀉苷（Sennoside）等。

【不良反應】

1. 毒性反應：嚴重腹瀉而導致脫水、酸中毒，甚至虛脫、休克、昏迷。長期服用可引起繼發性便秘，並致大腸黑變病，纖維結腸鏡檢可見橫結腸至直腸黏膜呈網格狀改變，黏膜表面有密集的黃褐色色素沉著，呈顆粒狀，黏膜下血管紋理不清。有個案報導口服含大黃的湯劑可引起病毒性角膜潰瘍加深。

2. 過敏反應：全身皮膚起大水疱，內有淡黃色液體滲出，亦可引起過敏性紫癜，伴見陣發性腹部絞痛，嘔吐鮮紅色液體。

【相互作用】

1. 與硫酸亞鐵、磺胺類、氨茶鹼、制酸藥、洋地黃、左旋多巴合用可加劇對消化道損害而出現噁心、嘔吐、腹瀉。

2. 與抗高血壓藥利血平、胍乙啶、苄二甲胍，擬膽鹼藥毛果蕓香鹼、新斯的明、安貝氯銨（酶抑寧），以及腦垂體後葉素合用可力口強腸運動功能，有可能加劇對消化系統的損害。

3. 與四環素、氨苄青霉素、氯潔霉素、林可霉素、氯林可霉素、先鋒霉素、氯霉素、甲硝噻唑等合用可引起腸炎。

4. 與芒硝配伍，可引起陽痿、性慾冷淡。

【備考】

大黃性寒而峻猛，臨床上要因證用藥，用量不宜過大，特別是新生兒、兒童使用更當注意；體虛及脾胃虛弱者、孕婦當慎用。

【主要參考文獻】

① 王海英，時榮珍．新生兒口服大黃中毒分析．黑龍江醫藥，1996, 9（4）：223

② 朱照樣，茅雲霞．超量服大黃液引起新生兒大疱性皮疹 1 例．中國中藥雜誌，1997, 22（8）：504

③ 田學增．大黃片引起過敏性紫癜．中國中藥雜誌，1994, 19（7）：439

④ 宋良貞．大黃致大腸黑變病．山東中醫雜誌，1994, 13（11）：517

大　蒜（Da shuang）
BULBUS ALLII

為百合科蔥屬植物大蒜 *Allium sativum* L. 的鱗莖。辛，溫，歸脾、胃、肺經。解毒消腫，殺蟲止痢，行氣消滯，暖胃健脾。用於癰疽腫毒；疥、癬、疣；痢疾，泄瀉，脘腹冷痛；瘧疾，肺癆，蟲積等。

【主要成分】

含蒜氨酸 （Alliin）、甲基蒜氨酸（Methylalliin）、大蒜素（Diallyl trisulfide）等。

【不良反應】

過敏反應：

（1）食用大蒜可致過敏性休克；或固定性藥疹；或口腔、舌邊瘙癢，灼熱疼痛，腔潰瘍，自覺有舌乳頭增生。

（2）大蒜外搽可致接觸性皮炎，常見水腫、丘疹、水疱，甚至大疱，滲出糜爛。

【相互作用】

大蒜素可使氨茶鹼血藥濃度上升，兩藥合用可引起茶鹼中毒。

【備考】

毒理研究表明，大蒜素快速靜注可致動物一過性休克症狀；並可致兔離體心臟停搏。

【主要參考文獻】

① 劉凱．食用大蒜致舌過敏 1 例報告．山西中醫，1990, 6（5）：48

② 蔡明虹．大蒜素引起茶鹼中毒 1 例．中國醫院藥學雜誌，1992, 12（10）：466

③ 歐陽季華．食用大蒜致過敏性休克 1 例報告，中國農村醫學，1995, 23（3）：15

④ 蘇桂蘭，孟民杰，石磊等．大蒜素注射液及大蒜製劑對心臟毒副作用．時珍國醫國藥，1999, 10（1）：9

大　棗（Dazao）
FRUCTUS JUJUBAE

鼠李科植物棗 *Ziziphus jujuba* Mill. 的乾燥成熟果實。甘，溫。歸脾、胃經。補中益氣，養血安神。用於脾虛食少，乏力便溏，婦人臟燥。

【主要成分】

含碳水化合物 73%，蛋白質 3.3%，另含維生素 A、維生素 C 等多種維生素及鈣、磷、鐵等多種元素。

【不良反應】

過敏反應：有報導服大棗煎湯 2 小時後，皮膚出現蕁麻疹，眼瞼浮腫及呼吸困難。亦有致嚴重的血管神經性水腫。

【備考】

有痰濕，積滯者不宜服。

【主要參考文獻】

① ChanTY, Chan AY, Critchley JA. Hospital admissions due to adverse reactions to Chinese herbal medicines. *J Trop Med Hyg* 1992, 95（4）：296

② Paul Pui–Hay But, Wing–Kay Kan. Adverse reactions to Chinese medicine in Hong Kong. *Abstracts Of Chinese Medicines* 1995, 6（1）：104

大腹皮（Dafupi）

PERICARPIUM ABECAE

棕櫚科植物檳榔 *Areca catechu* L. 的乾燥果皮。辛，微溫。歸脾、胃、大腸、小腸經。下氣寬中，行水消腫。用於濕阻氣滯，脘腹脹悶，大便不爽，水腫脹滿，腳氣浮腫，小便不利。

【主要成分】

含有檳榔鹼（Arecoline）、檳榔次鹼（Arecaine）、去甲基檳榔次鹼（Guvacine）等。

【不良反應】

過敏反應：皮膚瘙癢，腹痛，腹瀉，皮膚發熱，出現蕁麻疹；嚴重者可出現胸悶，噁心，心慌，煩躁不安，面色、口唇蒼白，冷汗，四肢冰冷，血壓下降等過敏性休克的症狀。

【主要參考文獻】

① 李維政．大腹皮致過敏性休克 1 例．福建中醫藥，1989（5）：11

② 王學平．口服中藥致過敏反應 2 例．中醫藥學報刊，1989（2）：34

山大刀（Shandadao）

RAMULUS ET FOLIUM PSYCHOTRIAE RUBRAE

為茜草科九節屬植物 *Psychotria rubra*（Lour.）Poir 的嫩枝及葉。苦，涼。清熱解毒，祛風除濕，接骨生肌。用於治療感冒發熱，扁桃體炎，咽喉腫痛，白喉，風濕痛，瘧疾，跌打損傷，骨折，毒蛇咬傷等。

【主要成分】

含九節木柰酮（Psychrubrin）、堆心菊內脂（Helenalin）。

【不良反應】

有報導山大刀外敷或內服導致急性淋巴白血病，均起病急驟，表現為發熱，消瘦，乏力，納呆，臉色蒼白，齒齦、鼻黏膜出血，肝脾腫大，最後因併發肺炎及全身衰竭而死亡。

【主要參考文獻】

① 吳鼎聲．山大刀誘發急性白血病 2 例報告．廣州醫藥，1997, 28（4）：59

② 余傳隆，黃泰康，丁志遵等．中藥辭海（第 1 卷）．北京：中國醫藥科技出版社，1993. 465

山豆根（Shandougen）
RADIX SOHPHORAE TONKINENSIS

豆科植物越南槐 *Sophora tonkinensis* Gapnep. 的乾燥根塊及根莖。苦，寒，有毒；歸肺、胃經；清熱解毒，消腫利咽。用於火毒蘊結，咽喉腫痛，齒齦腫痛。

【主要成分】

含有生物鹼和黃酮類衍生物，總生物鹼約 0.93%，其中苦參鹼（Matrine）0.52%，氧化苦參鹼（Oxymatrine）0.35%以及微量甲基金雀花鹼（Methylcytisine）和臭豆鹼（Anagyrine）。黃酮衍生物有二氫黃酮類、查耳酮類、二氫異黃酮類和異黃酮類。

【不良反應】

1. 毒性反應：

（1）神經系統：頭暈，頭痛，四肢軟弱無力，步態不穩，大汗淋漓，四肢厥冷，或抽搐，嗜睡或神志不清，甚至因腦抑制而死亡。有報導單味山豆根 60 克煎服後半小時出現上述症狀，並因呼吸衰竭而死亡；2 例服用 40 克山豆根後導致亞急性基底節壞死性腦病，均遺留有嚴重構語障礙，全身強烈扭轉等畸形性肌張力障礙的臨床表現。

（2）消化系統：為山豆根中毒最先出現的症狀，胃內翻騰感，接著出現噁心、嘔吐、腹痛、腹瀉。

2. 過敏反應：表現為頭暈目眩，胸悶氣短，全身皮膚散在片狀丘疹，搔癢難忍。

【相互作用】

1.與硫酸亞鐵、磺胺類、氨茶鹼、制酸藥、洋地黃、左旋多巴合用可加劇對消化道損害而出現噁心、嘔吐、腹瀉。

2.與鏈黴素、新黴素、卡那黴素、巴龍黴素、慶大黴素、多黏菌素 B、萬古黴素、紫黴素、卷曲黴素、消炎痛、碳酸鋰（過量）、金剛胺、吡喹酮、甲基苄肼、普魯卡因青黴素合用可能加劇對神經系統的毒性，導致眩暈。

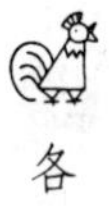

【備考】

山豆根中毒與劑量過大有關，中毒者多在 15 克以上，出現死亡、亞急性基底節壞死性腦病等嚴重不良反應的病例，其劑量均在 40 克以上。

【主要參考文獻】

① 李凱；楊任民；范玉新 · 山豆根中毒引起亞急性基底節壞死性腦病 2 例報告 · 中國中西醫結合雜誌，1995, 15（6）：385

② 高雪娥；楊漢輝 · 山豆根毒副作用探討 · 福建醫藥雜誌，1999, 21（4）：100

③ 姜秀君 · 中藥山豆根過敏 1 例報告 · 河南中醫，1994, 14（5）：317

④ Tomlinson B, But PPH. Toxic effects of Shandougen in Chinese herbal medicine, Abstracts of the 5th World Federation of Associations of Clinical Toxicology Centers and Poison Control Centers, Taipei, Taiwan, 1994, 52a

山　藥（Shanyao）
RHIZOMA DIOSCOREAE

薯蕷科植物薯蕷 *Dioscorea Opposita* Thunb. 的根莖。甘，平。歸肺、脾、腎經。健脾養胃，生津益肺，補腎澀精。用於脾虛食少，久瀉不止，肺虛喘咳，腎虛遺精，帶下，小便頻數，虛熱消渴。

【主要成分】

含皂苷，黏液質，膽鹼，澱粉，糖蛋白（水解為多種氨基酸），維生素及多種無機元素等。尚含多酚氧化酶（Polyphenoloxidase），尿囊素（Allantoin），植酸（Phytic acid）等。

【不良反應】

過敏反應：口服後皮膚瘙癢，出現蕁麻疹及片狀疱疹，瘙癢，並見咽喉作癢，胸悶等。亦有引起發熱的報導。生品外敷亦可致皮膚瘙癢，心煩不寧。

【備考】

腹脹、中焦滿悶者不宜用。

【主要參考文獻】

① 黃炳初．服淮山藥出現過敏 1 例．中國中藥雜誌，1993（4）：246

② 袁偵明．山藥致熱 1 例報導．貴陽中醫學院學報，1992, 14（1）：44

③ 王少華等．藥源性危害．北京：中國醫藥科技出版社，1998. 384

山　楂（Shanzha）
FRUCTUS CRATAEGI

為薔薇科植物山裡紅 *Crataegus pinnatifita* Bge. var. major N. E. Br. 或山楂 *Crataegus pinnatifida* Bge. 的乾燥成熟果實。酸、甘，微溫。歸脾、胃、肝經。消食健胃，行氣散瘀。用於肉食積滯，胃脘脹滿，瀉痢腹痛，瘀血經閉，產後瘀阻，心腹刺痛，疝氣疼痛；高脂血症。

【主要成分】

含有山楂酸（Crataegolic acid）、酒石酸、胡蘿蔔素、維生素 B_1、維生素 B_2、黃酮類、內酯、糖類及苷類、煙酸、鞣質、蛋白質、脂肪、磷、鐵等。

【不良反應】

口服山楂及其製品可導致山楂結石症及腸梗阻，表現為心窩部隱痛不適，飯後脹滿，或上腹部陣發性絞痛，噁心嘔吐，劍突下壓痛，有的病例上腹可觸及活動性包塊。鋇餐透視、B

超或胃鏡證實為山楂結石症。

【備考】

山楂致腸梗阻症患者多數做過胃大部切除手術，或有小腸黏連。

【主要參考文獻】

① 王光升．山楂團塊性腸梗阻 2 例．安徽醫科大學學報，1994, 29（1）：50

② 張興亞．胃山楂結石症 23 例分析．中國醫科大學學報，1993（6）：449

③ 侯佃臻，戰祥玲．山楂致胃石 1 例．時珍國醫國藥，1999, 10（2）：129

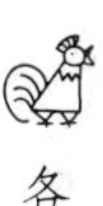

川貝母（Chuanbeimu）

BULBUS FRITILLARIAE CIRRHOSAE

百合科植物川貝母 *Fritillaria Cirrhosa* D. Don、暗紫貝母 *Fritillaria unibracteata* Hsiaoet K. C. Hsia、甘肅貝母 *Fritillaria przewalskii* Maxim．或梭砂貝母 *Fritillaria delavayi* Franch. 的乾燥鱗莖。苦、甘，微寒；歸肺、心經。清熱潤肺，化痰止咳。用於肺熱燥咳，乾咳少痰，陰虛勞嗽，咯痰帶血。

【主要成分】

含青貝素（Chinpeimine）、爐貝素（Fritiminine）、白爐貝素（Beilupeimine）、黃松貝素、梭砂貝母素（Delavine）、梭砂貝母酮素（Delavinone）、川貝酮素（Chuanbeinine）、西貝素等。

【不良反應】

1. 過敏反應：可起猩紅熱樣藥疹，表現為服藥後突然全身瘙癢，顏面及周身皮膚潮紅，起紅色小疹，壓之褪色。

2. 毒性反應：有報導一名 4.5 歲小兒 2 天內口服總量為 10 克的伊貝母導致精神萎靡，昏厥，口唇青紫，四肢軟癱，全身抽搐，牙關緊閉，雙眼上翻，意識喪失，尿失禁，瞳孔散大，對光反應消失，心率 45 次／分鐘，心音極弱，心律不整。

【相互作用】

1. 與烏頭合用，可致頭暈，視物模糊，手足麻木；與附子可導致狂亂無知，毀物傷人等症狀。

2. 與抗菌藥物：青霉素、鏈霉素、磺胺類、硝基呋喃類；鎮靜催眠藥；巴比妥類、水合氯醛；抗膽鹼藥：阿托品、顛茄及解熱鎮痛藥劑、砷劑、汞劑、異煙肼、氯丙嗪、普魯卡因、奎寧、糜蛋白酶、細胞色素丙等藥物合用有可能加劇對皮膚的損害，導致麻疹及猩紅熱樣藥疹。

【備考】

中毒的個案報導，是患者家屬自行採集野生貝母蒸煮後給患兒服食所致，其品種為伊貝母 *Fritillaria pallidiflora* Schreb.，但對品種鑒定的可靠程度未加說明，故這一例中毒事件僅供參考。

【主要參考文獻】

① 丁濤．中草藥不良反應及防治．北京：中國中醫藥出版社，1992. 223

② 陳慎行，季劍萍．急性貝母中毒 1 例報導．新疆中醫藥，1994（2）：18

③ 王若華，張靈梅，王若新．貝母、附子同用致狂證 1 例．中國中藥雜誌，1997, 22（8）：505

④ 戶戰亭．烏頭與貝母配伍中毒 1 例．北京中醫藥大學學報，1996, 19（3）：27

川　烏（Chuanwu）
RADIX ACONITI PREPARATA

毛茛科植物烏頭 *Aconitum carmichaeli* Debx. 的乾燥主根（母根）。辛、苦、熱；有大毒。歸心、肝、腎、脾經。祛風除濕，溫經止痛。用於風寒濕痺，關節疼痛，心腹冷痛，寒疝作痛，麻醉止痛。

【主要成分】

含多種生物鹼，有烏頭鹼（Aconitine）、次烏頭鹼（Hypaconitine）、中烏頭鹼（Mesaconitine）、塔拉胺（Talatisamine）、川烏鹼甲（Isotalatizidine）、川烏頭鹼乙（Karakoline）、尼奧靈（新烏頭鹼, Neoline）、宋果靈（Songorine）、附子靈（Fuziline, 15α−Hydroxyneoline）、北烏鹼（Beiwutine）等。

【不良反應】

1. 毒性反應：

（1）血管系統：胸悶、心悸，血壓下降和各種類型的心律失常，包括竇性心動過緩、竇性停搏、房性早搏、房顫、多源性室性早搏、頻發室性早搏呈二聯律、三聯律、室性心動過速、室顫、房性傳導阻滯、左束支傳導阻滯，並可導致休克，甚至死亡。

（2）神經系統：烏頭鹼對神經末梢及中樞神經系統均有先興奮後抑制作用。表現為口舌、四肢及全身麻木，口腔或全身燒灼感，頭暈，面色蒼白，出汗，四肢厥冷，煩躁不安，繼而四肢抽搐，強直，嗜睡，譫妄，神志不清。個別病例出現四肢癱瘓。

（3）消化系統：流涎，吞咽困難，噁心嘔吐，甚至口吐白沫，或嘔吐咖啡樣胃內容物，解黑色稀便；腹痛，腹瀉，裡急後重，類似痢疾的表現。有報導引起中毒性肝炎繼發肝硬化腹水。

（4）呼吸系統：氣短，呼吸困難，紫紺等，最終可因呼吸麻痺而死亡。

（5）其他：個別病例出現視物模糊，失明，耳鳴，尿閉。

2. 過敏反應：較少見。出現皮膚瘙癢及丘疹。

【相互作用】

1. 麻黃鹼可加重烏頭鹼對心臟的毒性作用，臨床上有因烏頭與麻黃同用引起中毒的報導。

2. 與鏈霉素、卡那霉素、呋喃妥因、異煙肼、長春新鹼、狂犬病疫苗、乙硫異煙肼合用可能導致唇周及四肢麻木，感覺異常。

3. 與普魯卡因青霉素、環絲氨酸、腎上腺皮質激素類、造影劑（膽影葡胺、泛影鈉）合用可能引起視力模糊。

4. 與白消胺、環磷醯胺、氯甲喋呤、爭光霉素、肼苯噠嗪、六烴季胺、美加明、呋喃妥因、麥角新鹼、口服避孕藥、氯噻嗪、保泰松等合用容易產生呼吸困難。

【備考】

1. 川烏的主要有毒成分為烏頭鹼、中烏頭鹼、次烏頭鹼、異烏頭鹼、烏頭原鹼等。

2. 川烏的藥材毒性極強，因炮製、煎煮時間、品種、採集時間等不同，毒性差異很大。

3. 烏頭鹼對迷走神經有強烈興奮作用，使節後纖維釋放大量乙酰膽鹼，降低竇房結的自律性和傳導性，延長其絕對和相對不應期，使心肌異位節律點興奮性增高，同時對心肌有直接刺激作用，使心臟各部位興奮傳導和不應期不一致，復極不同步而形折返激動，從而導致嚴重的心律失常。

4. 臨床上烏頭中毒與烏頭的炮製，煎煮方法，用藥劑量有關，特別是患者未經醫生指導自行使用，往往因劑量過大，煎煮時間短，或同類藥配伍（如川烏與附子合用），又未相應減少用量而致中毒經常發生。因此，使用時要嚴格控製劑量；陰虛陽盛、熱證疼痛及孕婦忌服。心血管疾患及肝功能障礙者慎用；房室傳導阻滯患者忌用。

【主要參考文獻】

①余傳隆，黃泰康，丁志遵等．中藥辭海（第1卷）．北京：中國醫藥科技出版社，1993. 574

②雷載權，張廷模．中華臨床中藥學（上卷）。北京：人民衛生出版社，1998. 723

③蕭芳，楊壁卿，劉俊．烏頭鹼類藥物中毒30例臨床分析．河南醫科大學學報，1994, 29（2）：175

④叢旭滋，羅國鑒．烏頭類藥物中毒的心律失常．中醫藥學，1995（4）：15

⑤張穎，周玉華．烏頭鹼中毒致心律失常68例臨床分析．中國危重病急

救醫學，1999, 11（5）：319

⑥ 李軍．烏頭鹼中毒致心律失常 40 例臨床分析．廣東醫學院學報，1999, 17（1）：58

⑦ Chan TY, Tomlinson B, Tse LK, et al. Aconitine Poisoning due to Chinese herbal medicines：a review. *Vet Hum Toxicol* 1994, 36:452

⑧ Chan TY.Aconite Poisoning：a global Prospective. *Vet Hum Toxicol* 1994, 36：326

⑨ Tai YT, But PP, Young K, et a1. Cardiotoxicity after accidental herb–induced aconite poisoning. *Lan–oet* 1992, 340：1254

⑩ Agarwal BL, Agarwal RK, Misra DN, Malignant arrhythmias induced by accidental aconite poisoning. *Indian Heart J* 1997, 29：246

⑪ Chan TY, Tomlinson B, Critcher JA, et al. Herb–induced aconitine poisoning presentng as tetraplegia. *Vet Hum Toxicol* 1994, 36：133

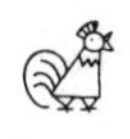

川　芎（Chuanxiong）
RHIZOMA CHUANXIONG

為傘形科植物川芎 *Ligusticum chuanxiong* Hort. 的乾燥根莖。辛，溫；歸肝、膽、心包經。活血行氣，祛風止痛。用於月經不調，經閉痛經，症瘕腹痛，胸脇刺痛，跌打腫痛，頭痛，風濕痺痛。

【主要成分】

主要含揮發油（藁本內酯、香檜烯等），生物鹼（川芎嗪、異亮氨酰纈氨酸酐等），酚類物質（阿魏酸、大黃酚等），水溶部分（三甲胺、膽鹼）。

【不良反應】

1. 皮膚、黏膜過敏反應：口服後可出現嘴唇腫脹，滲液，乾結後唇面布滿黃色粉樣物；或四肢、面部、腹股溝、外陰等部位瘙癢，彌漫性紅斑，水疱，伴輕度腫脹，或粟粒狀紅色丘疹。

2. 毒性反應：口服川芎湯劑後出現下腹持續刺痛，拒按，尿頻、尿急、尿痛，尿色為濃茶樣。或劇烈頭痛，嘔吐。另有報導用粉碎機加工川芎引發雙目不適，太陽穴嚴重疼痛，嘔吐，甚至上消化道出血等症狀。

【相互作用】

與當歸、丹參等活血化瘀藥合用，其抗凝作用有協同或相加作用，用藥後少數病例發生出血時間和凝血時間延長，故出血性腦病病人不宜過早應用此類藥物。

【備考】

出現毒性反應病例的川芎劑量均超過 20 克，而《中華人民共和國藥典》規定的用量為 3～9 克，故毒性反應可能與用量過大有關。

【主要參考文獻】

① 孫愛田。川芎過敏致外陰藥疹 1 例．山西中醫，1998, 14（5）：15

② 徐重白．川芎所致過敏性皮炎 1 例報告．江蘇中醫雜誌，1986（9）：20

③ 程靜，周長秋．粉碎川芎致不良反應 2 例．中國藥業，1999, 8（4）：54

④ 胡明燦．服偏方川芎蛋致不良反應 1 例．中醫藥學報，1991（5）：46

⑤ 陳衛．大劑量川芎引起劇烈頭痛．中國中藥雜誌，1990（8）：58

⑥ 孫劍，嚴崇正．過服川芎　致上消化道出血 1 例．陝西中醫，1992, 13（12）：559

及　己（Jiji）

RADIX CHLORANTHI SERRATI

金粟蘭科金粟屬植物及己 *Chloranthus Serratus*（Thunb.）Roem. et. Schult. 根或全草。辛，溫，有毒；歸肝經。舒筋活絡，祛風止痛，消腫解毒。用於治療跌打損傷，風濕腰腿痛，疔瘡腫毒，毒蛇咬傷。

【主要成分】

含新白菖新酮（Neoacolamone）、7a－羥基新白菖新酮（7a－Hydrlxyneoacolamone）、菖蒲大攏牛兒酮（Acoragermacrone）、白菖新酮（Acolamone）、蓬莪朮環氧酮（Zederone），

及一些酯類化合物。

【不良反應】

毒性反應：可引起高血糖酮症酸中毒伴多臟器功能衰竭，症狀為多飲口渴，大汗淋漓，頻繁嘔吐，面色蒼白，呼吸急促，尿量減少，瞳孔中等縮小，結膜充血，口唇乾燥，齒齦發黑，心悸，胃燒灼痛，噁心，嘔吐，腹瀉，譫語，躁動，神志昏迷，手足抽搐，或出現黃疸。重者於症狀出現後數小時死亡。本品中毒潛伏期較長，有服後近20小時方出現症狀，24小時後死亡者，解剖可見多臟器充血、水腫、出血。

【相互作用】

1.與造影劑（膽影葡胺、泛影鈉）、血防846、磺胺類藥合用易引起頭昏；與造影劑（膽影葡胺、泛影鈉）、銻劑合用易引起瞳孔縮小。

2.與苯妥英鈉、丙戊酸鈉、卡馬西平、丙咪嗪、異丙肼、安定、氟烷、甲氧氟烷、保泰松、辛可芬、吲哚美辛、醋氨酚、丙磺舒、腎上腺皮質激素、口服避孕藥、異煙肼、利福平、維生素A、西米替丁等合用可能加劇肝細胞的損害。

3.與甲氧氟烷、甲琥胺、苯琥胺、氯化銨、青霉胺、增效磺胺合劑、氨甲喋呤等合用可能加劇腎臟損害。

4.與硫酸亞鐵、磺胺類、氨茶鹼、制酸藥、洋地黃類、左旋多巴合用可能加劇消化道損害，引起嘔吐、腹瀉。

5.與抗凝藥和溶血栓藥（肝素、魚精蛋白、雙香豆素、苄丙酮香豆素鈉、新抗凝以及鏈激酶、尿激酶）合用易引起出血。

【備考】

小鼠灌服及己煎劑，可於短期內死亡，死前四肢抽搐、呼吸困難，解剖可見各臟器充血；對妊娠小鼠灌服小量，24小時後死亡，死前陰道有血流出，陰道和子宮內充滿凝血塊。

【主要參考文獻】

①雷載權，張廷模．中華臨床中藥學（上卷）．北京：人民衛生出版

社，1998. 1088

② 周寰遠，胡隆隆．中藥及己中毒致死 1 例．中國中西醫結合雜誌，1996, 16（2）：110

③ 茹建良．四葉細辛中毒引起高血糖酮症中毒伴多臟器功能衰竭 1 例．陝西中醫，1996, 1775

【4 畫】

天仙子（Tianxianzi）
SEMEN HYOSCYAMI

茄科植物莨菪 *Hyoscyamus niger* L. 的乾燥成熟種子。苦、辛、溫。有大毒。歸心、胃、肝經。解痙止痛，安神定痛。用於胃痙攣疼痛，喘咳，癲狂。

【主要成分】

含生物鹼 0.06%～0.2%，主要為莨菪鹼（Hyoscyamine）、托品鹼（Tropine）及東莨菪鹼（Scopolamine, Hyoscine）。

【不良反應】

主要表現為抗膽鹼藥樣的副作用。

1.神經系統：頭痛頭脹，昏眩，發熱，聽覺障礙，瞳孔擴大，視力模糊，煩躁不安，哭笑無常，譫語幻覺，或表情呆滯，意識障礙，步態不穩，嚴重時可導致昏迷，呼吸中樞麻痺而死亡。

2.心血管系統：血壓升高，心律失常，表現為竇性心動過速，偶發性房性早搏，室顫，甚至心臟衰竭。

3.消化系統：口乾口渴，咽喉灼熱，吞咽困難，噁心嘔吐。

4.皮膚：乾燥潮紅，無汗。

【相互作用】

1. 與普魯卡因、青霉素、環絲氨酸、腎上腺皮質激素、造影劑（膽影葡胺、泛影鈉）合用可增強對神經系統的毒性，可能出現頭昏。

2. 與青霉素（超大劑量 2～4 千萬單位／天）、次沒食子酸鉍、磺胺類、呋喃丙胺、吡喹酮、滅滴靈、碳酸鋰合用可增強神經系統的毒性，可能出現肌肉痙攣。

3. 不宜與地高辛同服，因能延長地高辛在胃腸內的溶解時間，使吸收增多，毒性增強。

【備考】

1. 據臨床報導，天仙子中毒多由誤用引起，將天仙子誤作冬葵子、車前子、菟絲子、地膚子入藥而致，因而，應加強對有毒中藥的管理，重視上述幾味中藥的鑒別。

2. 心臟病，心動過速，青光眼患者及孕婦忌服。

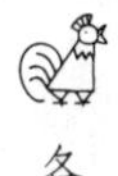

【主要參考文獻】

① 丁濤．中草藥不良反應及防治．北京：中國中醫藥出版社，1992.439

② 孟玉鳳，王清香．誤用天仙子中毒 1 例報告．河南中醫藥學刊，1994（3）：54

③ 劉鳳英，郎福文．天仙子過量中毒 1 例．菏澤醫專學報，1996, 8（4）：58

④ 姚尊華，姚秀麗．天仙子中毒 5 例報告．吉林中醫藥，1983（2）：33

天花粉（Tianhuafen）
RADIX TRICO SANTOIS

葫蘆科植物栝樓 *Trichosanthes kirilowii* Maxim. 或雙邊栝樓 *Trichosanthes rosthornii* Herms 的乾燥根。甘、微苦，微寒。歸肺、胃經。清熱生津，消腫排膿。用於熱病煩渴，肺熱燥咳，內熱消渴，瘡瘍腫毒。

【主要成分】

含天花粉蛋白（Trichosanthin）。還含多糖類、酶類和氨基酸。

【不良反應】

1. 過敏反應：口服或加工天花粉可出現流淚，噴嚏，口唇發紺，呼吸困難等症狀。

2. 毒性反應：用於中期妊娠引產可致彌漫性血管內凝血，甚至死亡。

【備考】

1. 不宜與烏頭類藥材同用。

2. 脾胃虛寒大便滑泄者忌用。

3. 天花粉蛋白具有較強的抗原性，極易引起過敏反應，輕者可見發熱、頭痛、皮疹、咽喉痛、頸項活動不利、血管神經性水腫，甚者可致過敏性休克，亦有報導可致多種毒性反應，如心律失常、血壓下降、心肌損害、鼻出血、流產、產後大出血、肝脾腫大、蛋白尿、白細胞總數及中性粒細胞增高、血栓、急性肺水腫、腦水腫、腦出血等。

【主要參考文獻】

① 滕瑞卿．加工天花粉致過敏反應 2 例．中國中藥雜誌，1986, 11（1）：28

② 許芝銀．口服天花粉引起過敏 2 例報告．南京中醫學院學報，1986（1）：22

③ 馬錫倡，高義輝．天藥粉中期妊娠引產所致彌漫性血管內凝血死亡 1 例．新醫學，1978, 9（5）：243

④ 楊倉良．毒藥本草．北京：中國醫藥科技出版社，1998.349

天竺黃（Tianzhuhuang）

CONCRETIO SILICEA BAMBUSAE

禾本科植物青皮竹 *Bambusa textilis* McClure 或華思勞竹 *Schizostachyum chinense* Rendle 的稈內分泌液乾燥後的塊狀物。甘，寒。歸心、肝經。清熱豁痰，涼心定驚。用於熱病神昏，中風痰迷，小兒痰熱驚癇、抽搐、夜啼。

【主要成分】

含氫氧化鉀 1.1%，硅質 9%。其菌絲發酵液中含有竹黃多糖 SB－Ⅰ、SB－Ⅱ。水溶性成分中含有甘露醇、多種氨基酸、澱粉酶。

【不良反應】

光毒性皮炎：服竹黃當天或次日經太陽曝曬後發病，面部、手背皮膚紅斑，局部輕度浮腫，或伴紅斑上起水疱，疱液清，棘細胞鬆解徵（Nikolsky sign）陰性，或伴皮損部位麻木疼痛。

【備考】

1. 本藥甘寒，寒濕之痰症不宜使用。

2. 本品亦稱竹黃，兩者容易混淆。

【主要參考文獻】

陳長渠，劉榕城．內服中藥竹黃引起光毒性皮炎附 4 例報告．臨床皮膚科雜誌，1983（2）：99

天　麻（Tianma）
RHIZOMA GASTRODIAE

蘭科植物天麻 *Gastrodia elata* B1. 的乾燥塊莖。甘，平。歸肝經。平肝熄風止痙。用於頭痛眩暈，肢體麻木，小兒驚風，癲癇抽搐，破傷風。

【主要成分】

含天麻苷（天麻素 Gastrodin），香莢蘭醇（Vanillyl alco-hol），赤箭苷（Gastrodioside），對羥基苯甲醇（P-Hydroxyl-benzyl alcohol），對羥基苯甲醛（P-Hydroxybenzaldehyde）。尚含 β- 谷甾醇、檸檬酸、琥珀酸、棕櫚酸、蔗糖等。

【不良反應】

1. 過敏反應：皮膚搔癢，出現蕁麻疹型藥疹，水腫性紅斑或過敏性紫癜，眼瞼及雙手浮腫。

2. 毒性反應：面部灼熱，乏力，頭暈眼花，頭痛，噁心嘔吐，胸悶心慌，自汗，呼吸加快，小便失禁及神志不清。

【相互作用】

與抗菌藥物：青霉素、頭孢菌素、鏈霉素、慶大霉素、紅霉素、潔霉素、新生霉素、四環素類、氯霉素、灰黃霉素、磺胺藥、呋喃咀啶、痢特靈、萘啶酸；抗結核藥：異煙肼、紫霉酰素；解熱消炎鎮痛藥：阿司匹林、非那西丁、消炎痛；鎮靜催眠藥：巴比妥類；抗精神失常藥：氯丙嗪、丙咪嗪；抗癲癇藥：酰胺咪嗪；降血糖藥：胰島素、磺酰脲類、雙胍類；利尿藥：噻嗪類；抗心律失常藥：奎尼丁、普魯卡因酰胺；其他藥：肼苯噠嗪、洋地黃、硫脲嘧啶、ACTH、糜蛋白酶、細胞色素丙、人丙種球蛋白、碘造影劑、普魯卡因、氯奎等合用可能發生蕁麻疹型藥疹。

【主要參考文獻】

① 牛建海．服天麻出現過敏反應 1 例．中國中藥雜誌，1996, 21（7）：443

② 婁兆標．天麻過敏致急性腎功能衰竭 1 例．中華腎臟病雜誌，1991, 7（1）：49

③ 蒲昭和．有關天麻毒副作用的臨床報導及認識．中國中醫藥信息雜誌，1997, 4（3）：12

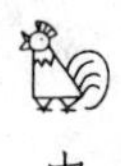

木　瓜（Mugua）

FRUCTUS CHAENOMELIS

薔薇科植物貼梗海棠 *Chaenomeles speciosa*（Sweet）Nabai 的乾燥近成熟果實。酸，溫。歸肝、脾經。平肝舒筋，和胃化濕。用於濕痺拘攣，腰膝關節酸重疼痛，吐瀉轉筋，腳氣水腫。

【主要成分】

含皂苷、黃酮、鞣質、蘋果酸、檸檬酸、反丁烯二酸、齊墩果酸、維生素 C 等。

【不良反應】

過敏反應：有報導接觸木瓜後可導致手、面部、眼瞼奇癢、浮腫等過敏症狀。

【主要參考文獻】

柴慧敏，楊衛東．淺談中藥在臨床的毒副過敏反應．內蒙古中醫藥，1997（3）：29

木　耳（Mu´er）
AURICULARLA

木耳科木耳屬真菌木耳 *Auricularla auricula*（L. ex Hook.）Underw.、毛木耳 *Auriculariap Polytricha*（Mont.）Sacc. 的實體。甘、平、小毒；歸肝、脾、腎經。涼血止血，補氣潤燥。用於治療腸風，血痢，血淋，崩漏，痔瘡，氣虛肺燥咳嗽。

【主要成分】

含總氨基酸 11.50%、蛋白質 13.85%、脂肪 0.6%、碳水化合物 66.22%、粗纖維 1.68%、胡蘿蔔素、K、Na、Ca、Mg、Mn 等元素、維生素 B_1、維生素 B_2、維生素 A。還含有卵磷脂（Lecithin）、腦磷脂（Cephalin）、鞘磷脂（Sphingomyelin）、麥角甾醇、22、23－二氫麥角甾醇、維生素 D_2 及多種單糖和甘露聚糖（Mannan）。另含具 β－1，3－葡聚糖主鏈的抗腫瘤活性多糖以及黑木耳多糖。

【不良反應】

服木耳後經日曬而發生日光性皮炎，可見畏光、流淚、面部、眼瞼、頸部、前臂和手背等暴露部位皮膚瘙癢，紅腫，丘疹，水疱，燒灼樣疼痛及蟻走感，或刺痛。可伴煩躁，噁心嘔吐，陣發性抽搐。皮膚損傷嚴重時會出現頭昏、頭痛、發熱、心率增快，白細胞總數及中性反應性升高，甚至腎功能損害。

【備考】

本組病例（17 例）全部是服用新鮮木耳導致日光性皮炎，尚未見曬乾木耳引起過敏反應的報導，可能是鮮木耳含有使皮膚感光過敏的物質，故又稱光感性皮炎。

【主要參考文獻】

① 余傳隆，黃泰康，丁志遵等．中藥辭海（第 1 卷）．北京：中國醫藥科技出版社，1993. 778

② 江希照，潘偉民．鮮木耳引起日光性皮炎．新醫學，1994，25（12）：637

③ 張愛華，曾昭訓·一家 4 人同患黑木耳所致日光性皮炎·中國皮膚性病學雜誌，1994, 8（2）：130

④ 王俊霞；羅漢超·一家 4 人同患野木耳日光性皮炎·臨床皮膚科雜誌，1995, 24（3）：191

木　香（Muxiang）
RADIX AUCKLANDIAE

菊科植物木香 *Aucklandia lappa* Decne. 的乾燥根。辛、苦、溫。歸脾、胃、大腸、三焦、膽經。行氣止痛，健脾消食。用於胸脘脹痛，瀉痢後重，食積不消，不思飲食。

【主要成分】

含揮發油 0.3%~3%，其中主要成分為單紫杉烯（Aplotaxene）、α-紫羅蘭酮（α-Ionone）、β-芹子烯（B-Seinene）、莰烯（Camphene）、水芹烯（Phellandrene）等。

【不良反應】

過敏反應：含服後出現腹痛，腹瀉便色如洗肉水樣，瘙癢，粟粒狀紅色丘疹。亦有報導接觸木香引起頭暈，胸悶，心煩等。

【主要參考文獻】

① 蘭少敏·中藥過敏 2 例報告·山東中醫雜誌，1985,（6）：30

② 張仁浦·中藥也能引起過敏反應·河南中醫，1983（4）：39

③ 高秀英，姜計劃，陳紅梅·中藥的過敏反應·現代應用藥學，1991, 8（3）：32

木蝴蝶（Muhudie）
SEMEN OROXYLI

紫葳科植物木蝴蝶 *Oroxylum indicum*（L.）Vent. 的成熟種子。苦、甘，涼。歸肺、肝、胃經。清肺利咽，疏肝和胃。用於肺熱咳嗽，喉痺，音啞，肝胃氣痛，瘡口不斂。

【主要成分】

種子中含有木蝴蝶甲素（Orocin A）、木蝴蝶乙素（Orocin B）、白楊素（Chrysin）、黃芩苷元、苯甲酸等。尚含脂肪油，其中油酸占 80.4%。

【不良反應】

口服可引起頭痛，並伴輕度噁心。

【主要參考文獻】

① 余傳隆，黃泰康，丁志遵等．中藥辭海（第 1 卷）．北京：中國醫藥科技出版社，1993. 807

② 雷載權，張廷模．中華臨床中藥學（上卷）．北京：人民衛生出版社，1998. 623

③ 朱衛平．木蝴蝶引起嚴重頭痛 1 例報告．中藥通報，1988, 13（1）：51

牛蒡子（Niubangzi）
FRUCTUS ARCTII

菊科植物牛蒡 *Arctitum lappa* L. 的乾燥成熟果實。辛、苦、寒；歸肺、胃經。疏散風熱，宣肺透疹，解毒利咽。用於風熱感冒，咳嗽痰多，麻疹，風疹，咽喉腫痛，痄腮丹毒，癰腫瘡毒。

【主要成分】

含拉帕酚 R、B（Lappaol R、B）和拉帕酚 C，E，D；牛蒡酚（Rrctigenin）、牛蒡子苷（Rrctiin）。

【不良反應】

過敏反應：表現為全身皮膚出現充血性丘疹，瘙癢難忍，面部紅熱，四肢無力；或伴突然胸悶氣急，咽喉阻塞感，頭暈嘔吐，血壓下降。

【主要參考文獻】

① 李正民．牛蒡子引起過敏反應報告．實用中醫內科雜誌，1994, 8（3）：37

② 吳樹忠．牛蒡子致過敏反應 1 例報告．中藥通報，1987（4）：58

毛冬青（Maodongqing）
RADLX ILICIS PUBESCENTIS

毛冬青科植物毛冬青 *Ilex pubescens* Hook. et Am. 的根。苦，澀，平。清熱解毒，活血通脈，消腫止痛。用於風熱感冒，肺熱咳嗽，喉頭水腫，扁桃體炎，痢疾，冠心病，腦血管意外所致偏癱，血管閉塞性脈管炎等。

【主要成分】

含毛冬青甲素（Ilexnin A）、毛冬青酸（Ilexolic acid）、毛冬青皂苷B（Ilexsaponin B）等。

【不良反應】

毒性反應：服藥後第2週出現食慾減退，噁心，咽乾，上腹隱痛；或見上肢皮下出血點，小塊瘀斑等症狀。

【主要參考文獻】

佚名．毛冬青治療冠心病97例療效觀察．新醫學，1978（4）：176

丹　參（Danshen）

RADIX SALVIAE MILTIORRHIZAE

唇形科植物丹參 *Salvia miltiorrhizae Bge.* 的乾燥根及根莖。苦，微寒。歸心、肝經。祛瘀止痛，活血通經，清心除煩。用於月經不調，經閉經痛，症瘕積聚，胸腹刺痛，熱痺疼痛，瘡瘍腫痛，心煩不眠；肝脾腫大，心絞痛。

【主要成分】

含有丹參素、丹參酚烯酸（Salvianolic acid）A, B, C, D、丹參酸乙（Lithosperlic acid）、丹參酮Ⅰ（Tanshinone Ⅰ）、丹參酮$Ⅱ_A$、$Ⅱ_B$（Tanshinone $Ⅱ_A$、$Ⅱ_B$）等。

【不良反應】

1. 過敏反應：皮膚瘙癢、潮紅，紅色丘疹；或畏寒，眼瞼腫脹，胸悶氣急。

2. 毒性反應：腹瀉水樣便或稀便。

【相互作用】

與華法令（Warfarin）同用，可增強其抗凝效應，導致凝血時間延長而出血。

【備考】

不宜與藜蘆同用。

【主要參考文獻】

① 劉艷芳，宋威生・丹參致過敏 30 例分析・綜合臨床醫學，1995，11（5）：270

② 張忠友，唐桂榮・丹參致過敏 1 例・河北中醫，1996, 18（6）：24

③ 尹小星・丹參引起腹瀉 2 例・實用中醫內科雜誌，1996, 10（3）：7

④ Yu CM, Chan JC, Sanderson JE. Chinese herbs and warfarin potentiation by ´danshen´. J *Intern Med* 1997, 241（4）：337

⑤ Heck AM, Dewitt BA, Lukes AL. Potential interactions between alternative therapy of warfarin. *Am J Health Syst Pharm* 2000, 57（13）：1221

火麻仁（Huomaren）
FRUCTUS CANNABIS

桑科植物大麻 *Cannabis sativa* L. 的乾燥成熟果實。甘，平。歸脾、胃、大腸經。潤腸通便，用於血虛津虧，腸燥便秘。

【主要成分】

含大麻萘（Canabisin）、脂肪油、蛋白質、維生素 B_1、蕈毒素、膽鹼、卵磷酯、甾醇、葡萄糖醛酸等。

【不良反應】

毒性反應：頭昏，嘔吐，腹瀉，四肢麻木，視物模糊，肌張力增高，腱反射亢進，定向障礙，精神錯亂，手舞足蹈，哭鬧，譫妄。嚴重者抽搐、昏迷、瞳孔散大等。

【相互作用】

1. 與鏈霉素、卡那霉素、呋喃妥因、異煙肼、長春新鹼、狂犬病疫苗、乙硫異煙肼合用可能導致唇周及四肢麻木，感覺異常。

2. 與四環素、消炎痛、金剛胺、狂犬病疫苗、環絲氨酸、血防 846、吡喹酮、磺胺類等合用有可能引起頭痛。

3. 與鏈霉素、新霉素、卡那霉素、巴龍霉素、慶大霉素、多黏菌素 B、萬古青霉素、紫霉素、卷曲霉素、消炎痛、碳酸鋰（過量）、金剛胺、吡喹酮、甲基苄肼、普魯卡因青霉素合用可能引起眩暈。

4. 與普魯卡因青霉素、環絲氨酸、腎上腺皮質激素類、造影劑（膽影葡胺、泛影鈉）合用可能產生視力模糊。

5. 與硫酸亞鐵、磺胺類、氨茶鹼、制酸藥、洋地黃類、左旋多巴合用有可能加劇對消化系統的損害，引起噁心，嘔吐，腹瀉。

【備考】

1. 同種植物的葉亦可引起類似的中毒症狀。

2. 火麻仁的有毒成分主要是毒蕈素，可刺激胃腸道，引起廣泛出血，亦能引起肝細胞脂肪變性，大腦灰質的神經呈虎斑樣溶解及膠質細胞增生，心肌變性壞死等。

【主要參考文獻】

① 吳德輝．服食罌粟果、火麻仁中毒各 1 例報告．江蘇中醫藥，1991（10）：17

② 馬莉．火麻子葉中毒 7 例報告．雲南醫藥，1992, 3（5）：313

③ 李廣勛．中藥藥理毒理與臨床．天津：天津科技翻譯出版公司，1992. 136

巴　豆（Badou）
FRUCTUS CROTONIS

大戟科植物巴豆 *Croton tiglium* L. 的乾燥成熟果實。辛，熱，有大毒；歸胃、大腸經。外用蝕瘡，用於惡瘡疥癬，疣痣。

【主要成分】

含巴豆油。蛋白質中的巴豆毒素（Crotin）是巴豆白朊和巴豆球朊的混合物，是一種毒性球蛋白。另含巴豆苷（Crotonoside）、氨基酸和酶等。

【不良反應】

1. 毒性反應：

（1）消化系統：口麻，咽喉、食道、胃部灼熱感，噁心嘔吐，腹痛，腹瀉，裡急後重，便血，甚至因劇烈腹瀉導致脫水。

（2）泌尿系統：尿少甚至無尿，尿中出現蛋白、紅細胞、白細胞及管型，並可因脫水及休克而出現急性腎功能衰竭的表現。

（3）神經系統：頭暈，頭痛，乏力，呼吸困難，體溫下降，譫妄，甚至昏迷。

（4）心血管系統：紫紺，脈搏細弱，四肢厥冷，血壓下降，甚至休克。並可因呼吸及循環衰竭而死亡。

（5）皮膚黏膜：接觸後可有燒灼感，水腫，發泡。誤入眼內，可致結膜、角膜發炎，腫痛流淚。

（6）其他：孕婦可致流產。

2. 過敏反應：有報導吸入巴豆粉末導致過敏性休克。

【相互作用】

1. 與甲氧氟烷、氯仿、甲琥胺、苯琥胺、氯化銨、青霉銨、增效磺胺合劑、氨甲喋呤等合用可能加劇腎臟損害。

2. 與阿司匹林、鉀製劑、異丙腎上腺素舌下片劑合用可能引起口腔潰瘍。

3. 與白消胺、環磷酰胺、氯甲喋呤、爭光霉素、肼苯噠嗪、六烴季胺、美加明、呋喃妥因、麥角新鹼、口服避孕藥、氯噻嗪、保泰松等合用容易產生呼吸困難。

【主要參考文獻】

① 于海軍．急性巴豆中毒 26 例臨床分析．安徽中醫臨床雜誌，1997, 9（2）：110

② 時霄霄．巴豆致過敏性 1 例．中國中藥雜誌，1994, 19（9）：569

③ 丁濤．中草藥不良反應及防治．北京：中國中醫藥出版社，1992. 337

④ 楊倉良．毒藥本草．北京：中國中醫藥出版社，1998. 488

水　蛭（Shuizhi）

HIRUDO

水蛭科動物螞蟥 *Whitmania pigra* Whitman、水蛭 *Hirudo nipponica* Whitman 或柳葉螞蟥 *Whitmania acranulata* Whitman 的乾燥體。鹼、苦，平；有毒。歸肝經。破血，逐瘀，通經。用

於症瘕痞塊，血瘀經閉，跌打損傷。

【主要成分】

含蛋白質。新鮮水蛭的唾液中含水蛭素（Hirudin），肝素，抗血栓素（Antithrombin）及多種氨基酸。

【不良反應】

1. 過敏反應：表現為全身瘙癢熱灼，紅色丘疹，或大片團樣紅色蕁麻疹。或兼見面色蒼白，呼吸困難，口唇紫紺，四肢厥冷，出汗。有報導 6 人在粉碎水蛭時出現眼睛發紅，咽喉乾燥，呼吸加粗，寒戰高熱，噁心，寒熱交替出現，整夜不眠；或倦怠無力，精神不振。

2. 毒性反應：輕微鼻出血或咯血，子宮出血，嚴重時表現為噁心嘔吐，胃腸出血，劇烈腹痛，尿血，昏迷等。妊娠期婦女服用可引起流產。

【相互作用】

1. 與阿司匹林、保泰松、羥基保泰松、消炎痛、甲滅酸、氟滅酸、可的松、潑尼松、氟美松、氯化鉀片、甲磺丁脲、利尿酸、左旋多巴等合用可能加劇對消化系統的損害，導致胃腸道出血。

2. 與肝素、魚精蛋白、雙香豆素、苄丙酮香豆素鈉、新抗凝、鏈激酶、尿激酶等合用有可能加重誘發血液病，導致各種出血症狀。

【備考】

1. 水蛭素不受熱或乙醇破壞，能阻止凝血酶對纖維蛋白元的作用，阻礙血液凝固。

2. 體弱血虛，無瘀血停聚者及孕婦忌服。

【主要參考文獻】

① 易獻春．水蛭引起過敏反應 1 例．中國中藥雜誌，1991（5）：309

② 彭平建．炮製水蛭出現不良反應 6 例．中國中藥雜誌，1996, 21（10）：634

③ 董平臣．水蛭致過敏性皮疹 1 例．陝西中醫，1996, 17（7）：331

④T濤．中草藥不良反應及防治．北京：中國中醫藥出版社，1992. 365

【5畫】

玉　竹（Yuzhu）
RHIZOMA POLYGONATI ODORATI

百合科植物玉竹 *Polygonatun Odoratum*（Mill.）DRUCE的乾燥根莖。甘，微寒。歸肺、胃經。養陰潤燥，生津止渴。用於肺胃陰傷，燥熱咳嗽，咽乾口渴，內熱消渴。

【主要成分】

含鈴蘭苦苷（Convallamarin）、鈴蘭苷（Convallarin）、山柰酚苷、槲皮素苷、鈴蘭氨酸（Azetidine-2-carboxylic acid）、白屈菜酸（Chelidonic acid）、多糖類等。

【不良反應】

過敏反應：周身瘙癢，四肢、軀幹出現散在性風團，紅色丘疹。

【主要參考文獻】

藤西華，蔡樂．服用中藥玉竹引起過敏反應重例．時珍國醫國藥，1999, 10（3）：219

甘　草（Gancao）
RADLX GLYCYRRHIZAE

豆科植物甘草 *Glycyrrhiza uralensis* Fisch.、脹果甘草 *Clycyrrhiza infiata* Bat. 或光果甘草 *Glycyrrhiza Glabra* L. 的乾燥根及根莖。甘、平。歸心、肺、脾、胃經。補脾益氣，清熱解毒，祛痰止咳，緩急止痛，調和諸藥。用於脾胃虛弱，倦怠乏力，心悸氣短，咳嗽痰多，脘腹、四肢攣急疼痛，癰腫瘡毒，緩解藥物毒性、烈性。

【主要成分】

含甘草酸（Glycyrrhizic acid）、甘草甜素（Glycyrrhizin）、

甘草次酸、去氧甘草次酸Ⅰ（Deoxyglycyrrhetic acid Ⅰ）、去氧甘草次酸Ⅱ、18-羥基甘草次酸、異甘草次酸（Liquiritic acid）、甘草萜醇（Glycyrrhetol）、光甘草內酯（Glabrolide）等三萜化合物。還含甘草苷（Liquiritin）、甘草苷元（Liquiritigenin）、異甘草苷（Isoliquiritin）、異甘草苷元（Isoliquiritigenin）等黃酮類化合物。還含11-去氧甘草次酸乙酸酯甲酯、24-羥基去氧甘草次酸甲酯、11-去氧光甘草內酯乙酸酯、光甘草內酯乙酸酯及3β-乙酰氧β-羥基-11-酮-12-烯-30-齊墩果酸-30，18β-內酯。

【不良反應】

1. 毒性反應：

（1）內分泌系統：甘草甜素具有腎上腺皮質激素樣的生物活性，長期或大劑量服用甘草甜素製劑可引起假性醛固酮增多症，少數病例可出現肥胖症，亦有報導致非哺乳期婦女泌乳。

（2）心血管系統：表現為血壓升高、血容量增多所致的心悸、胸悶氣促、心前區胸痛，心律失常。嚴重者可致心力衰竭。

（3）神經系統：甘草酸和甘草次酸會引起膽鹼脂酶活力下降，表現為頭痛、頭暈、記憶力減退、肌無力、意識障礙、昏迷等症狀。另外，甘草的糖皮質激素樣作用可興奮中樞，個別病人可誘發精神病，有癲癇病史的兒童易誘發癲癇。

（4）生殖系統：甘草含雌二醇，有雌激素樣作用，可致女性乳腺腫大，男性陽痿，睾丸、陰莖萎縮。

（5）對水、電解質的影響：可致低血鉀，表現為浮腫、全身乏力，部分有尿頻、夜尿多，尿瀦留，甚至有周期性麻痺，嚴重者可致代謝性鹼中毒。有個別報導因低血鉀而誘發肝昏迷。

2. 過敏反應：

（1）藥疹：以蕁麻疹型藥疹多見。

（2）誘發哮喘發作。

（3）過敏性休克。

（4）胃腸道反應，主要有噁心、腹瀉、嘔吐等。

【相互作用】

1. 與強心苷合用可誘發強心苷中毒，因甘草引起低血鉀所致。

2. 與噻嗪類利尿藥合用，可致嚴重低血鉀和癱瘓。

3. 與水楊酸衍生物配伍，使消化道潰瘍發生率增加。

4. 與口服避孕藥合用，可增強甘草致高血壓、水腫及低血鉀的效應。

5. 中藥配伍禁忌中「十八反」載有：「甘草反大戟、芫花、甘遂、海藻」。其實際的相互作用，有待於進一步確定。

【主要參考文獻】

① 余傳隆，黃泰康，丁志遵等·中藥辭海（第1卷）·北京：中國醫藥科技出版社，1993. 1365

② 劉淑芳·甘草過敏2例治驗·新疆中醫藥，1994, 15（4）：66

③ 李伯·炙甘草的副作用不容忽視·湖南中醫雜誌，1998, 14（5）：59

④ 鄭萍，晏媛·甘草及其製劑的不良反應·中醫藥學報，1998,（5）：29

⑤ 黃巧玲·甘草的毒副作用·江西中醫藥，1991, 22（6）：42

⑥ Adriane Fugh–Berman. Herb–drug interactions. *Lancet* 2000, 355：134

⑦ Chan TY, Chan AY, Critchley JA. Hosptital admissions due to adverse reac–tions to Chinese herbal medicines. *J Trop Med Hyg* 1992, 95（4）：296

⑧ Penn RG. Adverse reactions to herbal and other unorthodox medicines. h：D´ Arey PF, Griffin JP（Eds.）*latrogenic diseases.*（Ed. 3）, Oxford University. Press, Oxford, 1986. 898

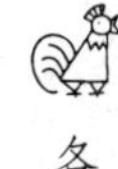

甘　遂（Gansui）
RADIX KANSUI

大戟科植物甘遂 *Euphorbia kansui* T. N. Liou ex T. P. Wang 的乾燥塊根。苦，寒，有毒。歸肺、腎、大腸經。瀉水逐飲。用於水腫脹滿，胸腹積水，痰飲積聚，氣逆喘咳，二便不利。

【主要成分】

含三萜類化合物如大戟酮（Euphorbon）、大戟二烯醇

（Euphadienol）、甘遂醇（Kanzuiol）、α、β、γ-大戟醇（α、β、γ-euphorbol）、甘遂萜酯A、B（Kansuinin A, B）及20-去氧巨大戟萜醇（20-Deoxyingenol）、巨大戟萜醇（Ingenol）、β-氧化巨大戟萜酸（β-Oxyingenol）的衍生物。尚含棕櫚酸、檸檬酸、草酸、鞣質、樹脂、葡萄糖、蔗糖、澱粉等。

【不良反應】

毒性反應：

（1）消化系統：噁心，劇烈嘔吐，腹痛，腹瀉，水樣大便，裡急後重，嚴重者可出現霍亂樣米湯樣大便，脫水。

（2）心血管系統：脈搏細弱，心悸，血壓下降，發紺，甚至中毒性心肌炎，心源性休克。

（3）神經系統：頭痛，頭暈，體溫下降，抽搐，譫語。

（4）呼吸系統：呼吸困難，呼吸麻痺，並可因呼吸循環衰竭而死亡。

（5）造血系統：白細胞升高。

【相互作用】

1. 與利血平、胍乙啶、毛果蕓香鹼及腦垂體後葉素等合用，可造成腸運動功能增強，加劇對消化道的損害。

2. 古代醫學認為，甘遂與甘草不能配伍應用，屬於中藥十八反之列。現代研究表明，兩者配伍可使毒性增加，但亦有報導兩者合用時不但不會使毒性增加，反而能使作用奏效加快。

【備考】

1. 氣虛、陰虛、脾胃虛弱者及孕婦忌服。

2. 甘遂所含的萜類化合物具有類似巴豆酸和斑蝥素的作用，對腸黏膜有強烈的刺激性，能引起炎症性充血和蠕動增加，產生峻瀉及腹痛等症狀，並有凝集、溶解紅細胞及麻痺呼吸、血管運動中樞的作用。

【主要參考文獻】

① 余偉隆，黃泰康，丁志遵等．中藥辭海（第1卷）．北京：中國醫藥科技出版社，1993. 1374

② 楊倉良，程方，高湙紋等．毒劇中藥古今用。北京：中國醫藥科技出版社，1991. 51

③ 楊倉良．毒藥本草．北京：中國中醫藥出版社，1998. 498

④ 賈公孚，謝惠民．中西藥相互作用與聯合用藥．長沙：湖南科學技術出版社，1987. 78

⑤ 朱亞峰．中藥中成藥解毒手冊．第 2 版．北京：人民軍醫出版社，1998. 391

石菖蒲（Shichangpu）
RHIZOMA ACORI TATARINOWII

天南星科植物石菖蒲 *Acorus tatarinowii* Schott. 的乾燥根莖。辛、苦，溫。歸心、胃經。化濕開胃，開竅豁痰，醒神益智。用於脘痞不饑，噤口下痢，神昏癲癇，健忘耳聾。

【主要成分】

含揮發油，其主要成分為細辛醚（Asarone），其次為石竹烯（Caryophyllene）、α－葎草烯（α－Humulene）、石菖醚（Sekishone）等。還含氨基酸、有機酸和糖類。

【不良反應】

過敏反應：口服本品煎劑後出現寒顫高熱。用本品與艾葉煎劑外洗引起接觸性皮炎，表現為皮膚瘙癢，漸紅腫脹，密集米粒樣小丘疹及皰疹。

【相互作用】

與抗癌藥、激素類、免疫抑製劑合用可加強致癌性。

【備考】

1. 有報導同屬植物 *Acorus gramineus* Soland. 根莖的揮發油有興奮脊髓神經的作用，可引起抽搐。

2. 有動物實驗表明，本品所含 α－細辛醚及 β－細辛醚可能有致癌致突變作用。

3. 陰虛陽亢，心勞神耗，煩躁汗多及滑精者慎用。

【主要參考文獻】

① 余傳隆，黄泰康，丁志遵等．中藥辭海（第 1 卷）．北京：中國醫藥

科技出版社，1993. 1458

② 雷載權，張廷模．中華臨床中藥學（上卷）．北京：人民衛生出版社，1998. 806

③ 張爐高，王惠仙．服用中藥致不良反應四例．中國中藥雜誌，1989, 14（2）：52

④ 李沛然．張洪昌，王興烈．菖艾湯致接觸性皮炎 1 例報告．中藥通報，1986, 11（12）：59

石榴皮（Shiliupi）
PERICARPIUM GRANATI

石榴科植物石榴 *Punica granatum* L. 的乾燥果皮。酸、澀，溫。歸大腸經。澀腸止瀉，止血，驅蟲。用於久瀉久痢，便血，脫肛，崩漏，白帶，蟲積腹痛。

【主要成分】

含沒食子酸（Gallic acid）、蘋果酸、熊果酸、樺木皮酸（Betulic acid）、異槲皮苷（Isoquercitrin）、石榴皮素 B（Granatin B）、安石榴苷（Punicalagin）、安石榴林（Punicalin）還含鞣質、樹脂、甘露醇、糖等。

【不良反應】

毒性反應：

（1）消化系統：噁心、嘔吐、腹痛、腹瀉。長期大量使用可導致脂肪肝、肝硬化。

（2）心血管系統：Ⅲ度房室傳導阻滯，甚至急性心力衰竭，肺水腫。

（3）神經系統：頭痛頭暈，耳鳴，心慌汗出，小腿痙攣，蟻行感，肌肉震顫，嚴重者出現陣攣性或強直性驚厥，甚至呼吸麻痺。

（4）眼部症狀：視覺模糊，瞳孔散大，復視，黑蒙等。

【相互作用】

1. 與腎上腺皮質激素、異煙肼、抗菌藥、氯貝丁酯、巰嘌呤等合用，可加重對肝臟的損害。

2. 與氨基糖苷類藥物、多黏菌素類藥物及海洛因、丙氧酚等合用，可加重呼吸衰竭。

3. 與硫酸亞鐵、磺胺類、氨茶鹼、制酸藥、洋地黃類及左旋多巴合用，可致噁心嘔吐和腹瀉。

【備考】

1. 藥材商品常將石榴果皮、根皮、莖皮混用。文獻報導引起Ⅲ度房室傳導阻滯及急性肺水腫的案例，是石榴樹皮所致。

2. 石榴皮總鹼對中樞神經系統有先興奮後抑制的作用，使橫紋肌先強直後麻痺，對神經末梢呈箭毒樣作用，對植物神經節有煙鹼樣作用，對視神經亦有損害作用。

3. 瀉痢初起及有實邪者忌用。服本品後又進食油類瀉劑及富含脂肪的食物，易引起毒性反應。

【主要參考文獻】

① 余傳隆，黃泰康，丁志遵等．中藥辭海（第 1 卷）．北京：中國醫藥科技出版社，1993. 1475

② 何偉生，韋瑞成，廖立新．石榴樹皮中毒致Ⅲ度房室傳導阻滯 1 例報告．廣西中醫藥，1989,（3）：34

③ 楊倉良．毒藥本草．北京：中國中醫藥出版社，1998. 884

④ 李廣勛．中藥藥理毒理與臨床．天津：天津科技翻譯出版公司，1992. 333

石　膏（Shigao）
GYPSUM FIBROSUM

為硫酸鹽類礦物硬石膏族石膏，主含含水硫酸鈣（$CaSO_4 \cdot 2H_2O$）。甘、辛、大寒。歸肺、胃經，清熱瀉火，除煩止渴。用於外感熱病，高熱煩渴，肺熱喘咳，胃火亢盛，頭痛，牙痛。

【主要成分】

含水硫酸鈣，含量不少於 95%，常混入少量雜質。尚夾雜

微量的 Fe^{2+} 及 Mg^{2+}。

【不良反應】

過敏反應：有個別病例用石膏繃帶固定後出現接觸性皮炎。皮膚有瘙癢及灼熱感，並見彌漫性紅斑及粟粒狀丘疹。

【備考】

1. 脾胃虛寒及血虛、陰虛發熱者忌服。

2. 某些產地出品的石膏含砷量高，過量會導致砷中毒，出現腹瀉、腹痛、嘔吐，甚至死亡。

【主要參考文獻】

① 全國中草藥匯編（上冊）．北京：人民衛生出版社，1996. 259

② 余傳隆，黃泰康，丁志遵等．中藥辭海（第 1 卷）．北京：中國醫藥科技出版社，1993.1480

③ 雷載權，張廷模．中華臨床中藥學（上卷）．北京：人民衛生出版社，1998.362

④ 薛俊茹，黨世民，楊敏杰。石膏致接觸性皮炎 1 例報告．西安醫科大學學報，1996, 17（1）：79

⑤ 朱昭祥，邦金華．含砷石膏入藥致死 3 例報導．中藥通報，1986, 11（5）：58

北豆根（Beidougen）
RHIZOMA MENISPERMI

防己科植物蝙蝠葛 *Menispermum dauricum* DC. 的根莖。苦，寒，有小毒。歸心、肺、大腸經。清熱解毒，消腫止痛。用於咽喉腫毒，腸炎痢疾，風濕痺痛。

【主要成分】

含蝙蝠葛鹼（Dauricine）、蝙蝠葛任鹼（Menisperine）、青藤鹼（Sinomenine）、青藤防己鹼（Acutumine）等。

【不良反應】

毒性反應：上腹脹痛，反酸，頭暈，大汗淋漓，乏力，胸悶心悸，呼吸急促，煩躁，噁心，嘔吐，血壓下降，甚至張口困難，不能言語與行走，嘔吐咖啡色胃內容物，陣發性抽搐，抽搐時伴面色蒼白，紫紺，雙眼斜視上翻，嘴歪，口吐白沫，並因顱神經損傷而出現說話吐字不清、跛行等後遺症。

【備考】

北豆根中毒與劑量過大有關，《中華人民共和國藥典》規定用量為 3～9 克，本組病例用藥劑量較大，出現嚴重中毒症狀的病例的北豆根用量達 140 克。

【主要參考文獻】

① 賈祥生．北豆根中毒報告．實用中醫內科雜誌，1990, 4（2）：34

② 劉虎明．北山豆根急性中毒及治療 6 例報告．北京中醫，1996（6）：38

生　薑（Shengjiang）
RHIZOMA ZINGIBERIS RECENS

薑科植物薑 *Zingiber officinale* Rosc. 的新鮮根莖。辛，微溫。歸肺、脾、胃經。解表散寒，溫中止嘔，化痰止咳。用於風寒感冒，胃寒嘔吐，寒痰咳嗽。

【主要成分】

含揮發油 0.25%～0.3%，主要為薑萜酮（Zingiberone）、薑酮（Zingerone）、薑酚（Gingerol）、薑烯、薑烯酮等。薑酮和薑烯酮均為薑酚的分泌物。還含有薑油精、莰烯、檸檬醛、芳樟醇、龍腦、水芹烯、山柰酚、槲皮素及原花色素苷類、樹脂及澱粉等。

【不良反應】

口服大劑量生薑煎劑可致鼻衄。有報導外敷生薑及芋頭後出現皮膚紫癜，伴頭痛、頭昏，全身不適，食慾不振，及皮膚、鞏膜發黃，尿呈淺醬油色，血紅蛋白及紅細胞減少等溶血性貧血跡象。

【備考】

1. 本品辛散燥熱，陰虛有熱者忌服，以免損陰助熱。凡陰虛陽亢，心勞神耗，煩躁汗多及滑精者慎用。本品溫通血脈，失血患者及月經量多者忌用。

2. 本品可使血壓升高，高血壓患者不宜多用。

【主要參考文獻】

① 余傳隆，黃泰康，丁志遵等．中藥辭海（第1卷）．北京：中國醫藥科技出版社，1993. 1597

② 雷載權，張廷模．中華臨床中藥學（上卷）．北京：人民衛生出版社，1998. 238

③ 熊才良．服生薑過量致鼻衄案．湖北中醫雜誌，1995, 17（1）：18

④ 程駿龍．生薑、芋頭外敷致過敏性紫癜併溶血性貧血1例報告．新醫學，1985, 16（2）：63

仙人掌（Xianrenzhang）

RADIX ET CAULIS OPUNTIAN DILLENII

仙人掌科植物仙人掌 *Opuntia dillenii* Haw. 或綠仙人掌 *Opuntia monacantha* Haw. 的根及莖。苦，寒。歸心、肺、胃經。行氣活血，清熱解毒。用於心胃氣痛，痞塊，痢疾，痔血，咳嗽，喉痛，肺癰，乳癰，疔瘡，燙火傷，蛇傷。

【主要成分】

含甜菜定、甜菜寧等生物鹼，異鼠李素、槲皮素等黃酮類成分，還含蘋果酸、琥珀酸、阿拉伯半乳聚糖、三萜化合物、碳酸鉀、樹酯、酒石酸、蛋白質、脂肪和糖。

【不良反應】

過敏反應：外用可引起接觸性皮炎，皮膚灼癢、紅腫，出現暗紅色斑丘疹，上覆多層銀白色鱗屑，皮損處糜爛有滲出液。

【備考】

虛寒者忌用。

【主要參考文獻】

① 苑貴畢．外塗仙人掌汁後發生銀屑病1例．中國皮膚病學雜誌，1994, 8（3）：194

② 余傳隆，黃泰康，丁志遵等．中藥辭海（第1卷）．北京：中國醫藥科技出版社，1993. 1608

仙鶴草（Xianhecao）
HERBA AGRLMONIAE

薔薇科植物龍牙草 *Agrimonia pilosa* Ledeb. 的乾燥地上部分。苦、澀，平。歸心、肝經。收斂止血，截瘧，止痢，解毒。用於咳血，吐血，崩漏下血，瘧疾，血痢，脫力勞傷，癰腫瘡毒，陰癢帶下。

【主要成分】

含仙鶴草素（Agrimonine）、仙鶴草酚（Agrimopholum）、仙鶴草內酯（Agrimonolide）、仙鶴草醇、鞣質及揮發油，維生素 C、維生素 K 等。其中鞣質為焦性兒茶酚鞣質、沒食子酸鞣質等。

【不良反應】

過敏反應：表現為皮膚瘙癢，出現蕁麻疹或過敏性哮喘。個別病例可出現呼吸困難，胸部有壓迫感，心悸，出冷汗，煩躁不安等。

【相互作用】

1. 不宜與篦麻油同用，因其能增強仙鶴草冬芽有效成分鶴小酚的毒性。

2. 與碳酸鈉等鹼性溶液合用時，可使其毒性增加。

【備考】

1. 凡外感寒熱者忌用。急性炎症性出血也不適用本品。

2. 鶴草芽（仙鶴草地下的冬芽）含仙鶴草酚較多，服用其全粉或浸膏後可出現噁心、嘔吐等副作用，重者致頭暈、面色潮紅、大汗淋漓。另有報導服鶴草芽浸膏除引起上述症狀外，還出現中毒性球後視神經炎而導致失明的現象。動物實驗中用仙鶴草酚大劑量餵犬，會導致犬胃腸、神經系統病變，也可引起雙目失明。

【主要參考文獻】

① 趙平．服仙鶴草煎劑出現過敏反應 2 例．中國中藥雜誌，1993, 18

（10）：627

② 陳達理，周立紅．常用中藥與不良反應．北京：軍事醫學科學出版社，1998. 142

③ 余傳隆，黃泰康，丁志遵等．中藥辭海（第1卷）．北京：中國醫藥科技出版社，1993. 1614

④ 雷載權，張廷模．中華臨床中藥學（下卷）．北京：人民衛生出版社，1998. 1224

⑤ 李廣勛．中藥藥理毒理與臨床．天津：天津科技翻譯出版公司，1992. 217

⑥ 陳季強，唐法娣．藥源性疾病基礎與臨床．北京：人民衛生出版社，1997. 655

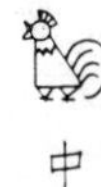

白　朮（Baizhu）

RHIZOMA ATRACTYLODIS MACROCEPHALAE

菊科植物白朮 *Atractylodes macrocephala* Koidz. 的乾燥根莖。苦、甘，溫。歸脾、胃經。健脾益氣，燥濕利水，止汗，安胎。用於脾虛食少，腹脹泄瀉，痰飲眩悸，水腫，自汗，胎動不安。

【主要成分】

含揮發油、白朮三醇、維生素A等。白朮揮發油的主要成分為蒼朮醇、蒼朮酮、芹子烯、倍半萜內酯化合物等。

【不良反應】

毒性反應：表現為吐血、鼻衄、便血，惡寒發熱，煩躁不安，肌膚發斑等。

【相互作用】

在複方中，與抗菌藥物（青霉素、鏈霉素、新霉素、磺胺類、灰黃霉素）、降血糖藥（甲磺丁脲、氯磺丙脲）以及汞劑、碘劑、砷劑、抗組胺藥、雙氫克尿噻等合用，可能有加重濕疹樣皮炎型藥疹的作用。

【備考】

1. 報導的中毒案例，多因藥不對證或過量所致。

2. 陰虛火燥者慎用，氣滯脹悶者忌用。

【主要參考文獻】

① 余傳隆，黃泰康，丁志遵等．中藥辭海（第 1 卷）．北京：中國醫藥科技出版社，1993. 1640

② 唐文安．白朮誤用致害 3 例．貴陽中醫學院學報，1987（4）：45

白　芍（Baishao）
RADIX PAEONIAE ALBA

毛茛科植物芍藥 *Paeonia Lactiflora* Pall. 的乾燥根。苦、酸，微寒。歸肝、脾經。平肝止痛，養血調經，斂陰止汗。用於頭痛眩暈，脇痛，腹痛，四肢攣痛，血虛萎黃，月經不調，自汗，盜汗。

【主要成分】

根含芍藥苷（Paeoniflorin）、牡丹酚、芍藥花苷及芍藥內酯苷（Albiflorin）、氧化芍藥苷、苯甲酰芍藥苷（Benzzoyl-paeoniflorin）、芍藥吉酮等。還含有苯甲酸、β- 谷甾醇（Daucosterol）等。芍藥花含紫雲英苷（Astragalin）、山柰酚-3，7-二葡萄糖苷（Kaempferol-3，7-diglucoside）、沒食子鞣質、除蟲菊素（Pyrethrin）、1，3-二甲基十四烷酸、二十五碳烷、β-谷甾醇、葉含鞣質等。

【不良反應】

過敏反應：可引起猩紅熱樣或麻疹樣藥疹。亦有導致發熱的報導。

【相互作用】

惡石斛、芒硝。畏硝石、鱉甲、小薊，反藜蘆（《本草經集注》）。

【備考】

虛寒腹痛瀉泄者慎服。

【主要參考文獻】

① 余傳隆，黃泰康，丁志遵等．中藥辭海（第 1 卷）．北京：中國醫藥

科技出版社，1993. 1660

② 馬增華．服白芍複方煎劑引起發燒 1 例．中國中藥雜誌，1999, 24（8）：495

③ 陳季強，唐法娣．藥源性疾病基礎與臨床．北京：人民衛生出版社，1997. 651

白花丹（Baihuadan）
HERBA PLUMBAGINIS ZEYLANICAE

白花丹科植物白花丹 *Plumbago zeylanica* L. 的全草及根。辛、苦、澀，溫；有毒。散瘀消腫，祛風止痛，解毒殺蟲。用於風濕痺痛，血瘀經閉，跌打損傷，腫毒惡瘡，疥癬等。

【主要成分】

含磯松素（Plumbagin，白花丹精），3, 3' –雙磯松素（3, 3' –Biplumbagin），β–谷甾醇，白花丹酸（Plumbagic acid）等，尚含蛋白酶、蔗糖酶、葡萄糖、果糖、氨基酸、有機酸等。

【不良反應】

毒性反應：

（1）與其藥液接觸，可引起皮膚紅腫、脫皮甚至糜爛。

（2）內服中毒時，可出現噁心嘔吐，腹痛，腹瀉，呼吸抑制，血壓下降，心跳停止。孕婦內服或置入陰道內可引起流產，出血不止，有報導因此繼發感染、敗血症，導致急性腎功能衰竭，彌漫性血管內凝血而死亡。

【備考】

本品所含的磯松素有很強毒性，大劑量對中樞神經系統和心血管系統均有麻痺作用，導致呼吸抑制，血壓下降，心跳停止。對妊娠子宮亦有強烈毒性，可致胎兒死亡，流產及繼發性卵巢功能紊亂。

【主要參考文獻】

① 孫佛全，張樹一．白花丹引產導致嚴重反應報導．中醫雜誌，1981, 22（6）：66

② 張存．白花丹墮胎致敗血症急性腎功能衰竭死亡 1 例報告．廣西中醫

藥，1986, 9（1）：30

③ 楊合良．毒藥本草．北京：中國中醫藥出版社，1998. 856

④ 朱亞峰．中藥中成藥解毒手冊．第 2 版．北京：人民軍醫出版社，1998. 393

白花蛇（Baihuashe）
AGKISTRODON

為蝮蛇科動物五步蛇 *Agkistrodon acutus*（Gunther）除去內臟的全體。性甘、鹼，溫。有毒。歸肝、脾經。祛風濕，透筋骨，定驚搐，攻瘡毒。用於風濕頑痛，肌膚麻木，筋脈拘急，中風口眼歪斜，半身不遂，肢體癱瘓，小兒驚風抽搐，破傷風，痲風，疥癩，楊梅瘡，瘰癧，惡瘡，皮膚頑癬。

【主要成分】

蛇肉含多種氨基酸、硬脂酸、棕櫚酸、膽甾醇等。頭部毒腺的毒液含磷脂酶A、三磷酸腺苷酶、磷酸二酯酶、緩激肽釋放酯酶、AG–蛋白酶、精氧酸酶、抗凝血活酶等。

【不良反應】

1. 過敏反應：外塗白花蛇藥可致皮膚紅腫灼熱，瘙癢，出現皮疹、水疱。

2. 毒性反應：誤服大量本品可致中毒，表現為頭昏頭痛，血壓升高，心慌心悸，出血咯血，水電解質紊亂，高血鉀。嚴重者血壓下降，呼吸困難，昏迷，心力衰竭。最後因呼吸中樞麻痺而死亡。

【相互作用】

白花蛇與白消胺、環磷酰胺、氨甲喋呤、爭光霉素、六烴季胺、美加明、呋喃妥因、麥角新鹼、口服避孕藥、氯噻嗪和保泰松等西藥合用，可引致藥源性呼吸困難加重。

【備考】

1. 白花蛇的毒性反應，主要是蛇毒所致。蛇體毒性相對較小，但過量亦可致中毒。

2. 白花蛇蛇毒含凝血酶樣物質，使血液先凝固，繼而纖維蛋白耗竭，導致出血難止。

【主要參考文獻】

① 楊倉良．毒藥本草．北京：中國中醫藥出版社，1998. 402

② 朱亞峰．中藥中成藥解毒手冊．第 2 版．北京：人民軍醫出版社，1998. 482

③ 陳治水．白花蛇酒劑外用致接觸性皮炎．中國中藥雜誌，1989, 14（8）：52

白芥子（Beijiezi）
SEMEN SINAPIS ALBAE

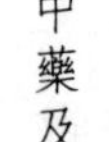

十字花科植物白芥 *Brassica alba*（L.）Boiss.的種子。辛，溫。歸肺、胃經。溫肺豁痰利氣，散結通絡止痛。用於寒痰喘咳，胸脇脹痛，痰滯經絡，關節麻木、疼痛，痰濕流注，陰疽腫毒。

【主要成分】

含白芥子苷（Sinalbin），芥子鹼（Sinapine），芥子酶（Myrosin）脂肪油，芥子鹼硫氰酸鹽（Sinapin thiocyanate）、β-谷甾醇、芥子酸（Sinapic acid）、苯甲酸、對羥基苯甲腈（p-hydroxy-benzyloyanide）等。

【不良反應】

過敏反應：口服與外敷均可出現。表現為皮膚瘙癢、潮紅，出現痱子樣皮疹、米粒大斑丘疹或蕁麻疹、水疱。有個案報導，敷貼白芥子膏 40 分鐘後出現胸悶、呼吸急促、出汗、頭暈、煩躁不安、血壓下降等過敏性休克表現。

【備考】

1. 白芥子為無毒之品，本身無刺激作用，但遇水後經芥子酶水解，生成揮發油（白芥子油烴苄基異氰酸酯），對皮膚黏膜有刺激作用，易發泡。有消化道潰瘍、出血者及皮膚過敏者應慎用，且用量不宜過大，過量易致腸炎，產生腹痛和腹瀉。

2. 本品辛溫走散，耗氣傷陰，久咳肺虛及陰虛火旺者也應慎用。

【主要參考文獻】

① 余傳隆，黃泰康，丁志遵等。中藥辭海（第1卷）．北京：中國醫藥科技出版社，1993. 1686

② 雷載權，張廷模，陳先難等．中華臨床中藥學（下卷）．北京：人民衛生出版社，1998. 1300

③ 徐際夏．白芥子過敏1例．山東中醫雜誌，1998,（1）：25

④ 由旭，潘樹偉，李西亭．中藥白芥子引起藥疹1例報告．牡丹江醫學院學報，1996, 17（4）：47

⑤ 倪淑芝．中藥白芥子引起藥疹1例報告．中西醫結合雜誌，1986（1）：25

⑥ 楊天賜，劉豐閣．服用白芥子致過敏反應2例．時珍國醫國藥，1999, 10,（4）：277

⑦ 王孔勝，孫燕群．白芥子膏外敷致過敏性休克1例．職業與健康，1999, 15（5）：49

白　礬（Baifan）
ALUMEN

硫酸鹽類礦石經加工提取製成。酸、澀，寒。歸肺、脾、肝、大腸經。外用解毒殺蟲，燥濕止癢；內服止血止瀉，祛除風痰。外治用於濕疹，疥癬；內服用於久瀉不止，便血崩漏，癲癇發狂。

【主要成分】

含水硫酸鋁鉀〔$KAl(SO_4)_2 \cdot 12H_2O$）。

【不良反應】

1. 過敏反應：外用致用藥部位痛癢加劇，水腫，表皮點狀脫落，滲液，手指及手掌出現小米大小的黃色丘疹。

2. 毒性反應：噁心，頭昏，頭痛，嘔吐，牙齦潰爛，腹痛，腹瀉，吐出物常混有黏膜樣碎片；或出現蛋白尿，血尿，甚至虛脫，死亡。

【主要參考文獻】

① 王朝光．中藥枯礬致局部過敏．內蒙古中醫藥，1994（3）：25

② 丁濤．中草藥不良反應及防治．北京：中國中醫藥出版社，1991. 55

白　果（Baiguo）
SEMEN GINKGO

銀杏科植物銀杏 *Ginkgo biloba* L. 的乾燥成熟種子。性甘、苦、澀，平；有毒。歸肺經。功效斂肺定喘，止帶濁，縮小便。用於痰多喘咳，帶下白濁，遺尿尿頻。

【主要成分】

種子含少量氰苷、肉質外皮含白果酸（Cinkgolic acid）、氰化白果酸、氰化白果亞酸、白果酚（Bilobol）和銀杏醇（Guinol）以及銀杏毒（Gnkgotoxin）等。

【不良反應】

1. 毒性反應：

（1）神經系統：煩躁不安，驚厥，發熱，表情呆滯，肢體強直麻木，昏迷，瞳孔散大，對光反應遲鈍甚至消失，呼吸困難，紫紺，甚至呼吸衰竭、循環衰竭而死亡，少數出現末梢神經功能障礙的表現，如感覺障礙，下肢弛緩性癱瘓及軟癱等。

（2）消化系統：噁心嘔吐，食欲減退，腹痛，腹瀉，肝功能損害。

（3）造血系統：出現白細胞總數及中性粒細胞升高。

2. 過敏反應：

接觸白果外種皮後感覺手面皮膚瘙癢，繼而全身皮膚發癢，紅腫，出現片狀痲疹樣紅斑。服用銀杏葉可出現蕁麻疹。

【相互作用】

1.不宜與麻醉藥、鎮靜止咳藥如硫噴妥鈉、可待因等合用，因白果可加重這類藥的呼吸中樞抑制作用，使毒性增強。

2.與阿司匹林合用，可誘發自發性眼前房出血。

3.與撲熱息痛、麥角胺合用，可導致硬膜下血腫。

4.與華法令（Warfarin）合用，可引起腦內出血。

5.與噻嗪類利尿劑合用，可致高血壓。

【備考】

1.白果含白果酸、銀杏醇、白果酚及氰苷等有毒成分，引起中樞神經系統損害。

2.毒性反應多因生吃或大量食用白果所致，潛伏期一般為1～12小時不等。多見於小兒，服用時，宜注意年齡及服食量。

【主要參考文獻】

① 曹風光・兒童銀杏中毒15例報導・蚌埠醫學院學報，1999, 24（3）：178

② 付金祥，王玉珍・白果過敏2例・中國皮膚性病學雜誌，1997, 11（4）：253

③ Adriane Fugh–Berman. Herb–drug interactions. *Lancet* 2000, 353：134

④ Vale S. Subarachnoid haemorrhage associated with ginkgo biloba. *Lancet* 1998, 352：36

⑤ Matthews MK. Association of Ginkgo biloba with intracerebral hemorrhage. *Neurology* 1998, 50：1933

⑥ Gilbert GJ. Ginkgo biloba. *Neurology* 1997, 48：1137

白屈菜（Baiqucai）
HERBA CHELIDONII

罌粟科植物白屈菜 *Chelidonium Majus* L. 的帶花全草。苦辛、微溫；有毒。鎮痛，止咳，利尿解毒。用於胃腸疼痛，黃疸，水腫，疥癬瘡腫，蛇蟲咬傷。

【主要成分】

含多種生物鹼，如白屈菜鹼（Chlidonine）、原阿片鹼（Protopine）、人血草鹼（Stylo pine）、別隱昌鹼（Alloeryp–topine）、小檗鹼（Berberine）、白屈菜紅鹼（Chelerythrine）等。還含白屈菜酸（Chelidonic acid）、蘋果酸、檸檬酸、琥珀酸、膽鹼、甲胺、組胺、酪胺、皂苷等。

【不良反應】

主要是肝臟損害，谷丙轉氨酶升高，但臨床症狀不明顯。肝活體組織檢查可見急性壞死性肝炎。停藥後轉氨酶可於 2~6 個月內恢復正常。外用可致接觸性皮炎。

【主要參考文獻】

① Benninger J, Schneider HT, Schuppan D, et al. Acute hepatitis induced by greater celandine（Chelidonium majus）. *Gastroenterology* 1999, 117（5）：1234

② Strahl S, Dhret V, Dahm HH, et al. Necrotizintg hepatitis after taking herbal remedies.（Article in German）*Disch Med Wochenschr* 1998, 123（47）：1410

③ Etxenagusia MA, Anda M, Gonzalez–Mahave I, et al. Contact dermatitis from Chelidonium majus（greater celandine）. *Contact dermatitis* 2000, 43（1）：47

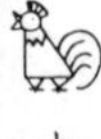

白扁豆（Baibiandou）
SEMEN LABLAB ALBUM

豆科植物扁豆 *Dolichos lablab* L. 的種子。甘、微溫。歸脾、胃經。健脾和中，消暑化濕。用於暑濕吐瀉，脾虛嘔逆，食少久泄，水停消渴，赤白帶下，小兒疳積。

【主要成分】

含蛋白質、脂肪、碳水化合物及鈣、磷、鐵、植酸鈣鎂、泛酸、鋅等。尚含胰蛋白酶抑制物、澱粉酶抑制物、血球凝集素（A, B）。

【不良反應】

1. 毒性反應：主要表現為急性腸胃炎症狀：噁心、嘔吐、腹痛、腹瀉等。部分病人出現胃部燒灼感，心慌，畏寒，頭暈，頭痛，四肢麻木等。

2. 過敏反應：表現為鼻部卡他症狀：打噴嚏，流清涕，鼻癢，伴皮膚瘙癢，蕁麻疹，舌麻癢，喘憋等。

【備考】

白扁豆引起胃腸毒性反應主要因其所含有毒的胰蛋白酶抑制物，可抑制蛋白酶活性，對腸胃有強烈刺激作用，此種毒性物質，在高溫條件下方可被破壞，故扁豆中毒的常見原因為加熱不徹底，或食用生品。

【主要參考文獻】

① 李興鋒、李貴忠．一起食用不熟扁豆中毒分析報導．時珍國醫國藥，1999, 10（10）：771

② 張慶範，孫學志，李增輝．兩起食用扁豆角中毒的調查報告．瀋陽部隊醫藥，1997, 10（5）：477

③ 樂家振，張建華．進食扁豆致變應性鼻炎 11 例．福建醫藥雜誌，1998, 20（02）：141

④ 王順年．藥物中毒救治手冊．北京：人民軍醫出版社，1997, 339

瓜　蒂（Guadi）
PEDICELLUS MELO

葫蘆科植物甜瓜 *Cucumis melo* L. 的果蒂。苦，寒，有毒。歸脾、胃經。吐風痰宿食，瀉水濕停飲。用於痰涎，宿食，壅塞上脘，胸中痞硬，風痰癲癇，濕熱黃疸，四肢浮腫，鼻塞，喉痺。

【主要成分】

含葫蘆素（Cucurbitacin）（B, E, D），異葫蘆素 B、葫蘆素 B苷等，還含 α-波菜甾醇。

【不良反應】

1. 毒性反應：

（1）中毒性休克：噁心，頻繁嘔吐，腹痛腹瀉，神志淡漠，面色蒼白，胸悶心悸，呼吸急促，血壓下降，紫紺，肢涼，頭痛抽搐，瞳孔對光反射遲鈍，昏迷甚至死亡。

（2）心臟損害：心電圖可見心動過速，傳導阻滯，心肌受累，屍檢可見心肌纖維斷裂壞死，心臟房室充有黏稠凝血血塊。

（3）肝腎損害：尿中出現蛋白及血谷丙轉氨酶增高，屍檢可見肝腎充血。

（4）其他：雙眼底視神經顳側蒼白色，黃斑中心窩反光可見，雙眼視野向心性縮小，呈管狀，並有絕對性中心暗點，乳頭黃斑纖維束發生萎縮，視神經受到嚴重損害。

2. 過敏反應：主要為藥疹，呈群集的分幣大小水腫性紅斑，可伴有噁心欲吐，皮膚灼痛。

【相互作用】

1. 與青黴素、頭孢菌素、鏈黴素、慶大黴素、卡那黴素、新生黴素、四環素類、氯黴素、多黏菌素、爭光黴素、兩性黴素B、磺胺噻唑、呋喃坦啶、吡唑酮衍生物、異煙肼、對氨基水楊酸、解熱鎮痛藥、巴比妥衍生物、眠爾通、氯丙嗪、奎尼丁、右旋糖酐、可的松、黃體酮、催產素、苯丙酸諾龍、酒石酸銻鉀、哌嗶嗪、破傷風抗病毒血清、白喉類毒素、尼可剎米、普魯卡因、奎寧、樟腦磺酸鈉、透明質酸酶、鏈激酶、α-糜蛋白酶、輔酶A、ATP、細胞色素C、抑肽酶、維生素類、硫代磺酸鈉、胃舒平、胃復康、顛茄、阿托品、新斯的明、硫酸鋇氨茶鹼、咳必清、汞撒利、安絡血、止血敏、腦垂體後葉素、碘造影劑等合用，可產生交叉過敏反應，或引起過敏性休克。

2. 與利多卡因、西蘿芙木鹼、乙胺碘呋酮、異搏停、心得安、吩噻嗪類、卡巴咪嗪、左旋多巴、碳酸鋰、安妥明、氟烷、地塞米松、速尿合用，可加重心律失常和傳導阻滯。

3. 與丙咪嗪、氯丙嗪、溴苄銨及異搏停合用，可引起血壓降低。

4. 與白消胺、環磷酰胺、氨甲喋呤、保泰松等合用可致呼吸困難。

5. 與硫酸亞鐵、磺胺類、氨茶鹼、制酸藥、洋地黃類及左旋多巴合用，可致噁心嘔吐和腹瀉。

【備考】

1. 體虛、失血及上部無實邪者忌服。

2. 瓜蒂含毒性成分為甜瓜蒂毒素（即葫蘆素E），是一種氰苷類植物毒，其所含氰化物與體內氧化型細胞色素氧化酶三價鐵結合，抑制細胞色素氧化作用，造成細胞內窒息。內服能刺激胃黏膜，引起劇烈嘔吐，並可直接作用於延髓中樞，引起呼吸、循環中樞的麻痺而死亡。

3. 鮮瓜蒂毒性更大，使用乾品較妥。口服 30 個或 30 克以上可致中毒和死亡。

【主要參考文獻】

① 吳樹榮，張淑雲．甜瓜蒂煎服中毒死亡 1 例．基層中藥雜誌，1999, 13（1）：60

② 余天泰．超量服瓜蒂液致中毒性休克 1 例．中國中藥雜誌，1994, 19（1）：51

③ 雷蘊英．瓜蒂中毒致雙眼視神經損害 1 例．武漢醫學雜誌，1987（1）：47

④ 冉憲恭．急性苦丁香中毒 3 例報告．新醫學，1984（12）：636

⑤ 盧雲生．甜瓜蒂所致藥疹 2 例報告．中華皮膚科雜誌，1984, 17（4）：252

冬蟲夏草（Dongchongxiacao）
CORDYCEPS

麥角菌科真菌冬蟲夏草菌 *Cordyceps sinensis*（Berk.）Sacc. 寄生在蝙蝠蛾科昆蟲幼蟲上的子座及幼蟲屍體的複合體。甘，平。歸肺、腎經。補肺益智，止血化痰。用於久咳虛喘，勞嗽咯血，陽痿遺精，腰膝酸痛。

【主要成分】

含粗蛋白、脂肪、粗纖維、碳水化合物，其蛋白質水解物為谷氨酸、苯丙氨酸、脯氨酸、組氨酸、纈氨酸、羥基纈氨酸、精氨酸、丙氨酸等的混合物，還有蟲草菌素（Cordycepin, 3'- 去氧腺呤核苷酸），尚含甘露醇、麥角甾醇、硬脂酸、維生素和微量元素等。

【不良反應】

1. 毒性反應：

（1）消化系統：胃腸排空抑制而出現便秘、腹脹、噯腐、納差等胃腸蠕動遲緩症狀。

（2）心血管系統：有報導口服後出現 I 度房室傳導阻滯及

心慌悶氣、心前區疼痛、心包摩擦音等心包炎徵象。

（3）內分泌系統：可致月經紊亂，表現為月經提前、量多、閉經等。

2. 過敏反應：表現為全身瘙癢，皮膚紅斑，口唇發紺，四肢浮腫，尿少，咽癢，流涕噴嚏，心慌氣急等。

【備考】

1. 有表邪者慎用。

2. 粗蛋白、冬蟲夏草素等可能為其過敏成分。

3. 本品有抑制胃腸平滑肌的作用。文獻報導引起胃腸排空抑制的案例，與藥不對症、長期服用，以致臟腑氣機壅滯、升降失常有關。

4. 有報導因產品污染而引起鉛中毒。

【主要參考文獻】

① 柳魯臨．冬蟲夏草引起胃腸排空抑制 1 例．山東中醫雜誌，1992, 11（5）：23

③ 吳鐵軍．冬蟲夏草膠囊致月經紊亂 2 例．實用中西醫結合雜誌，1994, 7（7）：437–438

③ 蔡樵松．冬蟲夏草精片引起閉經 1 例．湖南中醫雜誌，1994, 10（3）：44

④ 葛平．冬蟲夏草致過敏反應 1 例．陝西中醫，1999, 20（5）：233

⑤ 余傳隆，黃泰康，丁志遵等．中藥辭海（第 1 卷）．北京：中國醫藥科技出版社，1993. 1789

⑥ 雷載權，張廷模．中華臨床中藥學（下卷）．北京：人民衛生出版社，1998. 1694

⑦ Wu TN, Yang KC, Wang CM, et a1. Lead poisoning caused by contaminated Cordyceps, a Chinese herbal medicine：two case report. Sci Total Environ l996, 182（1）：193

冬青葉（Dongqingye）

FOLIUMILICIS PURPUREAE

冬青科植物常綠喬木冬青 *Ilex chinensis* Sims. 的葉。味苦、澀，寒。歸肺、心經。清熱解毒，涼血止血，斂瘡。用於燒燙傷，潰瘍久不收口，上呼吸道感染，急慢性支氣管炎，肺炎，急性咽喉炎，扁桃體炎，肺炎，腸炎，痢疾，膽道感染，尿路感染，閉塞性脈管炎，濕疹，熱毒瘡瘍，凍瘡，皸裂，外傷出血。

【主要成分】

含四季青素即原兒茶酸（Protocatechuic acid）、烏索酸、揮發油及黃酮類。

【不良反應】

1. 毒性反應：靜脈滴注致黃疸，呼吸短促。

2. 過敏反應：目眩頭重，噁心嘔吐，皮膚潮紅瘙癢，起麻疹樣或蕁麻疹樣皮疹。

【相互作用】

與青霉素、頭孢菌素、鏈霉素、慶大霉素、卡那霉素、新生霉素、四環素類、氯霉素、多黏菌素、爭光霉素、兩性霉素B、磺胺噻唑、呋喃坦啶、吡唑酮衍生物、異煙肼、對氨基水楊酸、解熱鎮痛藥、巴比妥衍生物、眠爾通、氯丙嗪、奎尼丁、右旋糖酐、可的松、黃體酮、催產素、苯丙酸諾龍、酒石酸銻鉀、哌嗶嗪、破傷風抗病毒血清、白喉類毒素、尼可剎米、普魯卡因、奎寧、樟腦磺酸鈉、透明質酸酶、鏈激酶、α－糜蛋白酶、輔酶A、ATP、細胞色素C、抑肽酶、維生素類、硫代磺酸鈉、胃舒平、胃復康、顛茄、阿托品、新斯的明、硫酸鋇氨茶鹼、咳必清、汞撒利、安絡血、止血敏、腦垂體後葉素、碘造影劑等合用，可產生交叉過敏反應，或引起過敏性休克。

【主要參考文獻】

① 余傳隆，黃泰康，丁志遵等．中藥辭海（第1卷）．北京：中國醫藥科技出版社，1993. 1797

② 雷載權，張廷模．中華臨床中藥學（上卷）．北京：人民衛生出版社，1998. 515

③ 韋成先．用四季青靜滴引起藥物特異性反應1例．江蘇醫學，1976（2）：59

④ 沈德銘．四季青靜滴引起黃疸的觀察．藥學通報，1981（2）：22

⑤ 何建成．內服四季青片引起過敏1例．四川中醫，1987（5）：48

⑥ 楊向東．四季青片引起過敏 1 例．四川中醫，1985（10）：35

冬葵子（Dongkuizi）
SEMEN MALVAE

錦葵科植物冬葵 *Malua Uerticillata* L. 的種子。甘、澀，涼。歸大腸、小腸、膀胱經。利水，滑腸，下乳。用於二便不通，淋病，水腫，婦女乳汁不行，乳房腫痛。

【主要成分】

含中性多糖 MVS−Ⅰ和 2 個酸性多糖 MVS−ⅢA 和ⅣA，脂肪酸和蛋白質等。

【不良反應】

毒性反應：表現為精神極度興奮，伴視幻覺及譫語等中毒性精神症狀。

【備考】

1. 脾虛腸滑者忌服，孕婦慎服。

2. 出現毒性反應的個案，為口服含過量（50g）冬葵子的煎劑所致。

【主要參考文獻】

① 王明福．急性冬葵子中毒．四川中醫，1984, 2（1）：57

② 余傳隆，黃泰康，丁志遵等．中藥辭海（第 1 卷）．北京：中國醫藥科技出版社，1993. 1801

③ 雷載權，張廷模．中華臨床中藥學（上卷）．北京：人民衛生出版社，1998. 878

【6 畫】

地瓜子（Diguazi）
SEMEN PACHYRHIZI EROSI

豆科植物豆薯 *Pachyrhizus erosus*（L.）Urban 的種子。甘，涼；有毒。歸肺、心、肝經。消腫毒，斂瘡。外用治疥癬，癰腫。

【主要成分】

含魚藤酮（Rotenone）、豆薯酮（Paehyrhizone）、12α-羥基豆薯酮、去氧基豆薯酮（Dolineone）、12α-羥基去甲氧基豆薯酮、地瓜酮（Erosone）等。

【不良反應】

1. 過敏反應：外用可引起接觸性皮炎及皮疹。

2. 毒性反應：表現為頭昏，煩躁不安，噁心嘔吐，或口吐白沫，腹痛腹瀉，乏力，面色蒼白，唇紺，嗜睡，四肢厥冷，肌肉鬆弛，呼吸深而慢，心音低鈍，心動過緩或過速，血壓下降，瞳孔縮小，昏迷，甚至因呼吸循環衰竭而死亡。

【備考】

本藥忌內服。誤吃可引起中毒。魚藤酮是一種神經毒，主要興奮延腦中樞。中毒後首先引起呼吸中樞興奮，繼而導致呼吸中樞及血管運動中樞麻痺，並可致呼吸循環衰竭。

【主要參考文獻】

① 楊敏 · 地瓜子中毒 1 例 · 張家口醫學院學報，1997, 14（4）：84

② 朱亞峰 · 中藥中成藥解毒手冊 · 北京：人民軍醫出版社，1998. 406

③ 楊倉良 · 毒藥本草 · 北京：人民軍醫出版社，1998. 1048

地膚子（Difuzi）
FRUCTUS KOCHIAE

藜科植物地膚 *Kochia scoparia*（L.）Schrad. 的成熟果實。辛、苦、寒。歸腎、膀胱經。清熱利濕，祛風止癢。用於小便澀痛，陰癢帶下，風疹，濕疹，皮膚瘙癢。

【主要成分】

含三萜皂苷、脂肪油、黃酮類和生物鹼。

【不良反應】

過敏反應：口服其煎劑後，出現蕁麻疹，全身癢甚，口唇起疱，面紅耳赤。

【備考】

1. 陰虛，尿短赤而熱者忌用。

2. 有實驗表明，其水溶液大多能破壞紅細胞，故有溶血作用。

【主要參考文獻】

① 余傳隆，黃泰康，丁志遵等．中藥辭海（第1卷）．北京：中國醫藥科技出版社，1993. 1937

② 雷載權，張廷模．中華臨床中藥學（上卷）．北京：人民衛生出版社，1998. 881

③ 楊明亮．地膚子過敏1例．中江西中醫藥 1988（5）：59

④ 李廣勛．中藥藥理毒理與臨床．天津：天津科技翻譯出版公司．1992. 174

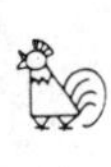

地骨皮（Digupi）
CORTEX LYCII

茄科植物枸杞 *Lycium chinense* Mill. 或寧夏枸杞 Lycium barbarmvl. 的乾燥根皮。甘，寒。歸肺、肝、腎經。涼血除蒸，清肺降火。用於陰虛潮熱，骨蒸盜汗，肺熱咳嗽，咯血，衄血，內熱消渴。

【主要成分】

含桂皮酚和多量酚類物質，甜菜鹼（Betaine），β-谷甾醇、亞油酸、亞麻酸和三十一酸等。此外，還有降壓生物鹼苦柯鹼A（又名地骨皮甲素），以及枸杞素A和B。

【不良反應】

有報導口服地骨皮煎劑後出現竇性心律不齊，偶發室性早搏，伴有頭昏，心悸，噁心嘔吐。

【備考】

1. 外感風寒發熱及脾虛便溏者不宜用。

2. 本品引起不良反應少見。個案報導的不良反應出現在口服15克地骨皮煎劑之後，尚未超過常用劑量（9～15克）。

【主要參考文獻】

① 雷載權 · 張廷模 · 中華臨床中藥學（上卷）· 北京：人民衛生出版社，1998. 635

② 向東方 · 服地骨皮煎液引起心律失常 1 例 · 中國中藥雜誌，1992. 17（7）：434

地　黃（Dihuang）
RADIX REHMANNIAE

玄參科植物地黃 *Rehmannia glutinosa* Libosch. 的新鮮或乾燥塊根。緩緩烘焙至八成干，稱「生地黃」。甘、寒。歸心、肝、腎經。清熱涼血，養陰生津。用於熱病舌絳煩渴，陰虛內熱，骨蒸勞熱，內熱消渴，吐血，衄血，發斑發疹。

【主要成分】

含有多種糖，其中以水蘇糖（Stachyose）含量最高，並含有氨基酸，以精氨基酸含量最高。還有多種環烯醚萜類化合物，地黃苷（Glutinoside）、地黃素（Rehmaglutin）甲（1）、乙、丙、丁以及紫羅酮葡萄糖苷類（Ionone glucosides）化合物，地黃紫羅苷（Rehmaionoside）甲、乙、丙等。

【不良反應】

1. 毒性反應：

（1）神經系統：頭痛，頭暈，乏力，瞳孔縮小，對光反射消失，甚至昏迷。

（2）心血管系統：顏面蒼白，口唇紫紺，全身濕冷，血壓下降，心律不齊等。

2. 過敏反應：表現為蕁麻疹樣皮疹。

【備考】

本品性寒而滯，脾虛濕滯腹滿便溏者，不宜使用。

【主要參考文獻】

① 雷載權 · 張廷模 · 中華臨床中藥學 · 北京：人民衛生出版社，1998.

② 廖仁貴 · 急性生地中毒1例報告 · 江西中醫藥，1989（5）：35

地 龍（Dilong）
PHERETIMA

鉅蚓科動物參環毛蚓 *Pheretima aspergillum*（E. Perrier）、通俗環毛蚓 *Pheretima Uulgaris* Chen、威廉環毛蚓 *Pheretima guillelmi*（Michaelsen）或櫛盲環毛蚓 *Pheretima pectinifera* Michaelsen 的乾燥體。前一種習稱「廣地龍」，後三種習稱「滬地龍」。鹼，寒。歸肝、脾、膀胱經。清熱定驚，通絡，平喘，利尿。用於高熱神昏，驚癇抽搐，關節痺痛，肢體麻木，半身不遂，肺熱喘咳，尿少水腫，高血壓。

【主要成分】

含蚯蚓解熱鹼（Lumbofebrine）、蚯蚓素（Lumbritin）、蚯蚓毒素（Terestrolumbrolysin）、6–羥基嘌呤（Hypoxanthine）、黃嘌呤（Xanthine）、腺嘌呤（Adenine）、鳥嘌呤（Gaine），膽鹼等。還含多種氨基酸和脂類。

【不良反應】

1. 過敏反應：

（1）皮疹：多呈蕁麻疹型。

（2）過敏性休克：口服及注射後均可出現。

2. 毒性反應：口服過量可致中毒，潛伏期為3～6小時，表現為頭痛，頭昏，血壓先升高，後突然降低，腹痛，胃腸道出血，心悸，呼吸困難等。

【相互作用】

1.與抗生素、解熱鎮痛藥、催產素及胃舒平、阿托品等合用，可能發生交叉過敏反應，嚴重者出現過敏性休克。

2.與阿司匹林、消炎痛、利尿酸、左旋多巴等合用，可發生胃腸道出血，加劇對消化道的損害。

3.與抗生素、降血糖藥、抗組胺藥等合用，可發生濕疹樣皮炎型藥疹。

【備考】

1.脾胃虛弱及無實熱之證慎服。

2.蚯蚓素有溶血作用，蚯蚓毒素能引起痙攣。本品超量可抑制呼吸中樞。

【主要參考文獻】

① 余傳隆，黃泰康，丁志遵等．中藥辭海（第 1 卷）．北京：中國醫藥科技出版社，1993. 1922

② 雷載權，張廷模．中華臨床中藥學（下卷）．北京：人民衛生出版社，1998. 1459

③ 仝征軍．中藥地龍過敏致休克 1 例．河北中西醫結合雜誌，1996, 5（2）：50

④ 傅煌黎．地龍乾引起過敏性腸炎 1 例報告．時珍國醫國藥，1998, 9（5）：402

⑤ 王順年．藥物中毒救治手冊．北京：人民軍醫出版社，1997. 331

西洋參（Xiyangshen）

RADIX PANACIS QUINQUEFOLII

五加科植物西洋參 *Panax quinquefolium* L. 的乾燥根。甘、微苦，性涼。歸心、肺、腎經。補氣養陰，清熱生津。用於氣虛陰虧，內熱，咳喘痰血，虛熱煩倦，消渴，口燥咽乾。

【主要成分】

含有 37 種揮發性成分、17 種人參皂苷、有機酸、聚炔類、糖類、氨基酸、微量元素、胡蘿蔔苷、甾醇等多種成分，其中，西洋參皂苷是其重要成分。

【不良反應】

過敏反應：

（1）過敏性哮喘：喘憋，呼吸困難，心悸氣短，不能平臥，顏潮紅，眼瞼紅腫，喉及兩肺可聞見哮鳴音。

（2）藥疹：皮膚搔癢，出現粟粒樣皮疹蕁麻疹，紅斑或水疱。

（3）其他：頭痛，乏力，形寒怕冷，精神萎靡，納呆，腹脹，嘔吐，月經延期等。

【備考】

1. 中陽衰微，胃有寒濕者忌服。臟寒者服之，即作腹痛，鬱火服之火不透發，反生寒熱。

2. 長期服用西洋參可損傷脾陽，寒從內生，水濕停留，導致脾陽虛衰。

3. 動物實驗表明，人參皂苷可使雌性小鼠黃體激素增多，有 FSH、LH 樣作用。LH 能使黃體細胞分泌大量黃體酮及雌二醇，導致子宮內膜增生，使子宮內膜缺血壞死延緩，從而推遲經期。

4. 有臨床試驗表明，西洋參可降低非糖尿病及Ⅱ型糖尿病患者的餐後血糖。

【主要參考文獻】

① 李冰．洋參片致女性內分泌失調 1 例．現代應用藥學，1994, 11（3）：55

② 胡明燦．噙化洋參致過敏反應 1 例．江蘇中醫，1993（8）：23

③ 鐘建華．服西洋參致過敏反應 1 例．中國中藥雜誌，1992（1）：55

④ 沙子仲．久服西洋參致脾陽虛衰 2 例．中國藥學報，1990（6）：24

⑤ 顏永潮．服用西洋參致頭痛 1 例．中草藥，1997, 28（11）：678

⑥ 聶群力．西洋參致固定紅斑型藥疹 1 例．臨床皮膚科雜誌，1997, 26（3）：213

⑦ 劉淑青．洋參沖劑引起過敏性哮喘 1 例．承德醫學院學報，1996, 13（2）：168

⑧ Vuksan V, Sievenpiper JL, Koo VY, et sl. America ginseng（Panax quinquefolius L）reduces postprandial glycemia in nondiabetic subjects and subjects with type 2 diabetes mellitus. *Arch Intern Med*. 2000, 160（7）：1009

百　合（Baihe）
BULBUS LILII

百合科植物卷丹 *Lilium lancifolium* Thunm.、百合 *Lilium brownii* F. E. Brown var. *Uiridulum Baker* 或細葉百合 *Lilium pamilum* DC. 的乾燥肉質鱗葉。甘，寒。歸心、肺經。養陰潤肺，清心安神。用於陰虛久咳，痰牛帶血，虛煩驚悸，失眠多夢，精神恍惚。

【主要成分】

主要含秋水仙鹼（Colchine）等多種生物鹼及澱粉、蛋白質、脂肪、氨基酸、微量元素等。

【不良反應】

有個案報導。口服後引起心煩心悸，面色潮紅，坐臥不安，全身有蟻行感，以頭部為甚，30 分鐘後症狀自然消失。

【相互作用】

與氨甲喋呤等抗癌藥合用，對動物有致畸活性，對人尚不能確定。為了安全起見，孕婦不宜將含細胞毒性作用成分的中藥和有致畸作用的西藥合用，否則會加強對胚胎和胎兒的毒性作用。

【備考】

1. 本品為甘寒滑利之品，風寒痰咳，中寒便滑者忌服。

2. 動物試驗研究表明，百合有一定的致畸作用，尚未見有臨床資料報導。

【主要參考文獻】

① 余傳隆，黃泰康，丁志遵等．中藥辭海（第 1 卷）．北京：中國醫藥科技出版社，1993. 1922

② 雷載權，張廷模．中華臨床中藥學（下卷）．北京：人民衛生出版社，1998. 1803

③ 周世熊，百合引起反應 1 例報告．黑龍江中醫藥，1985（2）：41

百　部（Baibu）

RADIX STEMONAE

百部科植物直立百部 *Stemona sessilifolia*（Miq.）Miq.、蔓生百部 *Stemona japonica*（Bl.）Miq. 或對葉百部 *Stemona tuberosa* Lour.的乾燥塊根。甘，苦，微溫。歸肺經。潤肺下氣止咳，殺蟲。用於新久咳嗽，虛勞咳嗽，百日咳；外用於頭虱，體虱，蟯蟲病，陰癢。

【主要成分】

含多種生物鹼。蔓生百部根含百部鹼（Stemonine）、百部定鹼（Stemonidine）、異百部定鹼（Isostemonidine）、原百部鹼（Protostemonine）、百部寧鹼（Papipunine）、華百部鹼（Sinostenonine）等。直立百部根含百部鹼、原百部鹼、異百部鹼、對葉百部鹼（Tuberostenomine）、霍多林大（Hodorine）直立百部鹼（Sessilistemoinine）等。對葉百部根含百部鹼、異對葉百部鹼（Isotuberostemonine）、斯替寧鹼（Stenine）、次對葉百部鹼（Hypotuberostemonine）、氧化對葉百部鹼（Oxytuberostemonine）等。尚含糖、蛋白質、有機酸等。

【不良反應】

1. 毒性反應：口服後偶見噁心嘔吐，腹痛腹瀉，鼻衄，膽絞痛，頭昏頭痛，面色蒼白，呼吸困難等。嚴重者可出現抽搐，昏迷，甚至呼吸中樞麻痺而死亡。

2. 過敏反應：皮膚出現紅色粟粒樣小疹，瘙癢難忍。

【相互作用】

1. 與白消胺、環磷醯胺、氨甲喋呤、爭光霉素、肼苯噠嗪、六羥季胺、美加明、呋喃妥因、麥角新鹼、口服避孕藥、氯噻嗪及保泰松等合用，可加重呼吸困難。

2. 與硫酸亞鐵、磺胺類、氨茶鹼、制酸藥、洋地黃類及左旋多巴合用，可致噁心嘔吐。

【備考】

1. 本品易傷胃滑腸，脾虛食少，便溏者忌用。

2. 有毒成分主要是百部鹼、對葉百部鹼、霍多林鹼等，對胃腸道有較強的刺激作用，大劑量可降低呼吸中樞興奮性，繼而使呼吸中樞麻痺。

【主要參考文獻】

① 余傳隆，黃泰康，丁志遵等．中藥辭海（第 1 卷）．北京：中國醫藥科技出版社，1993. 2027

② 雷載權，張廷模．中華臨床中藥學（下卷）．北京：人民衛生出版社，1998. 1364

③ 蘇祥福．百部引起膽絞痛 1 例報告．福建中醫藥，1984, 10（5）：48

④ 章銓榮．百部過敏 1 例．浙江中醫學院學報，1995, 19（2）：16

⑤ 李廣勛．中藥藥理毒理與臨床．天津：天津科技翻譯出版公司，1992. 285

⑥ 楊倉良．毒藥本草．北京：中國中醫藥出版社，1998.783

光慈姑（Guangcigu）
BULBUS TULIPAE

百合科植物老鴉瓣 *Tulipa edulis*（Miq.）Baker 的鱗莖。甘、辛；有小毒。清熱解毒，散結化瘀。用於咽喉腫痛，瘰癧，癰疽，瘡腫，產後瘀滯，毒蛇咬傷。

【主要成分】

含秋水仙鹼等多種生物鹼。

【不良反應】

毒性反應：煩躁不安，頻繁嘔吐，腹痛，劇烈水瀉，脫水，酸中毒，抽搐，血壓下降，休克，昏迷。少尿，尿中有蛋白、紅細胞、顆粒管型，甚或無尿。心電圖示有心肌損害。長期應用可引起粒細胞缺乏症和再生障礙性貧血。已有多例中毒死亡的報導。

【相互作用】

1. 與秋水仙鹼、氨甲喋呤、新霉素、阿司匹林、對氨基水楊酸、異煙肼、環絲氨酸、苯妥英鈉合用可能導致胃腸吸收障礙。

2. 與美加明、六烴季胺、阿托品類、氯丙嗪、苯海拉明、阿米替林、丙米嗪、苯海索、丙環定、東莨菪鹼、長春新鹼、秋水仙鹼合用可使腸運動功能降低。

【備考】

1.本品與《中華人民共和國藥典》收載的山慈姑（蘭科植

物杜鵑蘭 Cremastra appendiculata（D. Don）Makino、獨蒜蘭 Pleione bulbocodioides（Franch.）Rolfe 或雲南獨蒜蘭 Pleione yunnanensis Rolfe 的乾燥假鱗莖）不同，後者不含秋水仙鹼。從文獻報導「山慈姑」中毒病例的內容看，都不是蘭科植物，而是含有秋水仙鹼的百合科植物光慈姑或麗江山慈姑。

2. 本品內服吸收後，秋水仙鹼在體內氧化成有劇毒的氧化二秋水仙鹼，對消化道、泌尿系統可產生嚴重的刺激症狀，抑制呼吸中樞，引起呼吸運動障礙。通過神經原性的興奮作用，改變神經肌肉功能，加強胃腸活動，導致劇烈吐瀉。一定劑量的秋水仙鹼可抑制正常的細胞分裂，抑制骨髓而導致粒細胞缺乏症和再生障礙性貧血。

【主要參考文獻】

① 廣州軍區生產建設兵團十八團衛生隊．山慈姑中毒死亡 2 例報告．新醫學，1976（1）：30

② 胡明寧，孫平．20 種常見中藥致死的報導及其啟示．江蘇中醫，1990（7）：30

③ 陳志周．急性中毒．北京：人民衛生出版社，1976. 503

④ 楊倉良．毒藥本草．北京：人民軍醫出版社，1998. 67

⑤ 朱亞峰．中藥中成藥解毒手冊．第 2 版．北京：人民軍醫出版社，1998, 406

朱　砂（Zhusha）

CINNABARIS

硫化物類礦物辰砂族辰砂，主含硫化汞（HgS）。甘、微寒；有毒。歸心經。清心鎮驚，安神解毒。用於心悸易驚，失眠多夢，癲癇發狂，小兒驚風，視物昏花，口瘡，喉痺，瘡瘍腫毒。

【主要成分】

含硫化汞，純晶含量在 96%以上，尚含鉛、鋇、鎂、鋅等十多種元素。

【不良反應】

1. 毒性反應：

（1）急性中毒：

①消化系統：噁心，嘔吐，食慾不振，腹痛，腹瀉，黏液便或血便，口腔黏膜腫脹、充血或潰瘍。嚴重者出現出血性腸炎，甚至胃穿孔。

②泌尿系統：尿少，尿中出現蛋白、紅細胞及管型。嚴重者導致尿閉、尿毒症，甚至死於腎功能衰竭。

③心血管系統：使血管擴張，大量毛細血管損害，引起血漿損失，使有效循環血量減少，引起休克。或中毒性心肌炎，引起循環衰竭。

④呼吸系統：對呼吸道有腐蝕作用，產生氣管炎、支氣管炎，出現劇烈咳嗽，呼吸急迫、紫紺、呼吸困難等。

⑤神經系統：倦怠、嗜睡、頭痛、頭暈，全身極度衰弱，重者出現痙攣，以致昏迷。

⑥造血系統：可致溶血性貧血。

（2）慢性中毒：

①口腔病變：口中有金屬味，流涎，黏膜腫脹，潰瘍，糜爛，齒齦酸痛，腫脹，出血，出現深藍色汞線。牙齒鬆動脫落。

②消化道症狀：噁心嘔吐，食慾不振，腹痛腹瀉。

③精神症狀：精神不安，興奮，易怒，消極，膽小，幻覺，缺乏自信，甚至行為怪僻等。

④震顫：始見於手指、眼瞼、舌、腕部，重者累及手臂、下肢和頭部，以至全身。呈對稱性，緊張時加重。

⑤其他：尚可有肝、腎、性功能減退，視力障礙，月經失調等。

2. 過敏反應：皮膚瘙癢，出現蕁麻疹、紅色丘疹或小水疱。甚至可引起剝脫性皮炎。

【相互作用】

1. 與次沒食子酸鉍、金剛胺、氯丙嗪、吡喹酮、碳酸鋰、鏈霉素合用，加重肌肉震顫。

2. 與青霉素、去甲腎上腺素、碳酸鋰、吩噻嗪類、磺胺類及乙醇合用，可加劇心肌損害。

3. 與激素類藥物、降壓藥及解熱鎮痛藥合用，可使浮腫加重。

4. 與阿司匹林、鉀製劑、異丙腎上腺素舌下片劑合用，可致口腔潰瘍。

5. 與阿司匹林、保泰松、消炎痛、氫化可的松、利尿酸及左旋多巴合用，可致胃腸道出血。與消炎痛、氯化鉀片劑及甲磺丁脲合用，可致胃腸穿孔。

6. 與碘化物、溴化物向時服用，可在腸道內生成有刺激性的碘化汞、溴化汞，導致藥源性腸炎，排赤痢樣大便。

【備考】

1. 金屬汞毒性不大，但其汞鹽多具強烈毒性，對人體具有強烈刺激和腐蝕作用。汞離子進入體內與酶蛋白的巰基結合，從而抑制多種酶活性，阻礙細胞的正常代謝，從而使細胞發生營養不良性改變，甚至壞死。

2. 肝腎功能異常者慎用，以免加重肝腎損傷。

3. 入藥只宜生用，忌用火煅，見火則析出水銀，尤易中毒。

【主要參考文獻】

①陳學良，陳曉梅，裴玉麗等．朱砂致溶血性貧血 1 例．山東醫藥，1997, 37（12）：57

②楊德如．服用過量朱砂致急性腎衰 1 例．中國中藥雜誌，1996, 21（3）：186

③楊正民．朱砂中毒致死 1 例．法醫學雜誌，1998, 14（4）：235

④蔡幼青．朱砂引起慢性汞中毒．浙江中醫雜誌，1983（3）：428

⑤張培榮，王夢祥．朱砂引起汞中毒致死 1 例報告．中西醫結合雜誌，1985（8）：471

⑥何振鳳，魯雲蘭．朱砂引起剝脫性皮炎 1 例．中國藥事，1994, 8（5）：309

⑦ 穆秀榮・朱砂引起剝脫性皮炎型藥疹 2 例。臨床皮膚科雜誌，1985（1）：51

⑧ 王順年，藥物中毒救治手冊・北京：人民軍醫出版社，1997, 351

⑨ Montoya–Cabrera MA, Rubio–Rodriguez S, Velazquez–Gonzalez E, et sl. Mercury poisoning caused by a home opathic drug.（Spanish）*Gac Med Mex* 1991, 127（3）：267

⑩ Hardy AD, Suthedand HH, Vaishnav R, et al. Areport on the composition of mercurials used in traditional medicines in Oman. *J Ethnopharrmacol* 1995, 49（1）：17

丟了棒（Diulebang）
RADIX ET FOLIUM CLAOXYLI

大戟科植物白桐樹 *Claoxylon polot*（Burm. f.）Merr. 的根、葉。辛、苦，溫；有毒。歸肝、脾、腎經。祛風除濕，散瘀止痛。用於風濕性關節炎，腰腿痛，外傷瘀痛等。

【主要成分】

不詳。

毒性反應：表現為溶血性黃疸，全身無力，畏寒發熱、血紅蛋白尿等。嚴重者因急性腎功能衰竭死亡。

【備考】

體虛者、孕婦忌用。

【主要參考文獻】

① 楊倉良・毒藥本草・北京：中國中醫藥出版社，1993. 478

② 雷載權，張廷模・中華臨床中藥學（上卷）・北京：人民衛生出版社，1998. 777

③ 王球華・丟了棒中毒 3 例・新醫學，1985，16（7）：369

竹　黃（Zhuhuang）
STROMA SHIRAIAE

肉座菌科真菌竹黃 *Shiraia bambusicola* Henn. 的子座及孢子。淡，平，祛風除濕，活血舒筋，鎮咳化痰。用於風濕痺痛，四肢麻木，中風，小兒驚風，百日咳，胃氣痛，白帶過多。

【不良反應】

過敏反應：表現為光敏性皮炎。服藥後經日光照後發病，可見面部、眼瞼及四肢等暴露部位出現紅腫、疼痛、灼熱感和起水疱，或糜爛滲液。嚴重者伴有頭暈，全身乏力，噁心欲吐，心悸，頭面及四肢浮腫，竇性心動過緩。棘細胞鬆解徵陽性。

【相互作用】

竹黃與下列藥物合用可能加重對皮膚的影響。抗菌藥：四環素類、磺胺類、萘啶酸；降血糖藥：甲磺丁脲、氯磺丙脲；利尿藥：噻嗪類；抗腫瘤藥：氨甲喋呤、長春鹼；其他藥：吩噻嗪類、孕酮類、口服避孕藥、灰黃霉素、硫雙二氯酚、利眠寧、腦復新。

【備考】

天竺黃（Concretio silicae bambusae）亦有異名為竹黃，兩者不可混淆。

【主要參考文獻】

① 余傳隆，黃泰康，丁志遵等．中藥辭海（第 1 卷）．北京：中國醫藥科技出版社，1993. 137

② 林學儀．服竹黃出現日光性皮炎樣皮膚反應伴竇性心動過緩 1 例．中國中藥雜誌，1993, 18（12）：755

③ 陳昭謂，陳長渠．竹黃引起光敏性皮炎 6 例報告．中華皮膚科雜誌，1983, 16（4）：258

④ 陳永昆，付志杰，施秀明．服用竹黃白酒浸液致光感性皮炎 6 例報告．中華皮膚科雜誌，1983, 16（1）：59

延胡索（Yanhusuo）

RHIZOMA CORYDALIS

罌粟科植物延胡索 *Corydalis yanhusuo* W. T. Wang 的乾燥塊莖。辛、苦，溫。歸肝、脾經。活血，利氣，止痛。用於胸脇，脘腹疼痛，經閉痛經，產後瘀陽，跌打腫痛。

【主要成分】

含延胡索甲素（d-Corydaline）、延胡索乙素（dl-Tetrahydropalmatine）、延胡索丙素（Protopine）、延胡索丁素（l-Tetrahydrocoptisine）、延胡索戊素、延胡索己素（1-Tetrahydrocolumbamine）、延胡索庚素（Crybulhine）、去氫紫堇鹼、巴馬汀、黃連鹼等生物鹼。

【不良反應】

1. 過敏反應：

（1）藥熱：呈弛張型發熱，下午較高，並可伴寒戰、頭痛。

（2）藥疹：皮膚潮紅瘙癢並起大小不等的紅色皮疹和風團，壓之退色，伴有噁心頭暈，胸悶氣短，心悸，口唇及四肢麻木、抽搐等。

2. 毒性反應：表現為頭暈，面色蒼白，心跳無力，脈搏細弱，無力，呼吸困難，血壓下降，重者可出現休克，癱瘓，乃至呼吸、循環衰竭。

【相互作用】

與丙咪嗪、氯丙嗪、溴苄銨及異搏停合用，可引起血壓降低。

【備考】

1. 延胡索能抑制中樞神經，抑制血管運動中樞和呼吸中樞，麻痺脊髓，引起呼吸和循環衰竭及肌肉麻痺；亦可引起心臟、腎臟細胞變性。

2. 血熱氣虛者不宜用；孕婦忌用。

【主要參考文獻】

① 余傳隆，黃泰康，丁志遵等．中藥辭海（第1卷）．北京：中國醫藥科技出版社，1993. 2149

② 雷載權，張廷模．中華臨床中藥學（上卷）．北京：人民衛生出版社，1998. 1055

③ 趙桂芬，靳國君，戴玉潔．外用延胡索浸泡液致過敏反應1例．中國

中藥雜誌，1 944, 19（6）：354

④ 仝征軍．口服元胡止痛片引起過敏反應 1 例．河北中西醫結合雜誌，1996, 5（2）：141

⑤ 馬勝興，錢振淮，陳可冀等．延胡索藥物熱 1 例報告．中西醫結合雜誌，1982（3）：189

⑥ 武維恆，王少卿，譚運標等．急性中毒診療手冊．北京：人民衛生出版社，1999. 247

血　竭（Xuejie）
SANGUIS DRAXONIS

棕櫚科植物麒麟竭 *Daemonorops draco* B1. 果實滲出的樹脂經加工製成。甘、鹼、平。歸心、肝經。祛瘀定痛，生血生肌。用於跌打折損，內傷瘀痛；外傷出血不止。

【主要成分】

含血竭紅素（Dracorubin），血竭素（Dracorhodin），去甲血竭紅素（Nordracorubin），去甲血竭素（Nordracorhodin）等。另含松酯酸（Pimaric acid），異松酯酸（Isopimaric acid），松香酸（Abietic acid），苯甲酸（Benzoic acid），紫檀醇（Pterocarpo1），三萜類化合物等。

【不良反應】

過敏反應：外用可致接觸性皮炎：接觸部位或全身皮膚紅腫，熱脹，奇癢，散在顆粒狀丘疹或小水疱。口服可出現蕁麻疹，伴發熱、噁心、嘔吐和心慌。

【相互作用】

與青霉素類、鏈霉素、磺胺類、新霉素、苯唑卡因、奎尼丁、硫柳汞、對苯二胺甲醛、碘造影劑合用，可致接觸性皮炎。

【備考】

1. 本品不宜多用，久用。

2. 無瘀血及經血多者、孕婦忌用。

【主要參考文獻】

① 余傳隆，黃泰康，丁志遵等．中藥辭海（第2卷）．北京：中國醫藥科技出版社，1993. 2186

② 雷載權，張廷模．中華臨床中藥學（下卷）．北京：人民衛生出版社，1998. 1273

③ 劉明．口服血竭引起急性蕁麻疹1例．江蘇中醫，1999, 20（6）：31

④ 余遠利，李石．血竭過敏2例報告．雲南醫藥，1994, 15（4）：279

⑤劉寶華，孟憲典．血竭外用嚴重過敏反應1例．中醫外治雜誌，1996, 5（6）：7

⑥ 蔡雲芝，朴英華，杜景喜等．血竭接觸性致敏2例．中國中藥雜誌，1995, 20（1）：57

全 蝎（Quanxie）
SCORPIO

鉗蝎科動物東亞鉗蝎 *Buthus martensii* Karsch 的乾燥體。辛，平；有毒。歸肝經。熄風鎮痙，攻毒散結，通絡止痛。用於小兒驚風，抽搐痙攣，中風口喎，半身不遂，破傷風，風濕頑痺，偏正頭痛，瘡瘍，瘰癧。

【主要成分】

含蝎毒（Katsutoxin）是一種類似蛇毒神經毒的蛋白質。此外，並含三甲胺、甜菜鹼、牛磺酸、軟脂酸、硬脂酸、膽甾醇、卵磷脂及銨鹽等。

【不良反應】

1. 毒性反應：

（1）心血管系統：心悸，心慌，心動過緩，血壓升高。嚴重者發紺，血壓突然下降。

（2）呼吸系統：呼吸淺表，節律不整，鼻翼煽動，最後可致呼吸中樞麻痺而死亡。

（3）神經系統：頭痛，頭昏，嗜睡，抽搐，煩躁不安，甚至昏迷。

（4）泌尿系統：小便澀痛不利，尿少，蛋白尿。

2. 過敏反應：皮膚瘙癢，出現紅色丘疹、紅斑或鬆弛性水疱，伴少量滲出液，結痂，脫屑或呈剝脫性皮炎，並可伴有劇烈腹痛。

【相互作用】

1. 與白消胺、環磷酰胺、氨甲喋呤、爭光霉素、肼苯噠嗪、六羥季胺、美加明、呋喃妥因、麥角新鹼、口服避孕藥、氯噻嗪及保泰松等合用，可加重呼吸困難。

2. 與類固醇、降血壓藥、胺體阻滯劑、哇巴因等合用，可使血壓升高。

【備考】

1. 本品有毒，用量應嚴格控制，不可過大。傳統認為蝎尾藥力最大，但其毒性亦大，若單用蝎尾，用量約為全蝎的 1/3。引起不良反應的案例，多因超過常用劑量所致。

2. 全蝎屬竄散之品，血虛生風者慎服。

3. 本品可引起宮縮，孕婦慎服。

4. 全蝎的有毒成分主要是蝎毒。蝎毒與蛇毒相似，是神經毒素，含硫量較少，故作用時間短。先引起強烈興奮、肌肉痙攣，最後四肢麻痺，呼吸停止。蝎毒對骨骼肌有直接興奮作用，可引起自發性抽動和強直性痙攣。

【主要參考文獻】

① 金志先，汪紹富．全蝎中毒 1 例報告．杭州醫藥雜誌，1994, 8（2）：107

② 劉桂珍．服過量全蝎煎劑致新生兒呼吸抑制報告．中國中藥雜誌，1992, 17（3）：185

③ 張洪斌．全蝎致過敏 1 例報告。山東中醫雜誌，1987（2）19

④ 魏興國．服含全蝎煎劑出現腹痛 1 例．中國中藥雜誌，1997, 22（8）：504

⑤ 王福義，翟麗緒．口服中藥全蝎致全身剝脫性皮炎 1 例．時珍國醫國藥，1999, 10（2）：123

⑥ 蕭先莉．全蝎致全身剝脫性皮炎 1 例報告．安徽中醫臨床雜誌，1998, 10（3）：159

⑦ 孫衛東，趙志謙。全蝎過敏致大　性表皮壞死鬆解症死亡 1 例・中國中藥雜誌，1997, 22（4）：252

⑧ 蕭貽純・蜈蚣、全蝎致神經中毒 1 例・中國中藥雜誌，1996, 21（10）：634

冰　片（合成龍腦）（Bingpian）
BORNEOLUM SYNTHETICUM

五色透明或白色半透明的片狀鬆脆結晶，含龍腦（$C_{10}H_{18}O$）不少於 55%。辛、苦，微寒。歸心、脾、肺經。開竅醒神，清熱止痛。用於熱病神昏、痙厥痰迷，中風痰厥，氣鬱暴厥，中惡昏迷，目赤，口瘡，咽喉腫痛，耳道流膿。

【主要成分】

含龍腦（Borneol），異龍腦（Isoborneol），樟腦（Camphor）等。

【不良反應】

過敏反應：外用可致皮膚潮紅，灼熱瘙癢，出現水腫性紅斑及散在性紅色丘疹，口服除可致皮疹外，尚可見頭暈心慌。

【相互作用】

與抗菌藥物、抗結核藥、解熱消炎鎮痛藥、鎮靜催眠藥、抗精神失常藥、抗癲癇藥、降血糖藥、利尿藥、抗心律失常藥、肼苯噠嗪、洋地黃、硫脲嘧啶、ACTH、糜蛋白酶、細胞色素 C、人丙種球蛋白、碘造影劑、普魯卡因及氯奎等合用，可引起蕁麻疹型藥疹和接觸性皮炎。

【備考】

1. 因冰片辛香走竄通利，可引起中、晚期妊娠流產，終止妊娠，故孕婦慎用。

2. 氣血虛者忌服。

【主要參考文獻】

① 余傳隆，黃泰康，丁志遵等・中藥辭海（第 1 卷）・北京：中國醫藥科技出版社 1993. 2230

② 雷載權，張廷模．中華臨床中藥學（下卷）．北京：人民衛生出版社，1998. 1557

③ 張述文，張美雲．冰片外用引起接觸性皮炎 1 例．中醫外治雜誌 1996（2）：22

④ 梁力平．冰片致過敏反應 1 例報告．中國中藥雜誌，1989, 14（3）：54

⑤ 鐘傳珍．冰片致過敏性皮炎 2 例．雲南中醫學院學報，1990, 13（2）：38

防　己（Fangji）
RADIX STEPHANIAE TETRANDRAE

防己科植物粉防己 *Stephania tetrandra* S. Moore 的乾燥根。苦、寒。歸膀胱、肺經。利水消腫，祛風止痛。用於水腫腳氣，小便不利，濕疹瘡毒，風濕痺痛，高血壓。

【主要成分】

含生物鹼漢防己甲素（漢防己鹼 Tetmndrine）、漢防己乙素（漢防己諾林鹼）、漢防己丙素（酚性生物鹼），以及黃酮苷、酚類、有機酸、揮發油等。

【不良反應】

1. 毒性反應：口服 30～100 克，可出現嘔吐，震顫，共濟失調，肌張力增加，四肢麻痺，嚴重者出現驚厥，並可因呼吸抑制而死亡。

2. 過敏反應：指甲、面部、上肢、口腔黏膜、下肢、趾甲出現大小不等不規則的色素沉著斑。

【相互作用】

1.與青霉素、鏈霉素、四環素、碳酸鋰、吩噻嗪類、磺胺類、乙醇合用，可加強對心肌的損害。

2.與氨基糖苷類、多黏菌素、海洛因、丙氧酚、巴比妥類等合用，可加重呼吸衰竭。

3.與多黏菌素 B、新霉素、碳酸鋰、心得平、咪噻吩等合用，可致肌無力。

【備考】

1.凡陰虛陽亢，心勞神耗，煩躁汗多及滑精者慎用。

2.由於品種的混淆，有以馬兜鈴科植物廣防己 *Aristolochia fangchi* Y. C. Wu ex L. D. Chou et S. M. Hwang 作防己用，引起中毒，而被誤為防己的毒性反應。

【主要參考文獻】

① 余傳隆，黃泰康，丁志遵等．中藥辭海（第 1 卷）．北京：中國醫藥科技出版社，1993. 2334

② 雷載權，張廷模．中華臨床中藥學（上卷）．北京：人民衛生出版社，1998. 700

③ 馬興民．中草藥急性中毒與解救．西安：陝西人民出版社，1997.100

④ 楊國亮，何芳德，孫栩等．中藥漢防己甲素引起的色素沉著性藥疹．中華皮膚科雜誌，1989, 22（1）：56

⑤ 于世龍，周本才，高浴．漢防己甲素治療心絞痛．中華內科雜誌，1985, 24（11）：682

防　風（Fangfeng）
RADIX SAPOSHNIKOVIAE

傘形科植物防風 *Saposhnikovia divaricata*（Turcz.）Schischk. 的乾燥根。辛、甘，溫。歸膀胱、肝、脾經。解表祛風，勝濕，止痙。用於感冒頭痛，風濕痺痛，風疹瘙癢，破傷風。

【主要成分】

含色原酮類、香豆精類、揮發油、多炔類、多糖類等。

【不良反應】

過敏反應：表現為皮膚紅斑，猩紅熱樣或麻疹樣藥疹，或光敏性皮炎，伴有上腹部不適，噁心，心煩，冷汗等。

【備考】

本品性偏溫燥，燥熱、陰虛血虧、熱病動風者慎用或忌用。

【主要參考文獻】

① 余傳隆，黃泰康，丁志遵等．中藥辭海（第 1 卷）．北京：中國醫藥

科技出版社，1993, 2341

② 雷載權，張廷模．中華臨床中藥學（上卷）．北京：人民衛生出版社，1998, 209

③ 向義廷．防風引起過敏 1 例．四川中醫，1985, 3（11）：19

④ 陳秀強，唐法娣．藥源性疾病基礎與臨床．北京：人民衛生出版社，1997, 651, 65

【7 畫】

車前子（Cheqianzi）
SEMEN PLANTAGINIS

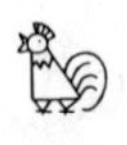

車前科植物車前 *Plantago asiatica* L. 或平車前 *Plantago depressa* Willd. 的乾燥成熟種子。甘，微寒。歸肝、腎、肺、小腸經。清熱利尿，滲濕通淋，明目，祛痰。用於水腫脹滿，熱淋澀痛，暑濕泄瀉，目赤腫痛，痰熱咳嗽。

【主要成分】

含多量黏液質，其中含酸性黏多糖車前聚糖（Plantasan），另含琥珀酸、腺嘌呤、膽鹼和脂肪油。還有環烯醚萜苷類，具抗氧化活性成分。

【不良反應】

過敏反應：可見四肢、肩背、頭頂、耳後、眼瞼等部位皮膚散在大片紅斑，邊界清晰，為多形性，明顯隆起於皮面，緊張堅硬，顏色鮮紅，中央著色較深，結節突起，伴瘙癢，疼痛，發熱，心煩，口乾苦等。

【主要參考文獻】

李寧隆．車前子致結節性紅斑 1 例．陝西中醫，1997, 18（11）：522

車前草（Cheqiancao）
HERBA PLANTAGINIS

車前科植物車前 *Plantago asiatica* L. 或平車前 *Plantago de-*

pressa Willd. 的乾燥全草。甘，寒。歸肝、腎、肺、小腸經。清熱利尿，祛痰，涼血，解毒。用於水腫尿少，熱淋澀痛，暑濕瀉痢，痰熱咳嗽，吐血衄血，癰腫瘡毒。

【主要成分】

含車前苷（Plantaginin）0.01%～0.02%、高車前苷（Homoplantaginin）、桃葉珊瑚苷（Aucubin）、3，4–二羥基桃葉珊瑚苷（3，4–Dihydroxyaucubin）、6–0–β–葡萄糖基桃葉珊瑚苷（6–0–β–Glucosylaucubin）。還含有熊果酸、三十一烷（n–hentriacontane）、β–谷甾醇等。

【不良反應】

有報導連續5天煎服鮮車前草，每天150～200克，出現乏力進行性加劇，不能下床也不能站立和坐起，肢體軟癱，心音低鈍，血清鉀降為13毫克%，心電圖顯示QT間期延長，ST段低平，T波低平與U波融合等低血鉀改變。

【備考】

按《中華人民共和國藥典》規定，本藥鮮品的常用劑量為30~60克，而本例用150~200克，連服5天，因而導致低血鉀不良反應。

【主要參考文獻】

蘇泉湧．車前草誘發低血鉀症1例報告．福建醫藥雜誌，1980（1）：52

夾竹桃（Jiazhutao）

FOLIUM SEU CORTEX NERII

夾竹桃科植物夾竹桃 *Nerium indicum* Mill. 的葉或樹皮。甘、寒；有毒。強心利尿，祛痰定喘，鎮痛，祛瘀，用於心臟病，心力衰竭，喘息咳嗽，癲癇，跌打損傷腫痛，經閉。

【主要成分】

含有多種強心苷。樹皮含夾竹桃苷（Oleandrin）（A, B,D, G, H, K），夾竹桃雙糖苷K（OdorobiosideK），雞蛋藥素（Plumericin）；葉含夾竹桃密羅苷、葡萄糖尼哥苷等，還含有烏索酸，齊墩果酸，肌醇（Damonitol）等；根含酚性結晶物質、揮發油、棕櫚酸、硬脂酸、油酸、亞油酸、三萜成分。

【不良反應】

毒性反應：

（1）消化系統：噁心，嘔吐，腹痛，腹瀉，便血等。

（2）神經系統：頭暈，嗜睡，四肢麻木，暫時性痴呆，抽搐等。

（3）心血管系統：心動過緩，房室傳導阻滯，室性早搏，陣發性室速，呼吸困難，血壓下降，阿一斯綜合徵等。

（4）其他：大汗淋漓，皮膚潮濕，四肢厥冷，瞳孔縮小，對光反射遲鈍。

【相互作用】

1. 與鏈霉素、新霉素、卡那霉素、巴龍霉素、慶大霉素、多黏菌素 B、萬古霉素、紫霉素、卷曲霉素、消炎痛、碳酸鋰（過量）、金剛胺、吡喹酮、甲基苄肼、普魯卡因、青霉素合用，可致眩暈。

2. 與鏈霉素（鞘內注射，較大量）、四環素、消炎痛、金剛胺、狂犬病等疫苗、環絲氨酸、血防 846、吡喹酮、磺胺類、造影劑合用，可致頭痛。

3. 與造影劑、血防 846、磺胺類合用，可致頭昏。

4. 與強心苷、洋地黃毒苷、毛花苷丙、羊角拗苷及毒毛旋花子苷K 等合用，中毒可引起竇性心動過緩，Ⅱ、Ⅲ度完全性房室傳導阻滯，室性心動過速及典型的洋地黃樣作用的 ST−T 形態。

5. 與硫酸亞鐵、磺胺類、氨茶鹼、制酸藥、洋地黃類及左旋多巴合用，可致噁心嘔吐腹瀉。

【備考】

1. 因服過多夾竹桃而造成嚴重中毒而死亡的，國內屢有報告。其致毒成分主要為強心　，故其中毒症狀與洋地黃中毒相似。

2. 孕婦忌服。不宜多服久服，過量則中毒。

【主要參考文獻】

① 錢建民．夾竹桃葉中毒致心律失常 1 例報告．江西中醫藥，1994，25（6）：58

② 陳昌水．夾竹桃根皮煎服致嚴重中毒 1 例報告．中國藥物濫用防治雜誌，1997（4）：36

③ 孫樹梅．夾竹桃中毒死亡 1 例．急診醫學，1998, 7（4）：282

④ 魏民慶．夾竹桃葉浸泡口服中毒 2 例．河北中西醫結合雜誌，1998, 7（3）：399

⑤ 楊倉良．毒藥本草．北京：中國中醫藥出版社，1998. 943

⑥ Nishioka S de A, Resende ES. Transitory complete atrioventricular block associated to ingestion of Neriumoleander. *Rev Assoc Med Bras* 1995, 41（1）：60

⑦ Bose TK, Basu RK, Biswas B, et a1. Cardiovascular effects of yellow oleander ingestion. *J lndian Med Assoc* 1999, 97（10）：407

赤小豆（Chixiaodou）
SEMEN PHASEOLI

豆科植物赤小豆 *Phaseolus calcaratus* Roxb. 或赤豆 *Phaseolus angularis* Wight 的乾燥成熟種子。甘、酸，平。歸心、小腸經。利水消腫，解毒排膿。用於水腫脹滿，腳氣肢腫，黃疸尿赤，風濕熱痺，癰腫瘡毒，腸癰腹痛。

【主要成分】

含蛋白質，脂肪，碳水化合物，粗纖維，灰分，鈣，磷，鐵，硫胺素，核黃素，尼克酸。還含脂肪酸，皂苷，植物甾醇，色素和三萜皂苷類。

【不良反應】

1. 過敏反應：表現為皮膚瘙癢，漸紅灼熱，出現蕁麻疹，並可伴有噁心，嘔吐，心悸等。

2. 毒性反應：過食可使孕婦小產。

【備考】

本品可通乳下胎，孕婦慎食。

【主要參考文獻】

① 佘傳隆，黃泰康，丁志遵等．中藥辭海（第 2 卷）．北京：中國醫藥科技出版社，1993. 30

② 雷載權，張廷模．中華臨床中藥學（上卷）．北京：人民衛生出版社，1998. 840

③ 狄麗霞，王學俊．過食赤小豆致小產 2 例．廣西中醫藥，1997, 20（6）：33

④ 李廣勛．中藥藥理毒理與臨床．天津：天津科技翻譯出版公司，1992. 179

芫　花（Yuanhua）
FLOS GENKWA

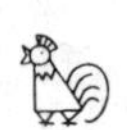

瑞香科植物芫花 *Daphne genkwa* Sieb. et Zucc. 的乾燥花蕾。苦、辛，溫；有毒。歸肺、脾、腎經。瀉水逐飲，解毒殺蟲。用於水腫脹滿，胸腹積水，痰飲積聚，氣逆喘咳，二便不利；外治疥癬禿瘡，凍瘡。

【主要成分】

含二萜原酸酯類成分：芫花酯甲（Yuanhuacine）、芫花酯乙（Yuanhuadine）、芫花酯丙（Yuanhuafine）、芫花酯丁（Yuanhuatine）、芫花酯戊（Yuanhuapine）和 12 –苯甲酰氧基瑞香毒素（12–Benzoxydaphnetoxin）；黃酮類化合物：芫花素（Genkwanin）、芹菜素（Apigenin）、芫根苷（Yuenkanin）、3'– 羥基芫花素（3'–Hydroxygenkwanin），以及 β–谷甾醇，苯甲酸等。

【不良反應】

毒性反應：

（1）消化系統：噁心，嘔吐，腹瀉，甚至因劇烈吐瀉而致脫水、休克。亦有引起急性胃擴張的報導。

（2）泌尿系統：尿少尿閉，血尿，蛋白尿。

（3）心血管系統：用芫花藥膜引產後出現文氏房室傳導阻滯，頻發結性逸搏。

（4）神經系統：頭痛，頭暈，耳鳴，眼花，四肢疼痛。嚴重者可引起痙攣，抽搐，甚至昏迷及呼吸衰竭。

（5）用黃芫花液注入羊膜腔內引產，可引起羊水栓塞。

（6）誤入眼內，可致結膜充血、水腫及疼痛，以及角膜損傷。

【相互作用】

1. 與硫酸亞鐵、磺胺類、氨茶鹼、制酸藥、洋地黃類及左旋多巴合用，可致噁心嘔吐腹瀉。

2. 與四環素、氨苄青霉素、氯潔霉素、林可霉素、氯林可霉素、先鋒霉素、氯霉素及甲硝噻唑合用，可致腸炎。

3. 古代「十八反」有甘草反芫花的記載。動物實驗表明，芫花與甘草合用，可使毒性增強。

【備考】

1. 體質虛弱及孕婦忌用。

2. 芫花素對腸胃道及皮膚黏膜有強烈的刺激作用，使腸蠕動增加，可引起劇烈的腹痛和腹瀉。小劑量有利尿作用，大劑量則抑制尿液分泌。中毒劑量可延長凝血時間出現血尿，並可麻痺呼吸和血管運動中樞。

3. 芫花的乙醇提取物用於引產時可發生出血、脫皮，肝壞死等，故對患有心、肺、肝、腎疾病，出血傾向及酒精過敏的孕婦不可應用芫花乙醇提取物引產。

【主要參考文獻】

① 王自芳．自服芫花過量致吐瀉血尿．河南中醫，1994，14（3）：185

② 張玉翠．黃芫花引產發生羊水栓塞3例報告．中華婦產科雜誌，1990（5）：317

③ 高祖鏞．芫花中毒引起急性胃擴張1例．南京醫學院學報 1981, 1（3）：44

④ 李占奎，喬喜印，李書印等．黃芫花注射液致角膜損傷1例報告．河北醫藥，1983（1）：41

⑤ 曹小萍，胡斯馨．芫花藥膜引產致心電圖改變1例．河南醫藥，1983, 3（3）：169

⑥ 李廣勛．中藥藥理毒理與臨床。天津：天津科技翻譯出版公司，1992. 147

⑦ 賈公孚，謝惠民．中西藥相互作用與聯合用藥．長沙：湖南科學技術出版社，1987. 82

花　椒（Huajiao）
PERICARPIUM ZANTHOXYLI

蕓香科植物青椒 *Zanthoxylum schinifolium* Sieb. et Zucc. 或花椒 *Zanthoxylum bungeanum* Maxim. 的乾燥成熟果皮。辛，溫。歸脾、胃、腎經。溫中止痛，殺蟲止癢。用於脘腹冷痛，嘔吐泄瀉，蟲積腹痛，蛔蟲症；外治濕疹瘙癢。

【主要成分】

含揮發油，油中的主要成分為牻牛兒醇（Geraniol）、花椒油素、異胡薄荷醇（Isopulegol）、枯醇（Cumic alcohol）、異茴香醚等。尚含有β-谷甾醇及不飽有機酸等成分。

【不良反應】

1. 過敏反應：口服後出現蕁麻疹，舌尖及四肢發麻，嘔吐，腹瀉，並可致過敏性休克。

2. 毒性反應：頭暈，噁心嘔吐，嚴重時抽搐，譫妄，昏迷，呼吸困難，最後可因呼吸衰竭死亡。

【相互作用】

與青霉素類、鏈霉素、氯霉素、磺胺類、新霉素、苯唑卡因、奎尼丁、硫柳汞、對苯二胺甲醛及碘造影劑合用，可引發接觸性皮炎。

【備考】

1. 多食動火墮胎，陰虛火旺者忌服。孕婦慎服。有花椒過敏史者慎服。

2. 所含牻牛兒醇可使動物呼吸麻痺死亡。

【主要參考文獻】

① 余傳隆，黃泰康，丁志遵等．中藥辭海（第 2 卷）．北京：中國醫藥

科技出版社，1993. 94

② 雷載權，張廷模．中華臨床中藥學（上卷）．北京：人民衛生出版社，1998. 937

③ 趙曉玲，瞿乃會，顧桂梅。花椒引起過敏性休克 1 例．陝西中醫 1997, 18（11）：521

④ 朱亞峰．中藥中成藥解毒手冊（第 2 版）．北京：人民軍醫出版社，1998. 450

芡　實（Qianshi）
SEMEN EURYALES

睡蓮科植物芡 *Euryale ferox* Salisb. 的乾燥成熟種仁。甘、澀，平。歸脾、腎經。益腎固精，補脾止瀉，祛濕止帶。用於夢遺滑精，遺尿尿頻，脾虛久瀉，白濁，帶下。

【主要成分】

含澱粉，尚含蛋白質、脂肪、碳水化合物、粗纖維、灰分、鈣、磷、鐵、硫胺素、核黃素、尼克酸、抗壞血酸、微量胡蘿蔔素及多種微量元素。

【不良反應】

過敏反應：表現為皮膚刺癢，並出現片狀的密集如麻疹樣紅色小丘疹。

【備考】

本品引起不良反應甚少見，口服後出現過敏反應，亦僅有個案報導。

【主要參考文獻】

① 余傳隆，黃泰康，丁志遵等．中藥辭海（第 2 卷）．北京：中國醫藥科技出版社，1993. 118

② 雷載權，張廷模．中華臨床中藥學（下卷）．北京：人民衛生出版社，1998. 1887

③ 蘭茂璞．服用中藥引起過敏反應 2 例報告．江西中醫雜誌，1984（6）：62

杜　仲（Duzhong）

CORTEX EUCOMMIAE

杜仲科植物杜仲 *Eucommia ulmoides* Oliv. 的乾燥樹皮。甘，溫。歸肝、腎經。補肝腎，強筋骨，安胎。用於腎虛腰痛，筋骨無力，妊娠漏血，胎動不安，高血壓。

【主要成分】

含杜仲膠、杜仲苷、酚類、綠原酸等有機酸、脂肪、黃酮類、醛糖、鞣質等。此外，尚含有精氨酸、組氨酸、谷氨酸、胱氨酸和鍺、硒等 15 種無機元素，還含微量生物鹼和一定量的維生素 C。

【不良反應】

過敏反應：加工本品藥材時產生接觸性皮炎，表現為全身皮膚有刺癢感並出現紅色斑丘疹。

【備考】

1. 未見有口服本品致不良反應的報導。
2. 陰虛火旺者慎服。

【主要參考文獻】

① 余傳隆，黃泰康，丁志遵等．中藥辭海（第 2 卷）．北京：中國醫藥科技出版社，1993. 144。

② 雷載權，張廷模．中華臨床中藥學（下卷）。北京：人民衛生出版社，1998. 1708

③ 鄒廣珍。杜仲引起接觸性皮炎 1 例．廣西中醫藥，1995, 18（2）：35

杜鵑花（Dujuanhua）

FLOS ET FOLIUM RHODODENDRI SIMSII

杜鵑花科植物杜鵑花 *Rhododendron Simsii* Planch. 的花或葉。甘、酸，平；有小毒。歸肺經。花和血調經，祛風濕；用於月經不調，閉經，崩漏，風濕痛。葉祛痰止咳，平喘，清熱解毒，止血；用於咳嗽，哮喘，癰腫疔瘡，外傷出血。

【主要成分】

花含花色素苷及黃酮醇類成分。葉含黃酮類、三萜類、有機酸、氨基酸、鞣質、酚類、揮發油等，黃酮類中有紅花杜鵑甲和乙及杜鵑花醇苷（Matteucinin）。此外，還含熊果酸（Ursolic acid）和梫木毒素（Andromedotoxin）。

【不良反應】

毒性反應：

1. 內服鮮葉每日量超過 90~120 克時，可產生胃部不適，噁心嘔吐，頭昏，心動過緩，皮膚發紅，平衡失調等症狀。部分病人可有口乾、咽乾反應，短暫血壓升高。

2. 口服過量鮮花，可出現鼻衄頭暈等症狀，多見於兒童。

【相互作用】

1. 與鏈霉素、卡拉霉素、呋喃妥因、異煙肼、長春花鹼、狂犬病疫苗及乙硫異煙鹼合用，會加重口唇周圍及四肢麻木和感覺異常等。

2. 與利多卡因、西蘿芙木鹼、乙胺碘呋酮、異搏停、心得安、吩噻嗪類、卡巴咪嗪、左旋多巴、碳酸鋰、安妥明、氟烷、地塞米松、速尿合用，可加重心律失常和傳導阻滯。

3. 與丙咪嗪、氯丙嗪、溴芐銨及異搏停合用，可引起血壓降低。

【備考】

1. 本品的毒性反應，多由所含有毒成分梫木毒素所致，根的毒性比花、葉大。

2. 所報導的毒性反應，多為內服過量的鮮花及鮮葉所致，亦有因吸吮花蜜引起。

3. 另有資料表明，內服葉中黃酮類過量可引起周圍血管擴張，平衡失調；花中花色苷可引起鼻黏膜充血、出血。

【主要參考文獻】

① 楊倉良・毒藥本草・北京：中國中醫藥出版社，1998. 813–814

② Klein–Schwartz W, Litocitz T. Azalea toxicity：an overrated problem? J

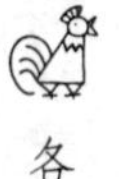

toxicol Clin Toxicol 1985；23（2–3）：91

③ 杜楓，詹斌如．杜鵑中毒 3 例報告．新醫學，1978（1）：34

杧　果（Mangguo）
FRUCTUS MANGIFERAE INDICAE

常綠喬木，果實也叫杧果，形狀像腰子，果肉及種子可吃，也作「芒果」。漆樹科植物杧果 *Mangifera indica* L. 的果實。甘、酸，涼。益胃，止嘔，解渴，利尿。

【主要成分】

含杧果酮酸（Mangiferonic acid）、異杧果醇酸（Iso–mangifrolic acid）、阿波酮酸（Ambonic acid）等四環三萜酸，含檸檬烯（Limonene）、γ–松油烯（γ–Terpineol）、月桂酸乙酯（Ethyl laurate）等揮發性成分，還含沒食子酸、胡蘿蔔素類化合物、維生素（B_1, B_2, C），葉酸等。未成熟杧果中含羅勒烯（cis–Ocimene）、β– 香葉烯（β–Myrcene）等。

【不良反應】

過敏反應：口服後唇紅舌麻，唇周密布水泡，奇癢，眼瞼浮腫，全身皮膚瘙癢紅腫，出現紅斑，或水疱，甚而滲出和糜爛。亦可因手部接觸杧果後又撫摸其他部位而引起接觸性皮炎。

【備考】

有報導，新鮮芒果蒂滲出的白色乳汁亦可致敏。亦有報導，食過量杧果可引起腎炎。

【主要參考文獻】

① 余傳隆，黃泰康，丁志遵等．中藥辭海（第 2 卷）．北京：中國醫藥科技出版社，1993. 168

② 林志輝．杧果引起過敏性皮炎 3 例報告．海南醫學，1994（3）：199

③ 陸振昌．杧果皮炎 102 例分析．福建醫藥雜誌，1988（2）：18

④ 趙禎坦．杧果過敏重症 1 例．福建中醫藥，1997, 28（6）：53

呂宋果（Lusongguo）
SEMEN STRYCHNI IGNATII

馬錢科植物呂宋豆 *Strychnos ignatii* Berg. 的成熟種子。苦，寒，有大毒。解毒殺蟲。用於腹痛瀉痢，瘧疾，蟲積，刀傷出血，蜈蚣咬傷。

【主要成分】

含總生物鹼 0.55%～5.65%，其中馬錢子鹼（Brucine）0.5%左右，小量小檗鹼、番木鱉苷（Loganin）和番木鱉鹼（Strychnine）。

【不良反應】

毒性反應：表現為面色蒼白，大汗淋漓，瞳孔散大，對光反射消失，唇青紫，牙關緊閉，昏迷，頻繁抽搐，四肢神經反射消失。心率加快，血壓下降而死亡。

【備考】

1. 體虛者、久病者忌用。
2. 中毒的個案為超量服用所致，相當於常用量的 30 倍。主要有毒成分為馬錢子鹼，其中毒症狀與馬錢子中毒相似。

【主要參考文獻】

① 余傳隆，黃泰康，丁志遵等．中藥辭海（第 1 卷）．北京：中國醫藥科技出版社，1993. 2083

② 雷載權，張廷模．中華臨床中藥學（上卷）．北京：人民衛生出版社，1998. 883

③ 胡漢章．服呂宋果致死 1 例。重慶醫藥，1986，15（6）：64

吳茱萸（Wuzhuyu）
FRUCTUS EVODIAE

蕓香科植物吳茱萸 *Evodia rutaecarpa*（Juss）. Benth.、石虎 *Evodia rutaecarpa*（Juss.）Benth. *var. officinalis*（Dode）Huang 或疏毛吳茱萸 *Evodia rutaecarpa*（Juss.）Benth. *var. bodinieri*

（Dode）Huang 的乾燥成熟果實。辛、苦，熱；有小毒。歸肝、脾、胃、腎經。散寒止痛，降逆止嘔，助陽止嘔，助陽止瀉。用於厥陰頭痛，寒疝腹痛，寒濕腳氣，經行腹痛，脘腹脹痛，嘔吐吞酸，五更泄瀉；外治口瘡。

【主要成分】

含檸檬苦素（Limonin）、吳茱萸苦素（Rutaevine）、吳茱萸內酯醇（Evodol）、黃柏酮（Obacunone）及吳茱萸卡品鹼（Evocarpine）、二氫吳茱萸卡品鹼（Dihydroevocarpine）、吳茱萸鹼（Evodiamine）、吳茱萸次鹼（Rutaecarpine）、吳茱萸素（Wuchuyine）等多種生物鹼。又含揮發油，其主要成分為吳茱萸烯（Evoden）、羅勒烯（Ocimene）等。尚含有對羥福林，N，N–二甲基–5–甲氧基色胺、環磷酸鳥苷、花色苷等。

【不良反應】

1. 毒性反應：有內服本品 30 克引起中毒的個案報導，表現為劇烈腹痛，腹瀉，視力障礙，錯覺，毛髮脫落。

2. 過敏反應：皮膚灼熱瘙癢，出現紅色小丘疹。

【相互作用】

1.與抗高血壓藥、擬膽鹼藥及腦垂體後葉素合用，可使腸運動功能增強。

2.與抗菌藥物、抗結核藥、鎮靜催眠藥、解熱消炎鎮痛藥、抗精神失常藥、砷劑、碸類、碘劑、銻劑、鉍劑、大侖丁、可待因、己烯雌酚、奎寧、顛茄合劑、甲硫氧嘧啶等合用，可致剝脫性皮炎型藥疹。

3.與青霉素、鏈霉素、氯霉素、磺胺類、新霉素、苯唑卡因、奎尼丁、硫柳汞、對苯二胺甲醛及碘造影劑合用，可致接觸性皮炎。

4.與附子同用，可誘發或加重附子的毒性反應。

【備考】

1. 惡番茄葉、篦麻子，不宜與甘草同用。

2. 本品大劑量時能興奮中樞，並引起視力障礙及錯覺。

3. 陰虛火旺者忌服。

【主要參考文獻】

① 余傳隆，黃泰康，丁志遵等．中藥辭海（第2卷）．北京：中國醫藥科技出版社，1993. 262

② 雷載權，張廷模．中華臨床中藥學（上卷）．北京：人民衛生出版社，1998. 924

③ 朱薊芬。生吳茱萸所致猩紅熱樣皮疹1例報告．中華皮膚科雜誌，1983（1）：9

④ 吳春林．附子配伍吳茱萸致中毒1例．山西中醫，1996, 12（2）：27

⑤ 楊倉良．毒藥本草．北京：中國中醫藥出版社，1998. 686

牡　蠣（Muli）

CONCHA OSTREAE

牡蠣科動物長牡蠣 *Ostrea gigas* Thunberg、大連灣牡蠣 *Ostrea talienwhanensis* Crosse 或近江牡蠣 *Ostrea rivularis* Gould 的貝殼。鹼，微寒。歸肝、膽、腎經。鎮驚安神，潛陽補陰，軟堅散結，收斂固澀。用於驚悸失眠，眩暈耳鳴，瘰癧痰核，症瘕痞塊。煅牡蠣收斂固澀。用於自汗盜汗，遺精崩帶，胃痛吞酸。

【主要成分】

含碳酸鈣80%～95%，並含有磷酸鈣，硫酸鈣，氧化鐵及鋁、鎂、鍶等多種元素。大連灣牡蠣的貝殼含碳酸鈣90%以上，有機質約1.72%，尚含少量鎂、鐵、硅酸鹽、硫酸鹽、磷酸鹽和氯化物。煅燒後碳酸鹽分解，產生氧化鈣等，有機質則被破壞。

【不良反應】

1. 毒性反應：有報導可加重原有貧血患者的貧血程度及症狀。

2. 過敏反應：可引起嘔吐，腹痛，腹瀉。

【相互作用】

牡蠣富含碳酸鈣和磷酸鈣，服用後可使血鈣濃度升高，而誘發地高辛中毒，因此，不宜與強心苷類藥物同用。

【備考】

有認為牡蠣可阻礙血清蛋白及紅細胞的再生，貧血患者宜慎用。

【主要參考文獻】

① 雷載權，張廷模．中華臨床中藥學（下卷）．北京：人民衛生出版社，1998. 1402

② 魏紅梅。中藥煅龍牡誘發地高辛中毒 1 例分析．實用中西醫結合雜誌，1990, 3（5）：288

③ 高天德，劉華．貧血病誤用龍骨牡蠣 2 例報告．實用中醫藥雜誌，1997（1）：102

④ 郭龍恩．服用生牡蠣煎液致吐瀉 1 例．中國中藥雜誌，1990, 15（9）：56

⑤ 韓明．注意牡蠣、瓦楞子引起過敏反應．上海中醫藥雜誌，1980（4）：9

何首烏（Heshouwu）
RADIX POLYGONI MULTIFLORI

蓼科植物何首烏 *Polygonum multiflorum* Thunb. 的乾燥塊根。苦、甘、澀，溫。歸肝、心、腎經。解毒，消癰，潤腸通便。用於瘰癧瘡癰，風疹瘙癢，腸燥便秘，高脂血。

【主要成分】

含大黃酚（Chrysophanol）、大黃素（Emodin），大黃酸（Rhein）、大黃素甲醚（Physcion）和大黃酚蒽酮（Chryso-phanic acid anthrone）等。此外，含澱粉、粗脂肪、卵磷脂以及維生素、無機鹽及微量元素等。

【不良反應】

1. 毒性反應：

（1）肝損害，表現為食慾減退，乏力，周身不適，噁心厭油膩，鞏膜輕度黃染，肝功谷丙轉氨酶升高。

（2）上消化道出血，胃涼反酸，腹瀉，排糊狀黑便，大便潛血試驗陽性。

（3）雙眼畏光，視疲勞，角膜內皮面及晶體前囊表面彌漫細小棕色顆粒狀物沉著。

（4）服用過量可引起興奮，煩躁，心動過速，抽搐，陣發性或強直性痙攣，嚴重者可因呼吸肌痙攣而死亡。

2. 過敏反應：

（1）皮疹：全身皮膚奇癢，出現紅色塊斑，抓破處色素沉著；並可伴有憋氣，心慌，上腹部隱痛，煩躁不安，呼吸急促等。

（2）藥熱：高燒達 39.5℃，大汗。

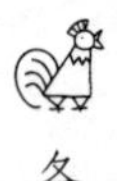

【備考】

（1）本品有潤腸滑腸作用，大便溏瀉及濕痰較重者不宜。

（2）蒽醌衍生物對肝臟有毒性作用。又能刺激大腸，使大便次數增多或腹瀉，並能驟減神經的時值，促進神經興奮，增加肌肉麻痺。

【主要參考文獻】

① 存喜．何首烏致眼部色素沉著 1 例．中國中醫眼科雜誌，1994, 4（1）：14

② 范冬梅，周志蓮．首烏片引起肝損害 1 例報告．白求恩醫科大學學報，1998, 24（3）：292

③ 李宗華，蓋德美，莊學仁．何首烏致肝臟損害．山東中醫雜誌，1998, 17（7）：311

④ 朱少丹．何首烏引起過敏反應 1 例．中草藥，1998, 29（9）：605

⑤ But PP, Tomlinson B, LeeKL. Hepatitis related to the Chinese medicine Shou–wu–pian manufactured from Polygonum mulfiflorum. *Vet Hum Toxicol* 1996, 38（4）：280

⑥ 王順年，藥物中毒手冊．北京：人民軍醫出版社，1997. 339

⑦ 李廣勛．中藥藥理毒理與臨床．天津：天津科技翻譯出版公司，1992.368

⑧ 蔡永紅．何首烏致上消化道出血 1 例．新疆中醫藥，1995（3）：31

⑨ 杜秀正．何首烏引起藥物熱．浙江中醫雜誌，1984（4）：158

伸筋草（Shenjincao）
HERBA LYCOPODII

石松科植物石松 *Lycopocium japonicum* Thunb. 的乾燥全草。微苦、辛，溫。歸肝、脾、腎經。祛風除濕，舒筋活絡。用於關節酸痛，屈伸不利。

【主要成分】

含石松鹼、棒石松鹼、伸筋草鹼、法氏石松鹼、石松靈鹼等生物鹼，還含香莢蘭酸、阿魏酸等酸性物質及伸筋醇、石松鹼、石松寧等三萜化合物。

【不良反應】

過敏反應：接觸性皮炎，表現為局部皮膚灼痛，關節紅腫，劇痛，多處關節處皮膚可見邊界清楚之紅斑，表面布滿大小不等的水疱及鬆弛性大疱。

【相互作用】

與青霉素、鏈霉素、氯霉素、磺胺類、新霉素、苯唑卡因、奎尼丁、硫柳汞、對苯二胺甲醛及碘造影劑合用，可致接觸性皮炎。

【備考】

孕婦及出血過多者忌服。

【主要參考文獻】

① 余傳隆，黃泰康，丁志遵等．中藥辭海（第 2 卷）．北京：中國醫藥科技出版社，1993. 312

② 雷載權，張廷模．中華臨床中藥學（上卷）．北京：人民衛生出版社，1998. 764

③ 李素萍．伸筋草致接觸性皮炎 1 例．中國皮膚性病學雜誌，1999（1）：37

含羞草（Hanxiucao）
HERBA MIMOSAE PUDICAE

豆科植物含羞草 *Mimosa pudica* L. 的全草。甘，寒，有毒。歸脾、肝經。清熱解毒，安神消積。用於腸炎，胃炎，失眠，小兒疳積，目熱腫痛，深部濃腫，帶狀疱疹。

【主要成分】

全草含黃酮苷、酚類、氨基酸、有機酸，另含含羞草鹼（Mimosine）、含羞草鹼 0-β-D-葡萄糖苷。葉含類似肌凝蛋白的收縮性蛋白。種子含油約 17%，性質類似大豆油，油中的脂肪酸組成為：亞麻酸，亞油酸，油酸，棕櫚酸和硬脂酸。另含不皂化物質，主要為甾醇。

【不良反應】

毒性反應：表現為突然脫髮，嘔吐，腹瀉，呼吸困難，血壓下降，心跳減弱，甚至停跳。

【備考】

1. 本品有小毒，有一定的麻醉作用，內服不宜過量，孕婦忌服。

2. 含羞草鹼為一種毒性氨基酸，結構與酪氨酸相似，其毒性作用是由於抑制了利用酪氨酸的酶系統，或代替了某些重要蛋白質中的酪氨酸的地位所致。

【主要參考文獻】

① 余傳隆，黃泰康，丁志遵等．中藥辭海（第 2 卷）．北京：中國醫藥科技出版社，1993. 333

② 雷載權，張廷模．中華臨床中藥學（下卷）．北京：人民衛生出版社，1998. 1526

③ 楊倉良．毒藥本草．北京：中國中醫藥出版社，1998. 824

④ 朱亞峰．中藥中成藥解毒手冊．第 2 版．北京：人民軍醫出版社，1998. 185

決明子（Juemingzi）
SEMEN CASSIAE

豆科植物決明 *Cassia obtusifolia* L. 或小決明 *Cassia tora* L. 的乾燥成熟種子。甘、苦、鹼，微寒。歸肝、大腸經。清熱明目，潤腸通便。用於目赤澀痛，羞明多淚，頭痛眩暈，目暗不明，大便秘結。

【主要成分】

含蒽醌類及萘駢吡喃酮類：大黃酚（Chrysophano1）、大黃素（Emodin）、蘆薈大黃素（Aloe-emodin）、大黃酸（Rhein）、大黃素葡萄糖苷、大黃素蒽酮、大黃素甲醚、決明素（0btusin）、橙黃決明素（Aurantio-obtusin），以及新月孢子菌玫瑰素（Rubrofusarin），決明松（Torachrysin）、決明內酯（Toralactone）等。

【不良反應】

過敏反應：唇舌麻木，皮膚瘙癢，噁心嘔吐，腹痛，腹瀉，喘憋，口唇紫紺等。

【備考】

本品可致輕瀉，便溏泄瀉者慎用。

【主要參考文獻】

① 余傳隆，黃泰康，丁志遵等．中藥辭海（第1卷）．北京：中國醫藥科技出版社，1993. 2245

② 雷載權，張廷模．中華臨床中藥學（上卷）．北京：人民衛生出版社，1998. 407

③ 魏緒增，陶忠玲．決明子引起過敏1例．中國鄉村醫藥 1998, 5（12）：32

辛　夷（Xinyi）
FLOS MAGNOLIAE

木蘭科植物望春花 *Magnolia biondii* Pamp、玉蘭 *Magnolia denudata* Desr. 或武當玉蘭 *Magnolia sprengeri* Pamp. 的乾燥花蕾。辛，溫。歸肺、胃經。散風寒，通鼻竅。用於風寒頭痛，鼻塞，鼻淵，鼻流濁涕。

【主要成分】

含揮發油（占0.26%，主為α-蒎烯）、黃酮類、生物鹼及木脂素類等。望春花花蕾之揮發油中有枸櫞醛、橘皮醛、丁香油酚、桉油精、松樹脂醇二甲醚等；其木脂素類有望春花素、法代玉蘭素等。玉蘭花花蕾的揮發油中有橙花叔醇、桉葉素、β-石竹烯、α-松油烯等；另外，本品還含有癸酸、維生素A類物質等。

【不良反應】

過敏反應：皮膚瘙癢，潮紅，出現蕁麻疹或點狀紅色丘疹，可伴有頭暈，心慌，胸悶不適，噁心等。

【備考】

1. 本品對子宮有收縮作用，孕婦用量不可過大。

2. 本品辛香性燥，對鼻腔黏膜血管有明顯收縮作用，萎縮性鼻炎慎用。

3. 鼻科疾病屬於實熱內盛、陰虛火旺、肺氣不足者，不宜單用；血虛、陰虛頭痛者忌用。

【主要參考文獻】

① 余傳隆，黃泰康，丁志遵等．中藥辭海（第 2 卷）．北京：中國醫藥科技出版社，1993. 368

② 雷載權，張廷模．中華臨床中藥學（上卷）．北京：人民衛生出版社，1998. 260

③ 金濤，段榮千．辛夷過敏反應 2 例．中藥通報，1986, 11（8）：57

④ 張守福，朱明．辛夷過敏 2 例報告．安徽中醫學院學報，1996, 15（2）：54

没　藥（Moyao）

MYRRHA

橄欖科植物沒藥樹 *Commiphora myrrha* Engl. 或同屬植物皮部滲出的油膠樹脂。苦、辛，平。歸肝經。散瘀止痛，消腫生肌。用於跌打損傷，心腹、筋骨諸痛，症瘕，經閉，癰疽腫痛，痔漏，目障。

【主要成分】

含樹脂，揮發油和樹膠。樹脂主要由樹脂酸組成，為 α-β-

罕沒藥酸，α–β–γ 沒藥酸，沒藥次酸及兩種酚性樹脂（α–罕沒藥酚，β–罕沒藥酚）；揮發油含對位異丙基甲醛，丁香酚，蒎烯，檸檬烯，桂皮醛，間苯甲酚，二戊烯，罕沒藥烯等；樹膠與阿拉伯膠相似，水解則生成阿拉伯糖，半乳糖及木糖等；還含有一種氧化酶。

【不良反應】

過敏反應：表現為皮膚潮紅，全身起錢幣樣皮疹或粟粒樣丘疹，奇癢難忍，或伴有惡寒發熱。

【相互作用】

1. 與青霉素類、鏈霉素、卡那霉素、頭孢菌素類、多黏菌素、紅霉素、丙脂十二烷基硫酸鹽、竹桃霉素、潔霉素、萬古霉素、新生霉素、四環素類、兩性霉素B、卷曲霉素、對氨基水楊酸、異煙肼、乙硫異煙胺、磺胺藥、呋喃坦啶、萘啶酸、非那西丁、丙璜舒、別嘌呤醇、酰胺咪嗪、呋喃苯胺酸、乙酰唑胺、肼苯噠嗪、甲基多巴、奎尼丁、普魯卡因酰胺、硫脲嘧啶、金制劑、a–糜蛋白酶、ATP、碘造影劑、阿托品、苯巴比妥、苯妥因鈉、汞劑合用，可產生藥熱。

2. 與青霉素類、鏈霉素、磺胺類、新霉素、苯唑卡因、奎尼丁、硫柳汞、對苯二胺甲醛、碘造影劑合用，可致接觸性皮炎。

【備註】

1. 胃弱者慎用。本品氣濁味苦，對胃有刺激，易致噁心嘔吐，故胃弱者慎用。

2. 孕婦及無瘀滯者應忌用。

【主要參考文獻】

① 余傳隆，黃泰康，丁志遵等．中藥辭海（第 2 卷）．北京：中國醫藥科技出版社，1993. 393

② 雷載權，張廷模．中華臨床中藥學（下卷）．北京：人民衛生出版社，1998. 1071

③ 李林峰，周勁松，李世蔭等．斑貼試驗確診中藥沒藥引起藥疹 1 例．中華皮膚科雜誌，1994, 27（1）：57

④ 崔振儒．沒藥致敏 1 例報導．中醫藥信息，1988（5）：34

⑤ 卞鴻楨，潘明生．服「沒藥」致過敏反應 2 例．中藥通報，1987（9）：53

⑥ 詹慧芬．服沒藥煎劑出現皮膚過敏反應 1 例．中國中藥雜誌，1996，21（11）：701

⑦ Lee TY, Lam TH. Myrrh is the putative allergen in bonesetter´s herbs dermatitis. *Contact dermatitis*. 1993, 29：279

沉　香（Chenxiang）
LIGNUM AQUILARIAE RESINATUM

瑞香科植物白木香 *Aquilania sinensis*（Lour.）Gilg 含有樹脂木材。辛、苦，微溫。歸脾、胃、腎經。行氣止痛，溫中止嘔，納氣平喘。用於胸腹脹悶疼痛，胃寒嘔吐呃逆，腎虛氣逆喘急。

【主要成分】

含揮發油，其中有苄基丙酮、對甲氧基苄基丙酮等，蒸餾後殘渣中含氫化桂皮酸、對甲氧基氫化桂皮酸等。還含色酮類化合物。

【不良反應】

過敏反應：口服後出現噁心，腸鳴和腹瀉；接觸其粉塵後皮膚黏膜水腫紅癢，有灼熱感，出現紅色皮疹，並伴有鼻黏膜乾澀，灼熱感，脹痛，耳道發癢，上呼吸道不適，輕微氣喘，頭痛，噁心，心慌等。

【備考】

本品辛溫助熱，故陰虛火旺者慎用。氣虛下陷者亦應慎用。

【主要參考文獻】

① 余傳隆，黃泰康，丁志遵等．中藥辭海（第 2 卷）．北京：中國醫藥科技出版社，1993. 398

② 雷載權，張廷模．中華臨床中藥學（上卷）．北京：人民衛生出版社，1998. 981

③ 邵秀琴．過量服用沉香粉致腹瀉 2 例．時珍國藥研究，1997, 8（2）：118

④ 劉懿．沉香引起過敏反應 1 例．中國中藥雜誌，1993, 18（5）：312

⑤ 孫逢國，艾廣鳳．炮製沉香出現過敏性皮疹 1 例．中國中藥雜誌，1996, 21（4）：251

附　子（Fuzi）
RADIX ACONITI LATERALIS PREPARATA

毛茛科植物烏頭 *Aconitum carmichaeli* Debx. 子根的加工品。辛、甘，大熱，有毒。歸心、腎、脾經。回陽救逆，補火助陽，逐風寒濕邪。用於亡陽虛脫，肢冷脈微，陽痿，宮冷，心腹冷痛，虛寒吐瀉，陰寒水腫，陽虛外感，寒濕痺痛。

【主要成分】

生附子成分類似川烏，含烏頭鹼（Aconitine）、次烏頭鹼（Hypaconitine）、塔拉胺（Talatisamine）、川烏鹼甲（Isotalatizidine）、川烏鹼乙（Karakoline）、消旋去甲基烏藥鹼（dl-demethyl coclaurine）、附子鹼（Fuziline）等。

【不良反應】

1. 毒性反應：參見川烏。

2. 過敏反應：用附子餅灸時，出現皮膚瘙癢或紅疹，並有頭昏乏力，口唇鼻癢，咽痛，胸悶，噁心，腹痛，四肢微麻等症狀。

【相互作用】

1. 與鏈霉素、卡拉霉素、呋喃妥因、異煙肼、長春花鹼、狂犬病疫苗及乙硫異煙肼合用，會加重口唇周圍及四肢麻木和感覺異常等。

2. 與阿托品、普魯本辛合用，可致瞳孔擴大。與銻劑、造影劑合用，可致瞳孔縮小。

3. 與強心苷、奎尼丁和普魯卡因胺合用，中毒可致頻發多源性室性期前收縮，房室干擾，心律失常，傳導阻滯，房室分離等，最後發展為阿－斯綜合徵而致死亡。

4. 與白消胺、環磷酰胺、氨甲喋呤、保泰松等合用可致呼吸困難。

5. 與青霉素類、鏈霉素、磺胺類、碘造影劑等合用，可致接觸性皮炎。

6. 與吳茱萸、威靈仙聯用，易出現附子中毒症狀。

【備考】

1. 本品含烏頭鹼，具有神經毒性，可使感覺神經、運動神經和延髓呼吸中樞、心血管中樞先興奮後抑制，還可直接作用於心肌，使心肌應激性增強。

2. 陰虛陽盛，真熱假寒及孕婦禁服。不宜與半夏、瓜蔞、貝母、白蘞、白及同用。

【主要參考文獻】

① 楊倉良．毒藥本草．北京：中國中醫藥出版社，1998. 671

② 武維恆，王少卿，譚運標等．急性中毒診療手冊．北京：人民衛生出版社，1999. 243

③ 吳春林．附子配伍吳茱萸致中毒 1 例．山西中醫，1996, 12（2）：27

④ 陳勇．附子威靈仙聯用易中毒．四川中醫，1997, 15（1）：39

⑤ 張健中．附子餅灸與烏頭鹼中毒．針灸學報，1992（5）：43

【8 畫】

青木香（Qingmuxiang）

RADIX ARISTOLOCHIAE

馬兜鈴科植物馬兜鈴 *Aristolochia debilis* Sieb. et Zucc. 的乾燥根。辛、苦，寒。歸肺、胃經。平肝止痛，解毒消腫。用於眩暈頭痛，胸腹脹痛，癰腫疔瘡，蛇蟲咬傷。

【主要成分】

含揮發油。其主要成分有馬兜鈴酮（Aristo1one）。並含馬兜鈴酸（A、B、C）（Aristolochic acid A, B, C）、馬兜鈴內酰胺

（Aristololactam）、7–羥基馬兜鈴酸 A、尿囊素（Allantoin）、木蘭花鹼（Magnoflorine）、青木香酸（Debilic acid）等。

【不良反應】

毒性反應：

（1）泌尿系統：少尿，或無尿，全身浮腫，或雙下肢浮腫，腹水，血尿素氮、血肌酐升高，蛋白尿、血尿等腎功衰竭的表現。

（2）消化系統：噁心嘔吐，進食即吐，腹脹，食慾不振，腹瀉或便秘，口乾等。

（3）神經系統：頭暈，全身痙攣、肌肉鬆弛、呼吸抑制等。

【備考】

1.本品毒性較馬兜鈴為低，所含馬兜鈴酸可阻斷神經節，呈箭毒樣作用，並對腎臟產生毒害。

2.青木香與木香名稱相似，而作用不同，不可混淆。另外，菊科植物原葉木香、膜緣木香、大理木香等的根亦以青木香命名入藥，與馬兜科植物的青木香屬同名異物，應予區別。

3.本品苦寒為之物，虛寒患者慎服。

【主要參考文獻】

① 馬元錚．大劑量青木香致腎功能衰竭 1 例．內科急危重症雜誌，1998, 4（1）：9

② 何福開．口服青木香致急性腎功能衰竭及治療 1 例報告．江西中醫藥，1995, 26（2）：25

③ 丁濤．中草藥不良反應及防治．北京：中國中醫藥出版社，1992.337

④ 朱亞峰．中藥中成藥解毒手冊．第 2 版．北京：人民軍醫出版社，1998. 399

青風藤（Qingfengteng）
CAULIS SINOMENII

防己科植物青藤 *Sinomenium acutum*（Thunb.）Rehd. et Wils. 及毛青藤 *Sinomenium acutum*（Thumb.）Rehd. et Wils. var.

cinereum Rehd. et Wils. 的乾燥藤莖。苦、辛，平。歸肝、脾經。祛風濕，通經絡，利小便。用治風濕痺痛，關節腫脹，麻痺瘙癢。

【主要成分】

莖和根含青藤鹼（Sinomenine）、雙青藤鹼（Disinomenine）、木蘭花鹼（Magnoflorine）、尖防己鹼（Acutumine）、四氫表小檗鹼（Sinactine）、異青藤鹼（Isosinomenine）、土杜拉寧（Tuduranine）、清風藤鹼（Sinoacutine）、dl–丁香樹脂酚（dl–Syringaresinol）、十六烷酸甲酯、N–去甲基尖防己鹼（A–cutumidine）、白蘭花鹼（Michelalbine）、光千金藤鹼（Stepharine）。又含β–谷甾醇、豆甾醇。青藤的莖含清風藤鹼甲（Sabianine A）等多種生物鹼。

【不良反應】

1. 毒性反應：

（1）血液系統：白細胞總數及粒細胞明顯減少。

（2）心血管系統：心率加快，血壓下降，甚至循環衰竭。

（3）呼吸系統：呼吸困難，甚至呼吸衰竭。

2. 過敏反應：主要表現為藥物性皮炎。

【備考】

1. 青風藤的常用量為 9～15 克。目前有多種青藤鹼製劑及注射液，以生物鹼的含量來定量。有報告所用劑量相當於總鹼 59～60 毫克而引起中毒。

2. 青藤鹼為一強烈組織胺釋放劑，引起皮疹與組織胺釋放有關。

3. 青風藤存在同名異藥，且採用品種較複雜，容易產生品種混用現象，應重視名稱與品種的規範化。

【主要參考文獻】

① 李清源，張欣．青風藤引起粒細胞缺乏症 3 例．陝西中醫，1989（9）：424

② 楊倉良．毒藥本草．北京：中國中醫藥出版社，1993. 405

③ 張乃崢等・金（Myochrysin）治療類風濕性關節炎的初步觀察・中華內科雜誌，1983, 22：149

青　黛（Qingdai）
INDIGO NATURALIS

爵床科植物馬藍 *Baphicacanthus cusia*（Nees）Bremek.、蓼科植物蓼藍 *Polygonum tinctorium* Ait. 或十字花科植物菘藍 *lsatis indigotica* Fort. 的葉或莖葉經加工製得的乾燥粉末或團塊。鹼，寒。歸肝經。清熱解毒，涼血，定驚。用於溫毒發斑，血熱吐衄，胸痛咳血，口瘡，痄腮，喉痺，小兒驚癇。

【主要成分】

含靛藍。

【不良反應】

過敏反應：外敷青黛後出現局部腫脹疼痛，皮膚瘙癢，高熱。

【主要參考文獻】

周柳娟・青黛致接觸性皮炎 2 例報告・廣西中醫藥，1989, 12（4）：37

苦杏仁（Kuxingren）
SEMEN ARMENIACAE AMARUM

薔薇科植物山杏 *Prunus armeniaca* L. var. *ansu* Maxim.、西伯利亞杏 *Prunus sibirica* L.、東北杏 *Prunus mandshurica*（Maxim.）Koehne 或杏 *Prunus armeniaca* L. 的乾燥成熟種子。苦，微溫；有小毒。歸肺、大腸經。降氣止咳平喘，潤腸通便。用於咳嗽氣喘，胸滿痰多，血虛津枯，腸燥便秘。

【主要成分】

含苦杏仁苷（Amygdalin），水解產生氫氰酸、苯甲酸，並含脂肪油，氨基酸、膽甾醇、雌酮（Estrone）、雌二醇。此外，尚含苦杏仁酶（Emulsin）、苦杏仁苷酶（Amygdalase）、櫻苷酶（Prunase）等。

【不良反應】

毒性反應：

（1）消化系統：流涎，上腹不適，腹瀉腹痛，噁心，嘔吐。

（2）中樞神經系統：頭痛頭昏，乏力，煩躁不安，意識模糊，神志不清，甚至昏迷，瞳孔對光反應遲鈍，雙眼上翻，口吐白沫，多汗，手足輕微抽搐，牙關緊閉。

（3）呼吸系統：呼吸困難，慢而不整，雙肺有彌漫性乾鳴音。嚴重者呼吸微弱，最後可因呼吸麻痺而死亡。

（4）心血管系統：紫紺，胸悶，心悸，血壓可有暫時性升高，繼而下降，脈搏減慢，心音低鈍無力，節律不整，心電圖顯示異位心律、快速心房纖顫。

（5）其他：部分中毒病例可出現多發性神經炎表現，四肢遠端疼痛，觸覺遲鈍，腱反射減弱或消失等。

【相互作用】

1. 與阿托品、普魯本辛合用，可加重神經系統的毒副反應，致瞳孔擴大。

2. 與白消胺、環磷酰胺、氨甲喋呤、爭光霉素、肼苯噠嗪、六羥季胺、美加明、呋喃妥因、麥角新鹼、口服避孕藥、氯噻嗪、保泰松合用可致呼吸困難。

3. 與硫酸亞鐵、磺胺類、氨茶鹼、制酸藥、洋地黃類及左旋多巴合用，可致噁心嘔吐腹瀉。

4. 與利血平合用，可致流涎。

5. 與丙咪嗪、氯丙嗪、溴苄銨及異搏停合用，可引起血壓降低。

6. 與苯巴比妥、普魯卡因合用時，可加重呼吸中樞抑制現象。

7. 與可待因合用時，可使呼吸中樞過度抑制，並損害肝功能。

8. 杏仁在酸性介質中加速氰化物的形成，增加中毒危險，故不宜與酸性藥物同時服用。

【備考】

1. 苦杏仁苷酶，水解後生成氫氰酸，它是毒性劇烈、活性高、作用快的細胞原漿毒，能使組織細胞無法利用紅細胞攜帶的氧，引起細胞內窒息，產生細胞中毒性缺氧症。中樞神經系統是氰化物毒性作用的主要靶器官之一，作用是先興奮後麻痺，呼吸麻痺是中毒致死的主要原因。

2. 陰虛咳嗽及大便溏瀉者忌服。

【主要參考文獻】

① 余傳隆，黃泰康，丁志遵等 · 中藥辭海（第 2 卷）· 北京：中國醫藥科技出版社，1993. 157

② 雷載權，張廷模 · 中華臨床中藥學（下卷）· 北京：人民衛生出版社，1998. 1361

③ 劉改英，葛孝華 · 小兒苦杏仁中毒的血氣特點 · 實用兒科臨床雜誌，1998, 13（1）：3

④ 譚福珍。急性苦杏仁中毒 1 例報告 · 中國工業醫學雜誌，1994, 7（3）：174

⑤ 楊垠蔚 · 氣管插管搶救苦杏仁中毒成功 1 例報告 · 寧夏醫學雜誌，1992（2）：120

⑥ 李旭豐，楊靜，馬文龍 · 苦杏仁中毒致嚴重心律失常 2 例分析 · 中國農村醫學，1997, 25（12）：27

⑦ 李林，巴圖 · 苦樹皮治苦杏仁中毒 2 例 · 內蒙古中醫藥，1997, 16（1）：30

⑧ 姜國峰 · 苦杏仁過量引起中毒嚴重 1 例 · 四川中醫，1988（11）：封三

苦　參（Kushen）

RADIX SOPHORAE FLAVESCENTIS

豆科植物苦參 *Sophora fiavescens* Ait. 的根。苦，寒。歸心、肝、胃、大腸、膀胱經。清熱，燥濕，殺蟲，利尿。用於熱痢，便血，黃疸，尿閉，赤白帶下，陰腫陰癢，濕疹，濕瘡。皮膚瘙癢，疥癬麻風；外治滴蟲性陰道炎。

【主要成分】

含多種生物鹼：苦參鹼（Matrine）、氧化苦參鹼（Oxymatrine）、槐花醇（Sophoranol）、L-臭豆鹼（L-Anagyrine）、槐果鹼（Sophocarpine）、異槐果鹼（Isosophocarpine）等。還含黃酮類、皂苷、氨基酸、脂肪酸等。

【不良反應】

1. 過敏反應：可引起麻疹樣藥疹。

2. 毒性反應：頭暈目眩，噁心，嘔吐，胸悶，出冷汗，面色蒼白，全身乏力，流涎，步態不穩，脈搏加快，呼吸急促。嚴重者可見四肢痙攣抽搐，言語不利，張口困難。呼吸不規則，以致呼吸衰竭而死亡。

【相互作用】

1. 與北豆根同用時，可加重心臟傳導阻滯和其他不良反應，因兩者含有某些相同組分（苦參鹼、氧化苦參鹼）。

2. 與藜蘆配伍，可加重心律失常，血壓下降等毒性反應。

【備考】

1. 苦參所致毒性反應，與大劑量服藥有關。

2. 中毒成分主要是苦參鹼，對中樞神經系統有毒害作用，先興奮而後麻痺。

【主要參考文獻】

① 趙宏宇，胡淼．苦參致麻疹樣藥疹 2 例報告。臨床皮膚科雜誌，1997, 26（5）：343

② 王忠山．過量服用苦參煎液致急性中毒 1 例．中國中藥雜誌，1993（4）：247

③ 王世民，葉長春．大劑量苦參致痙攣 1 例報告．河南中醫，1995, 15（4）：225

④ 楊倉良．毒藥本草．北京：中國中醫藥出版社，1998. 309

⑤ 賈公孚，謝惠民．中西藥相互作用與聯合用藥．長沙：湖南科學技術出版社，1987. 37

苦楝皮（Kulianpi）
CORTEX MELIAE

楝科植物楝 *Melia azedarach* L. 或川楝 *Melia toosendan* sieb. et Zucc. 乾燥的根皮及樹皮。苦，寒；有毒。歸肝、脾、胃經。驅蟲，療癬。用於蛔蟯蟲病，蟲積腹痛；外治疥癬，瘙癢。

【主要成分】

含多種苦味的三萜類成分：苦楝素（即川楝素 Toosendanin），苦內酯（Kulacton）、苦洛內酯（Kulolactone）、苦里酮（Kulinone）、苦內酸甲酯（Methykulonate）等。還有正三十烷（Triacontane）、β-谷甾醇（β-Sitosterol）、葡萄糖和其他微量成分。

【不良反應】

1. 毒性反應：

（1）循環系統：心悸，頭暈，血壓下降，室性心動過速，心房纖顫，頻發性室性期前收縮及心肌損害，三度房室傳導阻滯；白細胞數升高，中性粒細胞增多。

（2）神經系統：頭痛，頭暈，嗜睡，煩躁不安，說話及吞咽困難，口唇及全身皮膚發麻，視力下降，睜眼困難，復視，視力模糊，視野縮小，四肢運動障礙，抽搐，痙攣及疼痛；譫妄，神志不清，昏迷。

（3）消化系統：噁心，嘔吐，食慾不佳，腹痛，腹瀉，中毒性肝炎，內臟出血。

（4）呼吸系統：胸悶，氣促，呼吸困難，甚至呼吸衰竭。

2. 過敏反應：直接接觸可致過敏性皮炎，出現皮膚瘙癢，潮紅，腫脹，疱疹，紅斑。

【相互作用】

苦楝素與山道年均具有肝毒性，兩者合用可加重其毒性反應。

【備考】

1.苦楝皮的有毒成分主要為苦楝素。苦楝素的口服半衰期為25小時，易蓄積。故給藥時間間隔要長，維持量宜小，否則短期內重複給藥易引起蓄積中毒。

2.苦楝素的胃腸刺激性較重。體弱及脾胃虛寒者忌服，胃潰瘍患者禁用。

3.苦楝皮常用量乾品為6～10克，鮮品為15～30克。製藥或用新鮮苦楝皮時，必須剝淨表面紅皮。

【主要參考文獻】

① 郭曉莊．有毒中草藥大辭典．天津：天津科技翻譯出版公司，1994. 296

② 李宗球．急性苦楝素中毒2例．中西醫結合實用臨床急救，1996, 3（7）：325

③ 林祖鑫．苦楝樹皮引起接觸性皮炎1例報告．臨床皮膚科雜誌，1995（5）：274

④ 唐雲鵬．服用過量苦楝皮致雙眼視力下降1例報告．中國中醫眼科雜誌，1993（1）：38

⑤ 馮家炳，鄧伯祥．急性苦楝子中毒13例臨床分析．中華內科雜誌，1964, 12（11）：1064

⑥ 王永慶，閔嗣蘊．苦楝皮根煎劑中毒的探討．中醫雜誌，1965（11）：40

⑦ Kiat TK. Melia azedarach poisoning. *Singapore Med J* 1969, 10（1）：24

板藍根（Banlangen）

RADIX ISATIDIS

十字花科植物菘藍 *Isatis indigotica* Fort. 的根。苦，寒。歸心、胃經。清熱解毒，涼血利咽。用於溫毒發斑，痄腮，喉痺，爛喉丹痧，大頭瘟疫，丹毒，癰腫。

【主要成分】

含靛苷(Indoxyl-β-glucoside)、β-谷甾醇、靛紅(Isatin)、芥子苷，又含植物性蛋白，樹脂狀物，糖類，氨基酸等。

【不良反應】

毒性反應：

（1）消化系統：致上消化道出血，表現為黑便，伴嘔吐咖啡樣物。

（2）血液系統：溶血，鞏膜及全身皮膚黃染，貧血貌，醬油樣小便。

【主要參考文獻】

① 劉玉蛟．板藍根引起上消化道出血 1 例報告．新醫藥通訊，1973（6）：22

② 張莫從．口服板藍根乾糖漿致溶血反應 1 例．陝西中醫，1997, 18（11）：522

枇杷葉（Pipaye）
FOLIUM ERIOBOTRYAE

薔薇科植物枇杷 *Eriobotrya japonica*（Thunb.）Lindl 的乾燥葉。苦，微寒。歸肺、胃經。清肺止咳，降逆止嘔。用於肺熱咳嗽，氣逆喘急，胃熱嘔逆，煩熱口渴。

【主要成分】

含揮發油，主成分為橙花叔醇（Nerolidol）和金合歡醇（Farnesol），並含苦杏仁苷（Amygdalin），熊果酸，齊墩果酸，酒石酸，檸檬酸，蘋果酸，鞣質，維生素 B、維生素 C 等。又含山梨糖醇（Sorbitol）。

【不良反應】

過敏反應：鮮葉煎服，未經濾毛，致嚴重喉頭水腫。

【備考】

本品宜先炮製去毛。胃寒嘔吐及肺感風寒咳嗽者忌服。

【主要參考文獻】

萬國慶．枇杷葉毛致嚴重喉頭水腫 1 例報告．中藥通報，1985, 10（8）：30

昆明山海棠（Kunmingshanhaitang）
HERBA TRIPTERYGII HYPOGLAUCI

衛矛科植物昆明山海棠 *Tripterygium hypoglaucum*（levl.）Hutch 的全株或根皮。苦、澀，溫；有毒。歸肝、脾經。祛風除濕、活血通絡、止痛消腫，續筋接骨，殺蟲。用於風濕疼痛、跌打損傷、骨折、牛皮癬、痲風等。

【主要成分】

與雷公藤相似，含萜類、生物鹼、色素等，如雷公藤內酯醇（Triptolide）、雷公藤異內酯（Tripterolide）、雷公藤內酯甲（Wilforlide A）、雷公藤次鹼（Wilforine）等。尚含β−谷甾醇、糖。

【不良反應】

1. 過敏反應：皮膚瘙癢，出現藥疹，呈紅色丘疹、蕁麻疹、猩紅熱樣或紫癜樣。

2. 毒性反應：

（1）神經系統：頭暈，頭痛，四肢發麻，乏力，肌肉酸痛，煩躁不安，精神亢進，幻覺，嚴重者可有陣發性強直性驚厥，神志不清。

（2）消化系統：胃部燒灼感，噁心嘔吐，腹痛，腹瀉，消化道散在性出血糜爛和壞死，大便帶血和壞死組織，並可出現肝腫大，黃疸。

（3）心血管系統：脈弱而慢，心律不整，期前收縮，初期血壓下降，後期可有暫時性升高，心電圖顯示心肌勞損的異常改變，嚴重者可因循環衰竭而死亡。

（4）呼吸系統：呼吸急促，紫紺，嚴重者可出現肺水腫，呼吸停止。

（5）泌尿系統：膀胱下墜感，尿意頻繁，血尿，蛋白尿，尿閉，甚至急性腎功能衰竭。

（6）生殖系統：婦女月經稀少，甚至經閉；男性精子計數、活動度與活動率明顯下降。

（7）其他：體溫升高，毛髮脫落。

【備考】

1. 據本品毒性成分研究表明，以雷公藤甲素（即雷公藤內酯醇）的毒性最大，但其含量僅為雷公藤的1／10，它對口腔及胃腸黏膜有強烈的刺激作用，對神經、心血管、呼吸系統及肝臟均有一定毒性。

2. 本品引起中毒的事件頗多，宜慎用，孕婦及體弱者忌服。

【主要參考文獻】

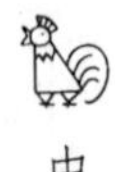

① 劉麗萍，李智泉．昆明山海棠片引起藥源性肝損害1例．藥學情報通訊，1994, 12（2）：68

② 胡明燦．謹防昆明山海棠片引起的不良反應．光明中醫，1995（6）：36

③ 寧旺榕．昆明山海棠片引起不良反應1例．中草藥，1998, 29（12）：823

④ 徐常木，魏香榮．服昆明山海棠片出現過敏反應1例．中國中藥雜誌，1996, 21（12）：755

⑤ 王正文。大劑量口服昆明山海棠片中毒死亡1例．中國皮膚性病學雜誌，1994, 8（2）：105

⑥ 舒尚義．昆明山海棠毒性及毒性成分的研究．雲南中醫雜誌，1983, 4（6）：42

使君子（Shijunzi）
FRUCTUS QUISQUALIS

使君子科植物使君子 *Quisqualis indica* L. 的乾燥成熟果實。甘，溫。歸脾、胃經。殺蟲消積。用於蛔蟲蟯蟲病，蟲積腹痛，小兒疳積。

【主要成分】

含使君子酸鉀（Potassium Quisqualate），並含脂肪油20%

～27%（油中含油酸 48.2%、棕櫚酸 29.2%、硬脂酸 9.1%、亞油酸 9.0%、肉豆蔻酸 4.5%、花生酸、甾醇），尚含蔗糖、葡萄糖、果糖、戊聚糖、蘋果酸、檸檬酸、琥珀酸、生物鹼等。

【不良反應】

1. 毒性反應：大量服用能引起呃逆、眩暈、嘔吐等胃腸道反應。與熱茶同飲可致呃逆、腹瀉。嚴重者可引致抽搐、呼吸困難、血壓下降，甚至死亡。

2. 過敏反應：較少見，出現紫紅色皮疹，並伴局部灼熱，瘙癢；血尿。口服生使君子，可引起過敏性紫癜。

【備考】

1. 使君子常見的胃腸道反應與服用量超量，同服熱茶有關。掌握適當劑量可避免。

2. 2 例過敏性紫癜及 1 例過敏性腎炎均為生服使君子肉引起，可能是毛細血管對使君子肉所含某些物質發生過敏反應所致。

【主要參考文獻】

① 戴儉哨．生使君子口服引起過敏性紫癜 1 例報告．青海醫藥雜誌，1989（4）：7

② 孫燮鑫．口服生使君子肉引起過敏性紫癜 1 例報告．中級醫刊，1982（5）：33

③ 胡修行．口服生使君子肉致過敏性腎炎 1 例．四川醫學，1984, 5（4）：256

④ 陳冀勝等．中國有毒植物．北京：科學出版社，1987.169

金不換（Jinbuhuan）

RADIX STEPHANIAE SINICAE

防己科植物華千金藤 *Stephania sinica* Diels 的塊根。苦，寒。清熱解毒，健胃止痛，散瘀消腫。用於外感咳嗽，咽痛，口舌生瘡，嘔吐腹瀉，痢疾，胃痛，癰疽腫痛，跌打損傷。

【主要成分】

根含左旋延胡索乙素（四氫掌葉防己鹼，levo-tefrahydropalmafine）約 1%，尚含黃酮苷、氨基酸、有機酸、糖類和酚類。

【不良反應】

1. 毒性反應：

（1）肝臟損害：表現為黃疸，急性肝炎，肝大，肝功能損害，於服藥後 7～52 週發生。肝活體組織檢查顯示輕度肝炎，中度纖維化和小泡狀脂肪變性。

（2）心血管系統：心動過緩，血壓升高。

（3）神經系統：中樞神經系統抑制。

（4）呼吸系統：呼吸減慢、抑制。

（5）消化系統：嘔吐，腹痛。

（6）其他：發熱，疲乏，腰痛，血尿等。

2. 過敏反應：皮膚瘙癢。

【備考】

1. 金不換的主要有毒成分為左旋延胡索乙素，它是一種強有力的神經活性物質。

2. 其中毒症狀一般於停藥 2～30 週後緩解。

3.「金不換」是多種草藥的異名，包括三七，土大黃，大金牛草，千層塔，牛西西，白接骨，地不容，虎頭焦，南朮香，菊三七等。需注意鑒別。

【主要參考文獻】

① Picciotto A，Campo N, Brizzolara R, et al. Chronic hepatitis induced by Jin Bu Huan. *J Hepatol* 1998, 28（1）：165

② Horowitz RS, Feldhaus K, Dart RC, et al. The clinical spectrum of Jin Bu Huan toxicity. *Arch Intern Med* 1996, 156（8）：899

③ Woolf GM, Petrovic LM, Rojter SE, et al. Acute heptitis associated with the Chinese herbal product jin bu huan. *Ann Intern Med* 1994, 121（10）：729

④ Jin bu huan toxicity in adults–Los Angeles, 1993. *MMWR Morb Mortal Wkiy Rep* 1993, 42（47）：920

⑤ Jin bu huan toxicity in children–Colorado, 1993, *MMWR Morb Mortal Wkiy Rep* 1993, 42（33）：633

金果欖（Jinguolan）
RADLX TINOSPORAE

防己科植物金果欖 *Tinospora capillipes* Gagnep. 或青牛膽 *Tinospora sagittata*（Oliv.）Gagnep. 的乾燥塊根。苦，寒。歸肺、大腸經。清熱解毒，利咽，止痛。用於咽喉腫痛，癰疽疔瘡，泄瀉，痢疾，脘腹熱痛。

【主要成分】

含掌葉防己鹼（Palmatine）和咖倫賓（Columbin）、金果欖苷（Tinoside）。

【不良反應】

服用過量引起黃疸：面額色黃晦暗，鞏膜塗黃，全身膚色嚴重黃滯，小便深黃，大便灰白，並伴有谷丙轉氨酶升高。

【備考】

本品內服量為 3～9 克，並脾胃虛弱者慎用。本例因連續服用 500 多克致黃疸。估計是過量用藥致蓄積中毒。

【主要參考文獻】

李珍．金果欖過量引起黃疸．浙江中醫雜誌，1982（3）：144。

金錢草（Jinqiancao）
HERBA LYSIMACHIAE

報春花科植物過路黃 *Lysmachia christinae* Hance 的全草。甘、鹼，微寒。歸肝、膽、腎、膀胱經。清熱利濕，通淋，消腫。用於熱淋，沙淋，尿澀作痛，黃疸尿赤，癰腫疔瘡，毒蛇咬傷；肝膽結石，尿路結石。

【主要成分】

含酚類、甾醇、黃酮類、氨基酸、鞣質、揮發油、膽鹼及無機鹽等。

【不良反應】

過敏反應：皮膚瘙癢，出現紅色斑丘疹。偶見白細胞減少現象，停藥後自行恢復。

【主要參考文獻】

① 徐振華．煎服金錢草過敏2例．實用中醫藥雜誌，1994, 10（2）：35

② 謝宗萬等．關於金錢草問題．中藥通訊，1959（1）：26

金櫻子（Jinyingzi）
FRUCTUS ROSAE LAEVIGATAE

薔薇科植物金櫻子 *Rosa Laevigata* Michx. 的乾燥成熟果實。本植物的根（金櫻根）亦供藥用。酸、甘、澀，平。歸腎、膀胱、大腸經。固精縮尿，澀腸止瀉。用於遺精滑精、遺尿尿頻、崩漏帶下、久瀉久痢。

【主要成分】

果實含檸檬酸、蘋果酸、鞣質、樹脂、維生素C、皂苷17.12%；另含豐富糖類：還原糖60%（果糖33%），蔗糖1.9%，少量澱粉。根皮含豐富的鞣質。

【不良反應】

1. 毒性反應：服用大量金櫻根所致，表現為腹痛、腹瀉、血水樣便。

2. 過敏反應：紅色丘疹，皮膚蟻行感。局部應用可致接觸性皮炎。

【備考】

金櫻子的毒性反應可能由於新鮮根皮中含大量鞣質，對消化道黏膜的強烈刺激所致。

【主要參考文獻】

① 何水清．金櫻子引起過敏反應1例．江西中醫藥，1988（5）：61

② 王賢金．金櫻根中毒致急性出血性腸炎1例報告．中國農村醫學，1989（8）：43

③ 莊亦仁．金櫻子致接觸性皮炎1例報告．浙江中醫雜誌，1992, 27（12）：560

乳　香（Ruxiang）
OLIBANUM

橄欖科乳香樹屬植物卡氏乳香樹 *Boswellia carterii* Birdw、藥膠香樹 *Boswellia bhawdajiana* Birdw. 或野乳香樹 *Boswellia neglecta* M. Moore 的樹幹皮部傷口處滲出的油膠樹脂。辛、苦，溫。歸肝、心、脾經。活血止痛，消腫生肌，調經。用於心腹諸痛，筋脈拘攣，跌打損傷，瘡癰腫毒，痛經，產後瘀血刺痛。

【主要成分】

含樹脂 60%～70%，樹膠 27%～35%，揮發油 3%～8%。樹脂的主要成分為：游離 α, β–乳香酸，結合乳香脂酸，乳香樹脂烴；樹膠為阿糖酸的鈣鹽和鎂鹽，西黃芪膠黏素；此外，尚含苦味質，揮發油含蒎烯、消旋一檸檬烯及 α、β–水芹烯，其主要芳香成分未明。

【不良反應】

過敏反應：表現為全身瘙癢難忍，布滿粟粒樣紅丘疹，面部紅赤，耳部紅腫，煩躁不安。

【相互作用】

1. 與青霉素類、鏈霉素、卡那霉素、頭孢菌素素類、多黏菌素、紅霉素、丙脂十二烷基硫酸鹽、竹桃霉素、潔霉素、萬古霉素、新生霉素、四環素類、兩性霉素 B、卷曲霉素、對氨基水楊酸、異煙肼、乙硫異煙胺、磺胺藥、呋喃坦啶、萘啶酸、非那西丁、丙磺舒、別嘌呤醇、酰胺咪嗪、呋喃苯胺酸、乙酰唑胺、肼苯噠嗪、甲基多巴、奎尼丁、普魯卡因酰胺、硫脲嘧啶、金制劑、α–糜蛋白酶、ATP、碘造影劑、阿托品、苯巴比妥、苯妥因鈉、汞劑合用，可產生藥熱。

2. 與青霉素類、鏈霉素、磺胺類、新霉素、苯唑卡因、奎尼丁、硫柳汞、對苯二胺甲醛、碘造影劑合用，可致接觸性皮炎。

【備考】

1. 胃弱者慎用。本品氣濁味苦，對胃有刺激性，易致噁心嘔吐，故胃弱者慎用。

2. 孕婦及無瘀滯者忌用。乳香辛香走竄，活血化瘀，有滑胎治婦人難產的作用，故凡無氣血瘀滯者及孕婦慎用，以免引起流產及耗傷氣血。

【主要參考文獻】

① 余傳隆，黃泰康，丁志遵等．中藥辭海（第 2 卷）．北京：中國醫藥科技出版社，1993. 953

② 雷載權，張廷模．中華臨床中藥學（下卷）．北京：人民衛生出版社，1998. 1068

③ 李超．乳香過敏．四川中醫，1987（5）：38

【9 畫】

荊　芥（Jingjie）

HERBA SCHIZONEPETAE

唇形科植物荊芥 *Schizonepeta tenuifolia* Brig. 的地上部分。辛，微溫。歸肺、肝經。解表，散風，透疹。用於感冒，頭痛，麻疹，風疹，瘡瘍初起。炒炭治便血，崩漏，產後血暈。

【主要成分】

含揮發油 1.8%，油中主要成分為右旋薄荷酮（d–Menthone）、消旋薄荷酮、少量右旋檸檬烯（d–Limonene）。

【不良反應】

過敏反應：表現為眼瞼浮腫，皮膚紅色丘疹或暗紅色斑點，烘熱，瘙癢，並可伴有胸悶，腹痛，噁心，嘔吐，腹瀉。

【相互作用】

《葦航紀談》謂「凡服荊芥風藥，忌食魚」。有報導服荊芥後食魚蝦可引起其過敏反應。

【主要參考文獻】

① 朱德祥．荊芥引起過敏反應 1 例．山東中醫雜誌，1989（1）：11

② 侯昕．服荊芥後食魚蝦致過敏反應 2 例．中國中藥雜誌，1990（2）：54

草　烏（Caowu）
RADIX ACONITI KUSNEZOFFII

為毛茛科植樹物北烏頭 *Aconitum kusnezoffii* Reichb. 的乾燥塊根。辛、苦，熱；有大毒。歸心、肝、腎、脾經。祛風除濕，溫經止痛。用於風寒濕痺，關節疼痛，心腹冷痛，寒疝作痛，麻醉止痛。

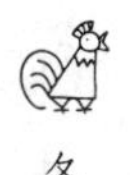

【主要成分】

含烏頭鹼（Aconitine）、海帕烏頭鹼（Hypaconitine）、美沙烏頭鹼（Mesaconitine）、去氧烏頭鹼（Deoxyaconitine）、北烏頭鹼（Beiwutine）。

【不良反應】

毒性反應：

（1）血管系統：自覺胸部有壓迫感或胸悶、心悸，血壓下降，甚至測不出；各種類型的心律失常，包括竇性心動過緩、竇性停搏、房性早搏、房顫、多源性室性早搏、頻發室性早搏呈二聯律、三聯律、扭轉型室性心動過速、室撲、室顫、房性傳導阻滯、左束支傳導阻滯，並可導致休克，甚至死亡。

（2）神經系統：烏頭鹼對神經末梢及中樞神經系統均有先興奮後抑制作用。表現為口舌、四肢及全身麻木，口腔或全身燒灼感，頭暈，面色蒼白，出汗，四肢厥冷，煩躁不安，繼而四肢抽搐，強直，嗜睡，譫妄，神志不清。個別病例出現四肢癱瘓。

（3）消化系統：流涎，吞咽困難，噁心嘔吐，甚至口吐白沫，或嘔吐咖啡樣胃內容物，解黑色稀便；上腹劇痛，腹瀉。

（4）呼吸系統：氣短，呼吸困難，紫紺等，最終可因呼吸麻痺而死亡。

（5）泌尿系統：尿少，排尿困難，尿閉，甚至致急性腎功能衰竭。

（6）其他：個別病例出現視物模糊，失明，耳鳴。

【相互作用】

參見川烏條。

【備考】

參見川烏條。

【主要參考文獻】

① 余傳隆，黃泰康，丁志遵等．中藥辭海（第1卷）．中國醫藥科技出版社，1993. 1237

② 韓愛玲，袁劍萍．烏頭鹼中毒致嚴重心律失常32例分析．西北藥學雜誌，1999, 14（4）：169

③ 蕭芳；楊壁卿；劉俊．烏頭鹼類藥物中毒30例臨床分析．河南醫科大學學報，1994, 29（2）：175

④ 叢旭滋，羅國鑒．烏頭類藥物中毒的心律失常．中醫藥學，1995（4）：15

⑤ 張穎，周玉華。烏頭鹼中毒致心律失常68例臨床分析．中國危重病急救醫學，1999, 11（5）：319

⑥ 李軍．烏頭鹼中毒致心律失常40例臨床分析．廣東醫學院學報，1999, 17（1）：58

⑦ 和立．草烏致急性腎功能衰竭．中華腎病雜誌，1987, 3（1）：51

茵　陳（Yinchen）

HERBA ARTEMISIAE SCOPARIAE

菊科植物濱蒿 *Artemisia scoparia* Wadst. et Kit.、茵陳蒿 *Artemisia capillaris* Thunb. 的地上部分。苦，辛、涼。歸脾、胃、肝、膽經。清濕熱，退黃疸。用於黃疸，尿少，濕瘡瘙癢；傳染性黃疸型肝炎。

【主要成分】

含蒿屬香豆精（Scoparone），即6, 7–二甲氧基香豆精（6, 7–Dimethoxycoumarin）、綠原酸（Chlorogenic acid）和咖啡酸（Caffeic acid）等，尚含揮發油、脂肪酸、灰分及多種酮類成分。

【不良反應】

毒性反應：

（1）神經系統：頭痛，眩暈，上肢麻木震顫，頻發一過性暈厥。

（2）心血管系統：胸悶，心悸，心律失常，如頻發性室性期前收縮，尖端扭轉性室速，竇性心動。過緩，竇性停搏，交界區逸搏心律，陣發性快速房顫等。

（3）消化系統：噁心，嘔吐，胃脘部灼熱疼痛，飽脹感。

【備考】

1. 茵陳的常用量為9～15克。引起中毒的病例，服藥劑量均在15～30克之間，劑量偏大。

2. 茵陳致心律失常機制可能是：①心肌中毒性局灶性損害，特別是傳導組織的電生理特性改變，K^{+}、Ca^{++}等離子跨膜運動障礙，起源和傳導異常。②胃腸道反應和神經病變致頻繁嘔吐，出汗，引起電解質丟失，進一步促進了心律失常的複雜化。

【主要參考文獻】

① 王變珍，石焱，郭果林．茵陳中毒致混合性心律失常3例．山西醫藥雜誌，1996, 25（1）：74

② 周建芽．服茵陳蒿湯劑出現急性胃炎1例．中國中藥雜誌，1997, 22（5）：314

③ 陳季強，唐法娣．藥源性疾病基礎與臨床．北京：人民衛生出版社，1997. 616

④ 石光生．茵陳棗湯治療引起心律紊亂及阿一斯氏綜合征2例．中華內科雜誌，1961, 9（7）：439

茯　苓（Fuling）

PORIA

多孔菌科真菌茯苓 *Poria cocos*（Schw.）Wolf 的乾燥菌核。甘、淡，平。歸心、肺、脾、腎經。利水滲濕，健脾寧心。用於水腫尿少，痰飲眩悸，脾虛食少，便溏泄瀉，心神不安，驚悸失眠。

【主要成分】

含 β–茯苓聚糖（β–Pachyman）約占乾重 93%，三萜類化合物乙酰茯苓酸（Pachymic acid）、茯苓酸（Tumulosic acid），3β–羥基羊毛甾三烯酸（3β–Hydroxylanosta–7.9（11），24–trien–21–oilacid）。

【不良反應】

過敏反應：

（1）皮疹：全身紅色丘疹，瘙癢。

（2）過敏性哮喘：因接觸茯苓粉末所致。鼻咽部作癢，大量清涕，胸悶，氣短，喘息，張口抬肩，呼吸急促，冷汗出，口唇紫紺，雙肺滿布哮鳴音。

（3）噁心嘔吐，腹痛腹瀉。

【備考】

虛寒精滑或氣虛下陷者忌服本品。忌與米醋同服。

【主要參考文獻】

① 郭新娥，王樹凡．茯苓致腹絞痛 1 例．江蘇中醫，1996, 17（7）：11

② 趙泰濟．茯苓致支氣管哮喘 1 例．中國醫院藥學雜誌，1998, 18（3）：141

③ 申志強．中藥致敏 3 例報告．藥學通報，1986（6）354～355

南瓜子（Nanguazi）

SEMEN CUCURBITAE

葫蘆科植物南瓜 *Cucurbita moschata* Duch. 的種子。甘，

平。歸脾、胃、大腸經。用於絛蟲病，蛔蟲病，產後手足浮腫，百日咳，痔瘡。

【主要成分】

含南瓜子氨酸（Cucurbitine）、脂肪油、蛋白質及維生素 A、維生素 B_1、維生素 B_2、維生素 C，又含胡蘿蔔素（Carotene）。脂肪油中的主要成分為亞麻仁油酸、油酸、硬脂酸等的甘油酯。

【不良反應】

過敏反應：口服可致過敏性休克：胸悶，氣喘，頭暈，腹痛，四肢無力，煩躁不安，呼吸急促，面色蒼白，口唇紫紺，四肢涼，血壓下降，並伴發蕁麻疹。

【備考】

內服南瓜子很少有不良反應，本例個案未能排除由其他調味劑所致。

【主要參考文獻】

呂俊榮．南瓜子致過敏 1 例．濱州醫學院學報，1996, 19（4）：385

枸杞子（Gouqizi）
FRUCTUS LYCII

茄科植物寧夏枸杞 *Lycium barbarum* L. 的成熟果實。甘，平。歸肝、腎經。滋補肝腎，益精明目。用於虛勞精虧，腰膝酸痛，眩暈耳鳴，內熱消渴，血虛萎黃，目昏不明。

【主要成分】

含胡蘿蔔素、硫胺素、核黃素、煙酸、抗壞血酸及 β—谷甾醇、亞油酸等及多種氨基酸和微量元素。

【不良反應】

1. 過敏反應：皮膚潮紅，瘙癢，蕁麻疹樣風團，伴有噁心嘔吐。

2. 毒性反應：表現為尿頻，尿痛及血尿，亦有報導飲用枸杞酒後出現自發性鼻出血。

【備考】

枸杞子含煙酸成分，有擴張血管、溶解血栓和抗血液凝固的作用，本晶引起的出血現象，可能與此有關。

【主要參考文獻】

① 丁紅霞，王淑玉．枸杞子過敏 1 例．山東中醫雜誌，1994, 13（3）：117

② 邢少華．枸杞酒過飲引起自發性鼻出血．江蘇中醫，1998, 19（12）：29

③ 沈健，張邦升，李伯祥．枸杞子引起血尿 1 例．西北藥學雜誌，1998, 1. 3（5）：200

威靈仙（Weilingxian）
RADIX CLEMATIDIS

毛茛科植物威靈仙 *Clematis chinensis* Osbeck、棉團鐵線蓮 *Clematis bexapetala* Pall. 或東北鐵線蓮 *Clematis manshurica* Rupr 的根及根莖。辛、鹼，溫。歸膀胱經。祛風除濕，通絡止痛。用於風濕痹痛，肢體麻木，筋脈拘攣，屈伸不利，骨哽咽喉。

【主要成分】

根含白頭翁素（Anemonin）、白頭翁內酯（Anemonol）、甾醇、糖類、皂苷、內酯、酚類、氨基酸。葉含內酯、酚類、三萜、氨基酸、有機酸。

【不良反應】

1. 過敏反應：多為鮮藥外用所致接觸性皮炎。患處瘙癢，灼熱，疼痛，水腫性紅斑，其上覆以丘疹、水疱，表皮松解如燙傷樣改變。

2. 毒性反應：過量服用可致嘔吐，胃脘灼痛，嘔吐先為未消化物，後為大量咖啡洋血液；劇烈腹瀉，排出黑便及大量液體，口唇輕度糜爛，煩躁不安，面色蒼白，冷汗，痛苦面容，低血容量休克，甚則出現死亡。

【相互作用】

有報導多例本品與附子聯合服用，出現上腹脹痛，噁心，反覆嘔吐食物殘渣，冷汗，四肢乏力，頭暈等不良反應。

【備考】

藥典載本品用量為 6～9 克，氣虛血弱，無風寒濕邪者忌服。所致毒性反應，為超大量服用（70～120 克，水煎，黃酒送，頓服）。其所含白頭翁素，對皮膚及黏膜有強烈的刺激作用，動物實驗示其有興奮腸管作用，對心臟先抑制後興奮，可使血壓下降。

【主要參考文獻】

① 王德才．威靈仙外用敷過敏性皮炎 1 例．實用中醫內科雜誌，1997, 11（3）：34

② 張振東．服威靈仙過量中毒致死 1 例．浙江中醫雜誌，1991（10）：464

③ 陳勇．附子威靈仙聯用易中毒．四川中醫，1997, 15（1）：39

砂　仁（Sharea）
FRUCTUS AMOMI

薑科植物陽春砂 *Amomum villosum* Lour. 綠殼砂 *Amomum villosum* lour var *xanthioides* T. L. Wu et Senjen 或海南砂 *Amomum Longiligulare* T. I. Wu 的成熟果實。辛，溫。歸脾、胃、腎經。化濕開胃，溫脾止瀉，理氣安胎。用於濕濁中阻，脘痞不饑，脾胃虛寒，嘔吐泄瀉，妊娠惡阻，胎動不安。

【主要成分】

綠殼砂種子含揮發油 1.7%～3%，主要成分為 d－樟腦（d－camphor）、d－龍腦（d－Bomeol）、乙酸龍腦酯（Bomyl acetate)、芳樟醇（Linalool）、橙花叔醇（Nerolidol, $C_{15}H_{18}O$）。春砂仁含龍腦、樟腦、乙酸龍腦酯、檸檬烯（Limonene），並含皂苷0.69%。

【不良反應】

偶見口服後引起過敏反應，腹部及外生殖器出現大小不等的團塊樣、淡紅色皮疹，瘙癢。

【主要參考文獻】

紀平·口服砂仁引起特異過敏反應 1 例·江蘇中醫雜誌，1987（10）：442

砒　霜（Pishuang）
ARSENIC TRIOXIDE

砒石（氧化物類礦物砷華的礦石）經昇華而得的精製品，辛、酸，熱；有大毒。歸脾、肺、肝經。劫痰截瘧，殺蟲，蝕惡肉。用於寒痰哮喘，瘧疾，梅毒，痔瘡，走馬牙疳，癬瘡，潰瘍腐肉不脫。

【主要成分】

為純淨的三氧化二砷 Arsenic trioxide（$AS_2 O_3$）。

【不良反應】

主要為毒性反應。可分為急性中毒和慢性中毒。

1. 急性中毒：可分為神經型及胃腸型。

神經型：一次過量服用，即可引起重度循環衰竭，血壓下降，脈搏快弱，呼吸淺表，中樞神經麻痺。頭痛，頭昏，耳鳴，乏力，抽筋，視物不清或眼前飛蚊症，肌肉疼痛性痙攣，頭面部及四肢麻木，煩躁不安，昏迷，繼而呼吸麻痺，可於 1 小時內死亡。

胃腸型：服毒後發作時間與藥量的大小及胃內充盈度有關，約十幾分鐘至 1 小時內，開始咽部有燒灼感，口渴，噁心，劇烈腹痛，嘔吐，伴有黃色苦水或咖啡樣物，劇烈腹瀉，10～15 次／日，初為糞便，後為水樣，黏稠血便。可伴有尿量減少，體溫及血壓下降，虛脫昏迷，最後死於循環衰竭。

2. 慢性中毒：每日攝入少量或急性中毒未徹底治療可致慢性中毒。主要表現為食慾不振，稀便，尿頻，四肢乏力，麻木；痛覺過敏，如針刺樣；視神經及肌肉萎縮，肌束肌纖維性震顫，皮膚丘疹或疱疹，脫屑，尤其手足掌側為顯著；落髮，貧血，中毒性肝炎，腎功能衰竭，心肌損害，最後可致死亡。

3.外用致組織腐蝕壞死，造成中耳道壞死，永久性耳損害，周圍性面神經麻痺。

【相互作用】

不宜與任何砷製劑（包括有機砷類製劑）並用，以避免加重砷的毒性反應。

【備考】

1. 本品劇毒，成人中毒劑量為 10～15 毫克，口服致死量為 100～300 毫克，個別敏感者 1 毫克可中毒，20 毫克可致死。用時宜特別慎重，即使外用亦應注意兩點：一是避免致組織壞死，造成不可逆的損害；二是提防經皮吸收蓄積中毒。

2. 砒霜為細胞原漿毒，作用於機體的酶系統，抑制酶蛋白的巰基，特別易與丙酮酸氧化酶的巰基結合，使其失活，從而減弱了酶的正常功能，阻止細胞的氧化和呼吸；此外，砷尚能損害細胞染色體，阻止細胞的正常分裂，麻痺血管平滑肌，損害神經細胞造成廣泛的神經系統病變，同時可引起心、肝、腎、脾的脂肪變性及壞死。

【主要參考文獻】

① 陳國祥．搶救急性砒霜中毒 25 例的體會．福建醫藥雜誌，1981, 4（2）：17

② 吳士元．搶救急性砒霜中毒 67 例介紹．白求恩醫科大學學報，1980, 11（4）：100

③ 范紹伯．急性砒霜中毒 9 例心電圖改變．陝西中醫，1994, 15（3）：142

④ 劉兆華．砒霜腐蝕性耳損害：附 5 例報告．臨床耳鼻咽喉科雜誌，1988（1）：25

⑤ Fanton L, Duperret S, Guillaumee F, et al. Fatal rhabdomyolysis in arsenic trioxide poisoning. *Hum Exp Toxicol* 1999, 18（10）：640

⑥ Danan M, Conso F, Dally S, et al. Arsenic anhydride poisoning. Peripheral neuropathy and changes in cognitive functions. （French）*Ann Med Interne*（*Paris*）1985, 136（6）：479

⑦ Jolliffe BM, Budd AJ, Gwilt DJ. Massive acute arsenic poisoning. *Anaesthesia* 1991, 46（4）：288

香加皮（Xiangjiapi）
CORTEX PERIPLOCAE

蘿藦科植物杠柳 *Periploca sepium* Bge. 的乾燥根皮。辛、苦，溫；有毒。歸肝、腎、心經。祛風濕，強筋骨。用於風寒濕痺，腰膝酸軟，心悸氣短，下肢浮腫。

【主要成分】

莖皮和根皮含十餘種苷類化合物，已知其結構者有強心苷杠柳毒苷（Periplocin，即 Glycoside G）和皂苷杠柳苷K（Glycoside K）、H1、E，並含4-甲氧基水楊醛（4-Methoxy salicylaldehyde），α-香樹脂醇（α-Amyrin），β-香樹脂醇（β-Amyrin）。α-香樹脂醇乙酸脂，β-香樹脂醇乙酸酯，β-谷甾醇及其葡萄糖苷等。

【不良反應】

毒性反應：主要表現為強心苷中毒，在治療劑量下，可引起噁心、嘔吐、腹瀉、心動過緩。劑量過大可致多源性室性早搏，心性心動過速，心室顫動，心房顫動，房室傳導阻滯等。並可使心肌梗死合併心衰患者再度梗塞。最終因循環衰竭而死亡。

【相互作用】

與強心苷或鈣劑同用，可增加其毒性反應。

【備考】

1. 內服入湯劑量為3～6克，浸酒或入丸、散適量。不可過量或長期服用。中毒原因多因浸酒內服過量或誤用。

2. 有用北五加皮混合南五加皮應用而引起中毒。

【主要參考文獻】

① 馬力行，李愛．北五加皮引起心房纖顫重例，國醫論壇，1994, 9

（2）：30

② 紅英．用北五加皮出現四例心律紊亂．內蒙古中醫藥，1987（3）：30

③ 戴偉川等．北五加皮中毒致嚴重心律失常 1 例．實用中西醫結合雜誌，1992（5）：312

④ 翁維良．合理應用南五加與北五加．中藥通報，1986, 11（1）：60

紅　花（Honghua）
FLOS CARTHAMI

菊科植物紅花 *Carthamus tinctorius* L. 的乾燥花。辛，溫。歸心、肝經。活血通經，散瘀止痛。用於經閉痛經，惡露不行，症瘕痞塊，跌打損傷，瘡瘍腫痛。

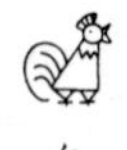

【主要成分】

含紅花醌苷（Carthamonel），新紅花苷（Necathamine）和紅花苷（Carthamine）等苷類，又含紅花黃色素，從中分離出紅色素和黃色素。紅花油中含有肉豆蔻酸、月桂酸，以及棕櫚酸、硬脂酸、花生酸、油酸等甘油酸酯類。

【不良反應】

1. 毒性反應：

（1）青光眼：過量服紅花後，頭痛噁心，虹視，眼壓升高，眼球混合性充血，瞳孔散大，前房變淺，狹角部分黏連，呈急性閉角型青光眼的表現。

（2）斑禿：始白頭頂脫髮，呈數片橢圓形，繼擴大至整個頭皮範圍。

2. 過敏反應：皮膚瘙癢，出現紅色丘疹，蕁麻疹或出血點，可伴有腹痛，口因部水腫等症狀。

【相互作用】

與青霉素、鏈霉素、氯霉素、磺胺類、新霉素、苯唑卡因、奎尼丁、硫柳汞、對苯二胺甲醛及碘造影劑合用，可致接觸性皮炎。

【備考】

1.孕婦慎用。月經過多，有出血傾向者不宜用。血虛及無瘀滯者忌用。

2.本品引起不良反應，多為口服後出現，有少數為肌注所致。

【主要參考文獻】

① 王東琦．服紅花致過敏反應1例．中國中藥雜誌，1994, 19（11）：693

② 楚人俊．藏紅花中毒1例報告．成都醫藥，1996, 18（3）：74

③ 呂艮甫，何良新．內服紅花誘發青光眼3例．中西醫結合眼科雜誌，1996, 14（3）：191

④ 蔡衛環．口服藏紅花致廣泛性斑禿1例報告．新中醫，1996, 28（2）：54

⑤ 方健，周先貢．紅花誘發急性閉角型青光眼3例．中西醫結合眼科雜誌，1995, 13（1）：59

⑥ 付國俊，馬冬梅，劉軍曉．中藥紅花過敏1例．河北醫藥，1999, 21（5）：379

⑦ 程遠．藏紅花過敏．國外醫學．衛生學分冊，1998, 25（2）：128

⑧ 劉慶才．中藥紅花過敏1例報告．中醫雜誌，1980（6）：27

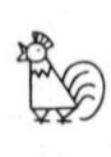

紅　參（Hongshen）
RADIX GINSENG RUBRA

五加科植物人參 *Panax ginseng* C. A. Mey. 的栽培品（習稱「園參」）經蒸煮後的乾燥根。甘、微苦，溫。歸脾、肺、心經。大補元氣，復脈固脫，益氣攝血。用於體虛欲脫，肢冷脈微，氣不攝血。崩漏下血；心力衰竭，心源性休克。

【主要成分】

參見人參。

【不良反應】

1. 毒性反應：可誘發心房纖顫，伴有心悸、胸悶、氣促、出汗、噁心，心率加快，抽搐等症狀。

2. 過敏反應：表現為皮膚出現紅斑，瘙癢，膝關節紅腫，頭暈心慌，噁心欲吐，四肢無力等。亦有呈現過敏性休克。

【相互作用】

參見人參。

【備考】

1. 古代有「藜蘆反人參」、「人參畏五靈脂」之說。

2. 實證、熱證而正氣不虛者忌服。

【主要參考文獻】

① 余傳隆，黃泰康，丁志遵等．中藥辭海（第1卷）．北京：中國醫藥科技出版社，1993. 74

② 雷載權，張廷模．中華臨床中藥學（下卷）．北京：人民衛生出版社，1998. 1585

③ 盧焰山．紅參誘發心房纖顫2例報告．臨床心血管病雜誌，1989（4）244

④ 王智彪．服用紅參引起過敏反應2例．中國中西醫結合雜誌，1996, 16（2）：73

紅茴香根（Honghuixianggen）
RADIX ILLICII LANCEOLATI

木蘭科植物狹葉茴香 *Illicium lanceolatum* A. C. Smith 的根或根皮。苦，溫，有大毒。祛風通絡，散瘀止痛。用於跌打損傷，風濕痺痛，癰疽腫毒。

【主要成分】

全株有毒，其有毒成分為 Hananomin。

【不良反應】

毒性反應：

（1）神經系統：頭痛，頭暈，煩躁，亦可見口吐白沫，胸悶頭痛，牙關緊閉，眼球上翻，四肢抽搐，角弓反張及神志不清等癲癇發作樣症狀。

（2）消化系統：噁心嘔吐，嘔血，上腹部鈍痛，腹痛腹

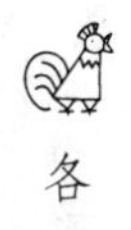

瀉。

（3）心血管系統：血壓升高，心動過速，頻發房性早搏，室性早搏，室顫，ST 段下移，呼吸困難，最後可因呼吸循環衰竭而死亡。

【相互作用】

1. 與異煙肼、環絲氨酸、氨甲喋呤、碳酸鋰（大劑量）、長春新鹼、阿的平、氯喹、酒石酸銻鉀、口服避孕藥合用，可引發癲癇。

2. 與甲氧氟烷、氯仿、甲琥胺、苯琥胺、氯化銨、青霉胺、增效磺胺合劑、氨甲喋呤、光輝霉素及門冬酰胺酶合用，可加重腎功能損害。

【備考】

1. 根及根皮提取液含有中樞神經興奮物質，內服過量時常可引起酷似莽草亭及印防己毒素樣中毒症狀。主要抑制心肌傳導系統，使心肌收縮力減弱，並使離體腸管平滑肌張力降低。

2. 其果實酷似八角茴香，有因誤用為調味劑煮食而引起集體食物中毒。

3. 孕婦忌服，陰虛無瘀滯者慎用。

【主要參考文獻】

① 余傳隆，黃泰康，丁志遵等．中藥辭海（第 1 卷）。北京：中國醫藥科技出版社，1993. 2406

② 楊倉良．毒藥本草．北京：中國中醫藥出版社，1998. 451

③ 李殿菊，廖益飛，方明宇。紅茴香中毒致癲癇樣發作 5 例．藥物流行病學雜誌，1994, 3（4）：201

④ 湯志鋒．超量服紅茴香粉致中毒 1 例．中國中藥雜誌，1994, 19（1）：47

⑤ 江樹弟．一起誤食山大茴中毒 36 例的調查．人民軍醫，1993,（3）：17

⑥ 周國華，計海明，張鐵英．中西醫結合搶救紅茴香中毒 4 例．中西醫結合實用臨床急救，1998, 5（5）：227

⑦ 王如偉，李殿菊．內服過量紅茴香中毒 3 例．中國醫院藥學雜誌，1996, 16（9）：429

⑧徐永勝·紅茴香中毒 15 例·中西醫結合實用臨床急救，1996, 3（9）：421

鬼　臼（Guijiu）

RHIZOMA DYSOSMAE VERSIPELLIS

小檗科植物八角蓮 *Dysosma versipellis*（Hance）M. Cheng 的根莖。辛、苦，平；有毒。祛痰散結，解毒祛瘀。用於痨傷，咳嗽，胃痛，吐血，瘰癧，癰腫，蛇咬腫痛。

【主要成分】

含醇溶性樹脂，如鬼臼毒素(Podophyllotoxin)，去氫鬼臼毒素(Dehydropodophyllotoxin)，脫氧鬼臼毒素（Deoxypodophyllo-toxin）。尚含山柰酚（Kaempfeml）。

【不良反應】

1. 毒性反應：

（1）消化系統：為初期的中毒症狀，因刺激消化道黏膜而引起噁心、嘔吐、峻瀉、腹痛。

（2）神經系統：皮膚麻木，躁動不安，運動失調，認知功能障礙，視神經損害，高級神經功能障礙，甚至昏迷。

（3）呼吸系統：呼吸急促。

（4）心血管系統：最後可導致休克而死亡。

（5）造血系統：血小板減少，白細胞減少。

2. 過敏反應：外用過量可致接觸性皮炎。

【備考】

1.鬼臼的主要有毒成分為鬼臼毒素。它是一種細胞毒，可抑制細胞有絲分裂中期。

2.曾有報導因誤用為龍膽草而致的嚴重中毒事件，亦有誤用為威靈仙的報導。

【主要參考文獻】

① 楊倉良·毒藥本草·北京：中國中醫藥出版社，1998, 96～97

② 劉克英，陳平·鬼臼中毒 1 例·中華內科雜誌；1998, 37（4）：249

③ Paul Pui–Hay, Wing–Kay Kan. Adverse Reactions to Chinese Medicines in

Hong Kong. *Abstracts of Chinese Medicies* 1995, 6（1）：104

④ Ng THK, Chan YW, Yu YL, et al. Encephalopathy and neuropathy following ingestion of a Chinese herbal broth containing podophyllin. *J Neurol Sci* 1991, 101：107

⑤ But PPH. Herbal poisoning caused by adulterants or erroneous substitutes. *J Trop Med & Hyg* l994, 97：371

⑥ Kao WF, Hung DZ, Tsai WJ, et al. Podophyllotoxin intoxication：toxic effect of Bajiaolian in herbal therapeutics. *Hum Exp Toxicol* 1992, 11（6）：480

胖大海（Pangdahai）
SEMEN STERCULIAE LYCHNOPHORAE

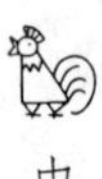

梧桐科植物胖大海 *Sterculia lychnophora* Hance 的乾燥成熟種子。甘，寒。歸肺、大腸經。清熱潤肺，利咽解毒，潤腸通便。用於肺熱聲啞，乾咳無痰，咽喉乾痛，熱結便閉，頭痛目赤。

【主要成分】

種子外層含西黃芪膠黏素，果皮含半乳糖 15.06%、戊糖（主要是阿拉伯糖）24.7%。

【不良反應】

過敏反應：全身皮膚瘙癢，潮紅，紅疹，伴有頭暈，心慌，胸悶，噁心，口唇水腫，陰囊起濕疹並流透明液汁。

【主要參考文獻】

① 張桂寶．胖大海引起過敏反應報告．四川中醫，1986（4）：56

② 張長勝．胖大海致過敏反應 1 例．中華皮膚科雜誌，1988, 21（3）：166

前　胡（Qianhu）
RADIX PEUCEDANI

傘形科植物白花前胡 *Peucedanum praeruptorum* Dunn 或紫花前胡 *Peucedanum decursivum* Maxim. 的乾燥根。苦、辛，微寒。歸肺經。散風清熱，降氣化痰。用於風熱咳嗽痰多，痰熱喘滿，咳痰黃稠。

【主要成分】

紫花前胡根含呋喃香豆精類：前胡苷（Nodakenin）約1.61%、海綿甾醇（Spongesterol）、甘露醇、揮發油。揮發油的主要成分為愛草腦及檸檬烯。白花前胡根含白花前胡甲素、乙素、丙素、丁素。

【不良反應】

過敏反應：致日光性皮炎；早期覺顏面、頸項、雙耳及四肢遠端的暴露部位皮膚有灼熱和蟻行感，繼之出現燒灼樣疼痛，皮膚發紅，水腫，繃緊感，甚則出現大小不等的水疱，血疱，部分水疱破潰流水。同時伴有頭昏，噁心，乏力，不思飲食。

【相互作用】

惡皂莢、畏藜蘆。

【備考】

所致不良反應的報導，均為服用鮮品引起。

【主要參考文獻】

范貴華．前胡所致日光性皮炎5例．中華皮膚科雜誌，1990（5）：313

洋金花（Yangjinhua）
FLOS DATURAE

茄科植物白曼陀羅 *Datura metel* L. 的乾燥花。辛，溫；有毒。歸肺、肝經。平喘止咳，鎮痛，解痙。用於哮喘，咳嗽，脘腹冷痛，風濕痺痛，小兒慢驚，外科麻醉等。

【主要成分】

含生物鹼，主要是東莨菪鹼（Hyosine）、莨菪鹼（Hyoscyamine）及阿托品（Atropine）。

【不良反應】

1. 毒性反應：

（1）神經系統：

副交感神經功能阻斷症狀：口乾，皮膚潮紅，心率、呼吸增快，瞳孔散大，對光反射遲鈍或幾乎消失，視物模糊；中樞神經系統症狀：步態不穩，震顫，嗜睡，意識模糊，譫妄，大小便失禁，狂躁不安，抽搐，生理反射亢進，可因呼吸中樞麻痺而死亡。

（2）消化系統：噁心，嘔吐，納差。

（3）使青光眼患者雙目失明。

2. 過敏反應：部分患者可出現藥疹，及唇、咽、懸雍垂水腫。

【相互作用】

1. 與奎尼丁合用，兩者的抗膽鹼作用相加，易產生不良反應。

2. 與神經節阻斷藥美加明（Mecamylamine）合用，可加劇其副作用，尤其是便秘。

【備考】

1. 本品所含東莨菪鹼和阿托品是 M- 膽鹼受體阻斷劑，具有廣泛的藥理作用。對中樞神經系統有雙向調整作用，對大腦皮層及皮層下某些主要部位呈抑制作用，但對延髓和脊髓有不同程度的興奮作用，對呼吸中樞的興奮作用明顯。對血管有解痙作用，可增加血流量、改善微循環；可抑制多種腺體分泌，散瞳，調解麻痺。

2. 由於本品的有效成分即為毒性成分，用量應慎之，煎服 0.3～0.6 克，人散 0.1～0.2 克。內服宜慎。青光眼患者及眼壓增高者、孕婦禁用。外感及痰熱咳喘忌用。冠心病、心動過速、心功不全、嚴重高血壓、高熱、嚴重肝腎損害者慎用。

3. 本品的花、葉、漿果、種子均可引起毒性反應，出現於內服、吸人麻醉、粉塵接觸等多種途徑。

【主要參考文獻】

① 徐玉文．急性洋金花中毒 645 例報告．中華預防醫學雜誌，1982, 16（2）：91

② 戴惠芳．洋金花中毒急救護理體會 1 例．湖南中醫雜誌，1997, 13

（6）：44

③ 呂金花，國慶鋒，呂東煒·服用洋金花中毒致青光眼患者雙目失明 1 例·中國中醫眼科雜誌，1998, 8（4）240

④ 朱亞峰·中藥中成藥解毒手冊·第 2 版·北京：人民軍醫出版社，1998. 72

⑤ Klein–Schwartz S, Oderda GM. Jimsonweed intoxication in adolescents and young adults. *Am J Dis Child* 1984, 138（8）：737

⑥ Grandjean EM, de Morelooes P, Zwahlen A. Acute atropinic syndrome caused by abuse of anti–asthmatic cigarettes（Datura stramonium）.（French）*Scheiz Med Wochenschr* 1980, 110（33）：1186

⑦ Tiongson J, Salen P. Mass ingestion of Jimson Weed by eleven teenagers. *Del Med J* 1998, 70（11）：471

穿山甲（Chnanshanjia）
SQUAMA MANIS

鯪鯉科動物穿山甲 *Manis pentadactyla* L. 的鱗甲。鹼，涼。歸肝、胃經。消腫排膿，搜風活絡，通經下乳。用於經閉症瘕，浮汁不通，癰腫瘡毒，關節痺痛，麻木拘攣。

【主要成分】

含硬脂酸，膽甾醇，二十三酰丁胺，揮發油，水溶性生物鹼，多種氨基酸和微量元素以及無機物等。

【不良反應】

1. 過敏反應：皮膚紅腫，針頭大小丘疹，瘙癢。

2. 毒性反應：腹脹，納呆，尿黃，黃疸，肝功能異常。

【備考】

本品常用量為 4.5～9 克。引起黃疸及肝功能異常，可能跟用量過大有關（15～20 克／次）。

【主要參考文獻】

① 莊惠彩·君藥穿山甲致皮疹 1 例·實用中醫藥雜誌，1999, 15（7）：48

② 李祥雲·服穿山甲過敏·浙江中醫雜誌，1986（6）：279

③ 潘少驊·炮甲珠引起肝臟損傷 1 例·浙江中醫雜誌，1989（12）：550

穿心蓮（Chuanxinlian）
HERBA ANDROGRAPHIS

爵床科植物穿心蓮 *Andrographis paniculata*（Burm. f.）Nees 的地上部分。苦，寒。歸心、肺、大腸、膀胱經。清熱解毒，涼血，消腫。用於感冒發熱，咽喉腫痛，口舌生瘡，頓咳勞嗽，泄瀉痢疾，熱淋澀痛，癰腫瘡瘍，毒蛇咬傷。

【主要成分】

葉含二萜內酯化合物：去氧穿心蓮內酯（Deoxyandrographolide），新穿心蓮內酯（Neoandrographolide），高穿心蓮內酯（Homoandrographolide），潘尼內酯（Panicolide）等，及穿心蓮烷（Andrographan），穿心蓮酮（Andrographon），穿心蓮甾醇（Andrographosterin）等。根除含穿心蓮內酯外，尚含黃酮類化合物。

【不良反應】

1. 過敏反應：

（1）多是蕁麻疹型藥疹，偶見口唇黏膜疱疹，或伴有喉頭水腫。

（2）過敏性休克，發熱煩躁，胸悶憋氣，氣喘，心慌，頭昏，噁心，嘔吐，神志不清，血壓降為零。

2. 毒性反應：

（1）消化系統：腹部隱痛，或上腹部持續性隱痛不適，胃納下降。

（2）神經系統：頭暈眼花，視物不清，昏昏欲睡，手足麻木。

（3）泌尿系統：腰部疼痛，血尿。

（4）心血管系統：心率加快，心悸，並可出現心律失常（房性早搏）。

【備考】

1. 口服本品導致不良反應的案例均由穿心蓮製劑（片）所

致，尚無藥材引起不良反應的報導。

2. 穿心蓮片致上腹部疼痛，可能與其主要成分萜類和黃酮類對胃黏膜的刺激有關。

【主要參考文獻】

① 童湘谷．口服穿心蓮片致急性蕁麻疹及血尿 1 例．中國中藥雜誌，1998, 23（9）：569

② 覃學清．服穿心蓮片致過敏反應 1 例．中國中藥雜誌，1993（7）：442

③ 胡明燦，華曉娟．穿心蓮片（膠丸）的不良反應及其探討．光明中醫，1998, 13（重）：47

④ 范琴舒．穿心蓮毒性反應 2 例報告．中醫藥研究，1992（3）：46

祖師麻（Zushima）

CORTEX DAPHNES GIRALDII

瑞香科植物黃瑞香 *Daphnen Giraldii* Nitsche 的根皮或莖皮。辛、苦，溫；有小毒。祛風除濕，止痛散瘀。用於風濕痺痛，四肢麻木，頭痛，胃痛，跌打損傷。

【主要成分】

含祖師麻甲素（即瑞香素 Daphnetin）、祖師麻乙素（即瑞香苷Daphnin）和祖師麻丙素（即紫丁香苷Syringin）。尚含祖師麻皂苷、祖師麻毒素等。

【不良反應】

1. 過敏反應：外用生品或藥膏可出現皮膚瘙癢，灼痛，紅斑及水疱。

2. 毒性反應：內服過量可引起嗜睡，無力，血壓下降，嘔吐等症狀。

【備考】

本品的有毒成分主要是祖師麻毒素，大劑量應用可引起運動和中樞神經系統抑制，嚴重者可導致呼吸及循環功能衰竭。

【主要參考文獻】

① 楊倉良．毒藥本．北京：中國中醫藥出版社，1998.414

② 馬守澤．祖師麻致過敏反應 2 例報告．中級醫刊，1988, 23（12）：49

【10畫】

莽　草（Mangcao）
FOLIUM ILLICII LANCEOLATI

木蘭科植物狹葉茴香 *ILLicium lanceolatum* A. C. Smith 的葉。辛，溫；有毒。祛風，消腫。用於頭風，癰腫，皮膚麻痺，瘰癧，乳癰，喉痺，禿瘡，風蟲牙痛。

【主要成分】

葉、果實含揮發油 0.66%，種子和果實含有毒成分哈拿諾明（Hananomin）。

【不良反應】

毒性反應：

（1）神經系統：頭痛，眩暈，流涎，煩躁不安，癲癇樣驚厥，四肢陣發性痙攣性抽搐，肌張力增高，角弓反張，瞳孔放大或縮小，甚則昏迷。

（2）呼吸系統：胸悶，氣急，呼吸困難甚至暫停，紫紺，兩肺底大量濕羅音。

（3）心血管系統：心率減慢，脈搏細弱，血壓升高或降低。

（4）消化系統：劇烈腹痛，腹瀉（有時呈血樣便），噁心、嘔吐（一般呈噴射狀並可帶血）。

【備考】

1. 有文獻認為莽草是來自同科植物 *Illicium anisatum* L. 或 *I. religiosum* Sieb. et Zucc.，亦有認為是紅茴香的同種植物（*I. lanceolatum* A. C. Smith）。

2. 莽草只可外用，不可內服。中毒因誤將莽草子作八角茴香食用所致。中毒量甚小，生吃新鮮果實半粒，可致嘔吐；生吃 5～8 粒，即可出現頭痛，上腹部灼痛。

3. 莽草毒性成分對人體的作用：①直接刺激消化道黏膜；

②經消化道吸收後隨血液循環、經血腦屏障，損害間腦、延腦，使呼吸中樞和血管運動中樞功能失常，並麻痺運動神經末梢；③作用於節後副交感神經的 M 受體，引起膽鹼能神經由過度興奮轉入抑制，出現毒蕈鹼樣毒性反應。

【主要參考文獻】

① 王斯道．莽草果實中毒 6 例．中原醫刊，1983（2）：封三

② 曾慶佩．莽草子中毒 55 例的臨床分析及防治方法的探討．中藥通報，1981（3）：33–35

馬　桑（Masang）

FRUCTUS CORIARIAE SINICAE

馬桑科馬桑屬植物 *Coriaria nepalensis* Wall.（C. sinica Maxim.）的果實及馬桑寄生。辛、苦、寒；有毒。清熱解毒，消腫斂瘡。用於癰疽、疥癩、黃水瘡、燙傷。

【主要成分】

含鞣質、沒食子酸、山柰酚、馬桑糖（Coriose）等。果實含有有毒成分馬桑內酯（Coriamyrtin）、羥基馬桑毒素（Tutin）和馬桑亭（Coriatin）等。

【不良反應】

毒性反應：中毒症狀一般在服用馬桑果實後半小時至 3 小時出現，表現為流涎、噁心嘔吐、全身瘙癢、疼痛、灼熱、胸悶、頭昏、呼吸困難、腹痛，嚴重者出現嗜睡、抽搐、牙關緊閉、角弓反張、驚厥、紫紺，或合併胃出血。

另有報導，服用馬桑寄生煎劑 7 次後，患者出現煩躁不安、嘔吐、抽搐、昏迷、死亡；或服用煎劑（40～60 克／次），8 次後出現精神萎靡、納呆，雙下肺炎症病變，一個月後死亡。

【相互作用】

與青霉素、洋地黃、鎮靜催眠藥（巴比妥類、眠爾通、利眠寧、導眠能）合用，有可能因對神經系統的毒性作用而產生

驚厥。

【備考】

1. 馬桑的根、葉、果實、種子、馬桑寄生均有毒，以未成熟的果實最劇烈。已抽取出的有毒成分馬桑內脂作用類似防己毒素，其作用更為強烈而迅速，且作用時間短，主要是由大腦皮質刺激延腦，興奮呼吸中樞、血管運動中樞以及迷走神經中樞，增強脊髓反射，羥基馬桑毒素能與神經組織結合，使唾液分泌增加，心率減慢，呼吸加快和產生痙攣。

2. 歐洲產的同科不同屬植物 C. *myrfifolia* 果實亦有中毒的報導。

【主要參考文獻】

① 程世琪．馬桑中毒 10 例報告．雲南醫藥，1982, 3（1）：4

② 許斯理，趙載陽．馬桑中毒 40 例臨床分析．廣西醫藥，1981（6）：15

③ 李建勛，何茹雪．馬桑寄生與巴豆等中草藥所致死亡病例報導．中國神經精神疾病雜誌，1986（6）：341

④ 楊倉良．毒藥本草。北京：中國中醫藥出版社，1993. 428

⑤ Garcia Martin A, Masvidal Alihereh RM, Bofill Bernaldo AM, et al. Poison–ing caused by ingestion of Coriaria myrtifolia Study of 25 Cases.（Spanish）*An Esp Pediatr* 1983, 19（5）：366

馬　勃（Mabo）

LASIOSPHAERA SEU CALVATIA

灰包科真菌脫皮馬勃 *Lasiosphaera fenzlii* Reich、大馬勃 *Calvatia gigantea*（Batsch ex Pers.）Lloyd 或紫色馬勃 *Calvatia lilacina*（Mont. et Berk.）Lloyd 的乾燥子實體。辛，平。歸肺經。清肺利咽，止血。用於風熱鬱肺咽痛，咳嗽，音啞；外治鼻衄，創傷出血。

【主要成分】

含尿素、麥角甾醇、類脂質、馬勃素（Gemmatein）、馬勃酸（Calvatic acid）、磷酸鈉等和多種氨基酸。

【不良反應】

過敏反應：表現為頭暈，煩躁，咽喉有腫物堵塞感或瘙癢感，胸悶，噁心嘔吐，全身皮膚散在性塊狀丘疹或蕁麻疹，瘙癢難忍，眼瞼、口唇、耳輪水腫。

【相互作用】

與青霉素類、紅霉素丙酯十二烷基硫酸鹽、潔霉素、新生霉素、多黏菌素、克霉唑、紫霉素、乙硫異煙胺、萘啶酸、消炎痛、磺酰脲類、雙胍類、奎尼丁等合用有可能導致皮膚瘙癢症。

【主要參考文獻】

① 吳樹忠．中藥馬勃過敏反應1例報告．中醫雜誌，1980（8）：599

② 丁烈揚，李蘭錚．馬勃致過敏1例報告。新中醫，2000, 32（4）：23

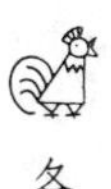

馬尾千金草（Maweiqianjincao）
HERBA LYCOPODII

石松科植物馬尾千金草 *Lycopodium sieboldii* Miq. 的全草。淡，平。舒筋，活絡，祛風濕。用於跌打損傷，肌肉痙攣，筋骨疼痛，神經衰弱。

【不良反應】

有報導內服後出現頭昏，噁心嘔吐，胃脘脹滿不適，腹痛，腹部壓痛，腸鳴音亢進，大便溏爛，心肌輕度損害。

【主要參考文獻】

呂庶．馬尾千金草中毒2例報告。廣西中醫藥，1985（4）：29

馬錢子（Maqianzi）
SEMEN STRYCHNI

為馬錢子科植物馬錢 *Strychnos nux-vomica* L. 的乾燥成熟種子。苦、溫，有大毒；歸肝、脾經。通絡止痛，散結消腫。用於風濕頑痺，麻木癱瘓，跌打損傷，癰疽腫痛；小兒麻痺後遺症，類風濕性關節痛。

【主要成分】

含生物鹼 1.5%～5%，主要為番木鱉鹼（Strychnine）、馬錢子鹼（Brucine）、可魯勃林（Colubrine）等。

【不良反應】

毒性反應：

（1）神經系統：頭痛頭暈，口舌發麻，口眼歪斜，視物模糊，煩躁不安，出汗，嚴重者出現神志不清或昏迷，瞳孔散大，二便失禁，牙關緊閉，頸項強直，全身強直性抽搐，甚而誘發骨折。

（2）精神障礙：語無倫次，或叫喊不停，徹夜不眠，自殺等。

（3）心血管系統：紫紺，心率加快或室性心動過速，一過性高血壓，心跳驟停。

（4）消化系統：口乾，噁心嘔吐，腹痛腹瀉。有報導口服含馬錢子散劑 7 天，每天 1 克，致馬錢子中毒死亡，解剖後見胃壁菲薄，胃大彎不完整，多處裂口。

（5）泌尿系統：有報導口服 2 次大量馬錢子的煎液後出現口腔多發性潰瘍，陣發性四肢抽搐，尿量明顯減少，顏面及下肢浮腫，繼而昏睡，尿蛋白（++），血尿素氮 44.58 毫摩爾／升，肌酐 894.9 毫摩爾／升。最後死於急性腎功能衰竭。

（6）造血系統：有報導口服馬錢子製劑（每日量 1.65 克），連服 15 天後出現中毒症狀，服至 60 天臥床不起，高熱，精神萎靡，顏面、四肢浮腫紫紺，脾大至臍下 3 公分，皮膚散在出血點，診斷為急性淋巴細胞白血病。

（7）呼吸系統：呼吸困難或加快，呼吸驟停，死於呼吸麻痺。

【相互作用】

1. 與四環素、消炎痛、金剛胺、狂犬病疫苗、環絲氨酸、血防 846、吡喹酮、磺胺類等合用有可能引起頭痛。

2. 與次沒食子酸鉍、金剛胺、氯丙嗪、吡喹酮、碳酸鋰、鏈霉素合用會產生神經系統的毒性，可能引起震顫。

3. 與青霉素、洋地黃、巴妥類、眠爾通、利眠寧等合用會加強神經系統毒性，可能誘發驚厥。

4. 與鏈霉素、新霉素、卡那霉素、巴龍霉素、慶大霉素、多黏菌素 B、萬古青霉素、紫霉素、卷曲霉素、消炎痛、碳酸鋰（過量）、金剛胺、吡唑酮、甲基苄肼、普魯卡因青霉素合用可能引起眩暈。

5. 服用馬錢子後飲酒會誘發馬錢子中毒。

【備考】

番木鱉鹼（士的寧）對中樞神經系統有強烈興奮作用，口服吸收快，先興奮脊髓的反射機能，其次提高大腦皮層的感覺中樞機能。大劑量可引起強直性驚厥，強直性驚厥反覆發作是番木鱉鹼中毒致死的原因。

【主要參考文獻】

① 賈德福．馬錢子中毒引起抽搐致雙側股骨骨折 1 例報告．中國中醫骨傷科雜誌，1988（3）：46

② 卓柏林，李蘊華．服馬錢子後飲酒出現不良反應 1 例．中國中藥雜誌，1995, 20（10）：633

③ 李寶君．馬錢子中毒致精神神經障礙 1 例．陝西中醫，1995, 16（7）：314

④ 吳賢仁，陳運立，陳協輝．大劑量馬錢子中毒致室性心動過速 1 例．急診醫學，1999, 8（4）：235

⑤ 韓進軍．馬錢子中毒致急性腎功能衰竭死亡 1 例．中日友好醫院學報，1999, 13（1）：14

⑥ 劉良福，吳淑站．馬錢子中毒致急性淋巴細胞白血病 1 例．中國臨床藥學雜誌，1998, 7（1）：44–45

⑦ 周毅敏，黃楨平．23 例馬錢子中毒搶救分析．當代醫學，1998, 3（3）：34

馬兜鈴（Madouling）
FRUCTUS ARISTOLOCHIAE

馬兜鈴科植物北馬兜鈴 *Aristolochia contorta* Bge. 或馬兜鈴 *Aristolochia debilis* Sieb. et Zucc. 的乾燥果實。苦，微寒。歸肺、大腸經。清肺降氣，止咳平喘，清腸消痔。用於肺熱喘咳，痰中帶血，腸熱痔血，痔瘡腫痛。

【主要成分】

含水溶性季銨類生物鹼、馬兜鈴鹼、馬兜鈴酸、馬兜鈴次酸及木蘭鹼等。

【不良反應】

1. 過敏反應：表現為胸悶憋氣，瘙癢難忍，全身粟粒狀紅色小丘疹。

2. 毒性反應：

（1）神經系統：頭暈，煩躁不安，氣短，嗜睡，知覺麻痺，瞳孔散大，肌肉鬆弛，甚至癱瘓，呼吸困難。

（2）消化系統：胸脘煩悶，噁心嘔吐，腹痛腸鳴，腹瀉，便血，裡急後重等，有因頻繁嘔吐，導致脫水、酸中毒。

（3）泌尿系統：尿少，蛋白尿及血尿，較早出現嚴重貧血，無高血壓或血壓僅輕度升高，腎功能急劇惡化，血肌酐可在 3 個月內升高 1 倍，並在短期內發生腎功能衰竭。

【相互作用】

1. 與磺胺類、新青霉素 I、氨苄青霉素、利福平；生物製品，如馬血清和疫苗合用可能加劇對腎臟的損害，引起腎小球腎炎、間質性腎炎。

2. 與白消胺、環磷酰胺、氯甲喋呤、爭光霉素、肼苯噠嗪、六烴季胺、美加明、呋喃妥因、麥角新鹼、口服避孕藥、氯噻嗪、保泰松等合用容易產生呼吸困難。

【備考】

1.馬兜鈴的毒性主要在腎臟，能降低腎小球濾過能力，使尿中尿素及肌酐增加，並損害腎臟的濃縮機能，引起腎功能衰竭。另外，所含揮發油對消化道有刺激作用。

2.虛寒咳喘及脾虛瀉泄者慎服。

【主要參考文獻】

① 高福元，高福壽。馬兜鈴中毒 2 例．內蒙古中醫藥，1996, 15（1）：35

② 段尚勤．生馬兜鈴致嚴重嘔吐 1 例．四川中醫，1997, 15（7）：17

③ 丁濤．中草藥不良反應及防治．北京：中國中醫藥出版社，1992. 245

④ 楊倉良．毒藥本草．北京：中國中醫藥出版社，1998. 780

連錢草（Lianqiancao）
HERBA GLECHOMAE

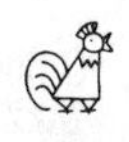

唇形科植物活血丹 *Glechoma longituba*（Nakai）Kupr. 的乾燥地上部分。辛、微苦，微寒。歸肝、腎、膀胱經。利濕通淋，清熱解毒，散瘀消腫。用於熱淋，石淋，濕熱黃疸，瘡癰腫痛，跌打損傷。

【主要成分】

含脯氨酸等多種氨基酸及揮發油。揮發油主要成分為左旋松樟酮、右旋薄荷酮和左旋胡薄荷酮，還含 α 和 β–蒎烯，檸檬烯，異薄荷酮，芳樟醇，薄荷醇，α–松油醇，β–谷甾醇，棕櫚酸，琥珀酸，鞣質，苦味質及膽鹼等成分。

【不良反應】

過敏反應：藥物性皮炎，表現為腹部及下肢皮膚有凸起的紅色丘疹，奇癢難忍，並伴有發熱，煩躁，口乾，雙側頜下淋巴結腫大，壓痛，口唇起疱疹。

【備考】

本品苦寒，凡陰疽及脾虛便溏者不宜搗汁生服。

【主要參考文獻】

① 余傳隆，黃泰康，丁志遵等．中藥辭海（第 2 卷）．北京：中國醫藥科技出版社，1993. 248

② 雷載權，張廷模．中華臨床中藥學（上卷）．北京：人民衛生出版

社，1998. 1090

③ 楊林．連錢草致藥物性皮炎1例．中藥通報，1988，13（9）：51

桔　梗（Jiegeng）
RADIX PLATYCODONIS

桔梗科植物桔梗 *Platycodon grandifiorums*（Jacg.）A. DC. 的根。苦、辛，平。歸肺經。宣肺利咽，祛痰，排膿。用於咳嗽痰多，咽喉腫痛，肺癰吐膿，胸滿脇痛。

【主要成分】

根含皂苷，其成分有遠志酸（Polygalacic acid）、桔梗皂苷元（Platycodigenin），桔梗酸 A、B、C（Platycogenic acid A、B、C）等。甾醇類：菠菜甾醇（α–Spinasterol）、α–菠菜甾醇–β–D–葡萄糖苷（α–Spinasteryl–β–D–glucoside）、Δ^7–豆甾烯醇（Δ^7–Stigmasterol）、白樺脂醇（Betulin）。尚含多種氨基酸及微量元素。

【不良反應】

1. 過敏反應：皮膚瘙癢，出現麻疹樣藥疹。

2. 毒性反應：

（1）消化系統：口腔、舌及咽喉灼痛腫脹，流涎，噁心，嘔吐，腹脹，腹痛，腹瀉。有個別報導出現腸梗阻現象。

（2）心血管系統：面色蒼白，四肢出冷汗，血壓下降。

（3）神經系統：頭昏，頭痛。嚴重者可發生痙攣，抽搐，昏迷，甚至呼吸中樞麻痺而死亡。

【相互作用】

與遠志配伍用，可增強胃黏膜刺激作用致吐。

【備考】

1. 桔梗皂苷對黏膜有強烈刺激作用，因而內服可致消化道刺激症狀。

2. 桔梗皂苷有很強的溶血作用，不宜作注射用，但口服則無此作用，因皂苷在胃腸中被分解，有實驗表明桔梗的全植株亦有溶血作用。

【主要參考文獻】

① 楊光禮．中藥桔梗過敏 1 例報告．中醫藥研究，1996（4）：53
② 張齊昌等．過服桔梗致腸梗阻 1 例治驗．中醫藥學報，1997（4）：44
③ 周德平．服桔梗片致低血壓反應報告．中藥通報，1988, 13（1）：51
④ 胡子水．桔梗遠志配伍致吐．山東中醫雜誌，1995, 14（5）：224
⑤ 王順年．藥物中毒救治手冊．北京：人民軍醫出版社，1996.292

桃　仁（Taoren）
SEMEN PERSICAE

薔薇科植物桃 *Prunus persica*（L.）Batsch 或山桃 *Prunus davidiana*（Carr.）Franch 的乾燥成熟種子。苦、甘，平。歸心、肝、大腸經。活血祛瘀，潤腸通便。用於經閉，痛經，症瘕痞塊，跌打損傷，腸燥便秘。

【主要成分】

含苦杏仁苷（Amygdalin）約 3.6%，揮發油 0.4%，脂肪油 45%，油中主含油酸甘油酯和少量亞油酸甘油酯。另含苦杏仁苷（Emulsin）等。

【不良反應】

1. 毒性反應：

（1）神經系統：抽搐，頭痛，昏迷，瞳孔散大，四肢肌張力增高，四肢厥冷，甚或意識喪失，二便失禁。

（2）心血管系統：心悸，心跳速而弱，口唇、指端發紺，血壓下降，甚至心跳停止。

（3）呼吸系統：呼吸表淺，急促，後而顯著變慢，或呈陳施氏呼吸，甚至窒息。

（4）消化系統：噁心，嘔吐，腹瀉，水樣便。

2. 過敏反應：接觸性皮炎，刺癢感，並出現紅色疹斑。

【備考】

桃仁的主要有毒成分為苦杏仁苷，內服後經酶水解產生氫氰酸和苯甲酸。氫離子進入體內後，與細胞色素氧化酶的 Pe^{3+} 結合，並阻礙被其細胞色素還原為 Fe^{2+} 的還原型細胞色素氧化酶，從而阻礙細胞色素氧化作用，抑制細胞呼吸，導致細胞內窒息，組織缺氧。氫氰酸還可損害延腦呼吸中樞和血管運動中樞，致中樞神經系統受損而出現中毒體徵。

【主要參考文獻】

① 趙玉英，范玉義．桃仁急性中毒 2 例．山東中醫雜誌，1995, 14（8）：356–357

② 劉明州．生桃核仁中毒 2 例報告．急診醫學，1998, 7（4）：287

③ 傅賢彬．桃仁引起接觸性過敏 1 例．中成藥研究，1984（3）：46

④ 楊倉良．毒藥本草．北京：中國中醫藥出版社，1993, 619

⑤ 浙江藥用植物雜誌編寫組．浙江藥用植物志（上冊）．杭州：浙江科學技術出版社，1980, 505

夏枯草（Xiakucao）
SPICA PRUNELLAE

唇形科植物夏枯草 *Prunella vulgaris* L. 的乾燥果穗。辛、苦，寒。歸肝、膽經。清火明目、散結消腫。用於目赤腫痛，目珠夜痛，頭痛眩暈，瘰癧，癭瘤，乳癰腫痛，甲狀腺腫大，淋巴結結核，乳腺增生，高血壓。

【主要成分】

果穗含夏枯草苷（Prunellin），其苷元為齊墩果酸，並含游離的齊墩果酸、烏索酸、胡蘿蔔、β–香樹脂醇、花色苷（Anlhocyanins）及四種同系高級飽和脂肪酸。

【不良反應】

過敏反應：

（1）皮膚發疹：全身散在性如粟粒樣丘疹，紅色，瘙癢；或麻疹樣紅色丘疹，或密集針尖大小的丘疹連成斑片，伴瘙癢。

（2）咽喉黏膜過敏：眼黏膜發紅，咽喉舌唇腫脹，鼻塞流涕，語言謇澀，伴心悸，甚者有胃脘部不適，噁心，嘔吐，腹痛，腹瀉。

【主要參考文獻】

① 董漢良．單服夏枯草引起過敏反應 1 例報告．廣西中醫藥，1982（5）：38

② 田仁德．夏枯草過敏 1 例．山東中醫學院學報，1983, 7（1）：40

③ 黃永華．夏枯草過敏 1 例報告．河南中醫，1985（3）：12

④ 韓明道．夏枯草過敏反應 2 例．上海中醫藥雜誌，1983（3）：34

柴　胡（Chaihu）

RADLX BUPLEURI

傘形科植物北柴胡 *Bupleurum chinense* DC. 或狹葉柴胡 *Bupleurum scortzonerifolium* Willd. 的根。苦，涼。歸肝、膽經。和解表裡，疏肝升陽。用於感冒發熱，寒熱往來，胸滿脇痛，脫肛，子宮下垂，月經不調。

【主要成分】

北柴胡含揮發油，柴胡醇（Bupleurumol）、油酸（Oleic acid）、亞麻酸（Linolenic acid）、棕櫚酸（Palmitic acid）、硬脂酸（stearic acid）、柴胡苷（Saikosides）等。狹葉柴胡根含皂苷、柴胡醇、脂肪油、揮發油。

【不良反應】

過敏反應：皮膚瘙癢，出現紅色丘疹，伴有頭暈頭痛，胸脇悶痛。

【備考】

真陰虧損，肝陽上升者忌服。

【主要參考文獻】

李留騫．柴胡引起過敏性丘疹 1 例．浙江中醫雜誌，1984（4）：417

透骨草（Tougucao）

HERBA SPERANSKIAE TUBERCULATAE

大戟科植物地構葉 *Speranskia tuberculata*（Bge.）Baill. 或鳳仙花科植物鳳仙 *Impatiens balsamina* L. 的全草。辛、甘，溫。

祛風除濕，舒筋活血止痛。用於風濕痺痛，筋骨攣縮，寒濕腳氣，瘡癬腫毒。

【主要成分】

鳳仙的發芽嫩枝含吲哚-3-乙腈（Indole-3-acetonitrile），莖含山柰酚-3-葡萄糖苷（Kaempferol-3-glucoside），槲皮素-3-葡萄糖苷（Quercetin-3-glucoside），締紋天竺素-3-葡萄糖苷（Pelargonidin-3-glucoside），矢車菊素-3-葡萄糖苷（Cyanidin-3-glucoside）。葉含1，2，4—三羥基萘-4-萄萄糖苷（1, 2, 4-Trihydroxynaphthalene-4-glucoside）與山柰酚及山柰酚-3-阿拉伯糖苷（Kaempferol-3-arabinoside）。

【不良反應】

過敏反應：可致接觸性皮炎：頭皮灼熱瘙癢，灼痛，腫脹，紅斑，丘疱疹，部分糜爛滲出。

【主要參考文獻】

于豪，侯愛鳳．透骨草致接觸性皮炎1例．中國皮膚性病學雜誌，1997，11（2）：128

射　干（Shegan）

RHIZOMA BELAMCANDAE

鳶尾科植物射干 *Belamcanda chinensis*（L.）DC.的乾燥根莖。苦，寒。歸肺經。清熱，解毒，消痰，利咽。用於熱毒痰火鬱結，咽喉腫痛，痰涎壅盛，咳嗽氣喘。

【主要成分】

根莖含射干定（Belamcandin）、鳶尾苷（Iridin）、鳶尾黃酮苷（Tectoridin）、鳶尾黃酮（Tectorigenin）。花、葉含芒果苷（Mangifetin）。

【不良反應】

可引起腹瀉，水樣便，每日3～5次。

【備考】

1. 歷代醫家記載，射干有「利大腸」（李時珍《本草綱目》）、「利大便」（朱丹溪《本草衍義補遺》）、「多服瀉人」（謝觀《中國醫學大辭典》）等作用。

2. 有報導服用含射干的中藥複方 73 例中有 7 例出現水瀉，一次用量均超過 5 克。

【主要參考文獻】

李寧·射干致瀉與用量淺談·中國中藥雜誌，1991, 16（4）：249

狼　毒（Langdu）

RADIX EUPHORBIAE FISCHERIANAE

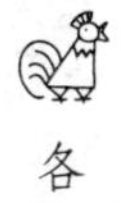

瑞香科植物狼毒 *Stellera chamaejasme* L. 或大戟科植物狼毒大戟 *Euphorbia fischeriana* Steud. 和月腺大戟 *Euphorbia ebiacteolata* Hayata 的根。苦、辛，平，有毒。逐水祛痰，破積殺蟲。用於瘰癧結核；疥癬，白疕，痔瘻；水腫膨脹，痰飲咳嗽；蟲積，冷積腹痛等。

【主要成分】

含狼毒大戟甲素、乙素（Fischeriana A、B）、羽扇豆醇、3- 乙酰基羽扇豆醇、谷甾醇、菜油甾醇、豆甾醇及南大戟內酯（Jolkinolide）A、B，17-Hydroxyjolkinolide 等。

【不良反應】

毒性反應：

（1）消化系統：咽癢或咽喉腫痛、灼熱，噁心嘔吐，腹痛，上腹部壓痛，腹瀉，甚至便血性。

（2）神經系統：煩躁，或精神不振，頭昏頭痛，眼球微震，口乾，口舌發麻，心慌，視物模糊，瞳孔散大，對光反射遲鈍，面色潮紅或蒼白，全身乏力，肢體沉重，指端意覺障礙。嚴重時出現精神異常，痙攣驚厥，神志不清，尿閉，休克，心肌麻痺而死亡。

（3）其他：再生障礙性貧血；成人呼吸窘迫綜合徵，間歇性預激症候群；右心室勞累；面部浮腫，瘙癢；或因狼毒滴入雙眼致視力下降，雙眼瞼高度充血，球結膜充血水腫，角膜彌漫性水腫，角膜上皮密集點狀剝脫。

【相互作用】

1.與阿司匹林、鉀製劑、異丙腎上腺素舌下片劑合用可能導致口腔及咽喉腫痛。

2.與硫酸亞鐵、磺胺類、氨茶鹼、制酸藥、洋地黃類、左旋多巴合用會加強消化道的毒性，可能引起噁心，嘔吐，腹瀉。

3.不宜與密陀僧同用。

【備考】

將野生狼毒當作人參誤食和外用經破損皮膚吸收是本藥中毒原因。

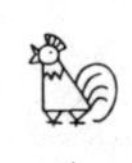

【主要參考文獻】

① 張麗萍，吉聲澤．野生狼毒中毒 4 例調查報告．張家口醫學院學報，1997, 14（1）：80

② 孫永梅．急性野生狼毒中毒 7 例報告．中國工業醫學雜誌，1996, 9（6）：378

③ 姚曉嵐．中藥狼毒致雙眼損傷 1 例．中華眼科雜誌，1995, 31（5）：393

④ 雷載權，張廷模．中華臨床中藥學（下卷）．北京：人民衛生出版社，1998.1957

烏桕木根皮（Wujiumugenpi）
CORTEX SAPII SEBIFERI

大戟科植物烏桕 *Sapium sebiferum*（L.）Roxb. 的根皮。苦，微溫；有毒。利水，消積，殺蟲，解毒。用於水腫，臌脹，症瘕積聚，二便不通，濕瘡，疥癬，疔毒。

【主要成分】

根皮含花椒油素（Xanthoxylin），樹皮中含三萜成分為：莫雷亭酮（Moretenone）、3–Epimoretenol、莫雷亭醇（Moreteno1）。尚有 3，3'–甲基鞣花酸，3, 4–二–0–甲基鞣花酸和烏桕萜酸（Sebiferic acid）。

【不良反應】

毒性反應：

（1）消化系統：噁心，流涎或口乾，頻繁嘔吐，腹痛，腹瀉。

（2）泌尿系統：尿瀦留，表現為無尿，膀胱區充盈但無尿意。

（3）神經系統：頭暈乏力，手足麻木，精神萎靡，嗜睡，四肢遠端對稱性無力，肘、膝關節以下麻木、脹痛，有套襪感或蟻走感等周圍性神經炎症狀。

4.心血管系統：心慌，胸悶，冷汗，脈速，臉色蒼白，四肢厥冷。

【備考】

1.本品對胃腸有強烈的刺激作用，吸收後可導致中樞和末梢神經的麻痺，以及循環系統衰竭。

2.孕婦、體虛及潰瘍病患者忌服。

【主要參考文獻】

① 朱亞峰．中藥中成藥解毒手冊．北京：人民軍醫出版社，1991. 386

② 覃士明．口服烏桕致瀦留、周圍性神經炎 1 例．中國中藥雜誌，1992, 17（1）：54

益母草（Yimucao）
HERBA LEONURI

唇型科植物益母草 *Leonurus japonicus* Houtt. 的新鮮或乾燥地上部分。苦、辛，嚴寒。歸肝、心包經。活血，調經，利尿消腫。用於月經不調，痛經，經閉，惡露不盡，水腫尿少；急性腎炎水腫。

【主要成分】

含多種生物鹼：益母草鹼（Leonurine）、水蘇鹼（Stachy-drine）、益母草定（Leonuridine）、益母草寧（Leonurinine）；苯甲酸、多量氯化鉀、月桂酸（Lauric acid）、亞麻酸（Linolenic acid）、油酸、甾醇、維生素 A、蕓香苷等黃酮類，並含精氨酸、4–胍基–1–丁醇（4–Guanidino–1–butanol）、4–胍基–丁酸（4–Guanidino–butyric acid）、水蘇糖（Stachyose）。

【不良反應】

1. 毒性反應：可出現出血性休克，嘔血，尿血，陰道出血，柏油樣便，伴腹痛，頭痛，腰痛。有報導可致急性腎功能衰竭或並發結核性腦膜炎，雙肺播散性結核。

2. 過敏反應：皮膚發紅，並伴有胸悶心慌，呼吸急促。

【備考】

益母草性涼，陰虛血少者忌用，其常用量為 9～18 克，患者服用益母草致多器官出血，可能跟下列原因有關：用量超大，相當於一次口服 200 克；本身有肝硬化，滲出性胸膜炎病史。

【主要參考文獻】

① 賈祥生。益母草中毒致死 1 例．實用中醫內科雜誌，1989, 3（3）：38

② 陸學婭．口服益母草流浸膏出現過敏反應 1 例．中國中藥雜誌，1995, 20（12）：758

③ 崔融．益母草過敏致急性腎功能衰竭 1 例報告．臺州醫藥，1987, 16（314）：150

娑羅子（Suoluozi）
SEMEN AESCULI

七葉樹科植物七葉樹 *Aesculus chinensis* Bge. ，浙江七葉樹 *Aesculus chinensis* Bge. var. *chekiangensis*（Hu et Fang）Fang 或天師粟 *Aesculus wilsonii* Rehd. 的乾燥成熟種子。甘，溫。歸肝、胃經。理氣寬中，和胃止痛。用於胸腹脹悶，胃脘疼痛。

【主要成分】

含脂肪油 31.8%，澱粉 36%，纖維 14.7%，粗蛋白 1.1%。脂肪油主要為油酸和硬脂酸的甘油酯。已分離鑒定出的成分有七葉皂苷（aescin）、胡蘿蔔苷、甘烷醇等。

【不良反應】

咽喉部澀麻感，噁心，乾嘔，伴頭昏汗出。

【備考】

娑羅子的常用量為3～9克，出現上述不適症狀的2例報導均用至12克，藥量稍重。本品甘溫，《陝西中藥雜誌》載本藥氣虛及陰虛者忌用。另外，此2例報導均為娑羅子與瓜蔞薤白桂枝湯合用，不排除娑羅子與處方中某味藥不合而發生不良反應的可能。

【主要參考文獻】

毛美蓉．服用娑羅子出現不良反應2例報告．江蘇中醫，1997,18（4）：37

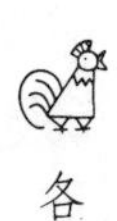

海　馬（Haima）
HIPPOCAMPUS

海龍科動物線紋海馬 *Hippocampus kelloggi* Jordan et Snyder、刺海馬 *Hippocampus histrix* Kanup、大海馬 *Hippocampus kuda* Bleeker、三斑海馬 *Hippocampus trimaculatus* Leach 或小海馬（海蛆）*Hippocampus japonicus* kanp 的乾燥全體。甘，溫。歸肝、腎經。溫腎壯陽，散結消腫。用於陽痿，遺尿，腎虛作喘，症瘕積聚，跌打損傷；外治癰腫疔瘡。

【主要成分】

含大量鎂和鈣，其次為鋅、鐵、鍶、錳，少量的鈷、鎳、銅和鎘，並含有硬脂酸、膽甾醇、膽甾二醇等。

【不良反應】

可加重尿毒症、慢性腎功能衰竭患者的腎功能損害，全身出現紫癜。

【備考】

孕婦及陰虛火旺者忌服。本例原有血壓增高，並有五心煩熱、失眠、心悸等陰虛火旺的表現，用海馬劑量超過正常用量，溫之太過，氣血燥動妄行，而致出現紫癜。

【主要參考文獻】

① 黃平等．三斑海馬化學成分的分析．海洋藥物雜誌，1982（4）：32

② 顧雲程，林發祥，戴必軍等．海馬加重腎功能損害 1 例報告．南京中醫學院學報，1987（1）：61

海金沙（Haijinsha）
SPORA LYGODII

海金沙科植物海金沙 *Lygodium japonicum*（Thunb.）SW. 的乾燥成熟孢子。甘、鹼，寒。歸小腸、膀胱經。清利濕熱，通淋止痛。用於熱淋，砂淋，石淋，血淋，膏淋，尿道澀痛。

【主要成分】

含脂肪油，海金沙素（Lygodin），棕櫚酸（Palmific cacid），硬脂酸，亞油酸等。

【不良反應】

舌麻，噁心，頭暈，畏寒，尿頻等。

【備考】

海金沙常用量為 6～9 克，藥典規定量為 6～15 克。本例因一次服藥 150 克，為用藥超量致不良反應。

【主要參考文獻】

劉有能．服海金沙超量引起嚴重不適 1 例．中藥通報，1988（重）：51

海蛤殼（Haigeke）
CONCHA MERETRICIS SEU CYCLINAE

簾哈科動物青蛤 *Cyclina sinensis*（Gmelin）的貝殼。鹼，平。歸心、腎經。清熱，利水，化痰，軟堅。用於熱痰喘咳，水腫，淋病，瘿瘤，積聚，血結胸痛，血痢，痔瘡，崩漏，帶下。

【主要成分】

含碳酸鈣、殼角質等。

【不良反應】

有 1 例報告服海蛤粉後，出現腹部絞痛、肌肉痛及疲乏，並有卟啉症。尿中δ-氨基-γ-戊酮酸升高至4.95毫克／分升，血中鉛水平增高至76毫克／分升。螢光血細胞計數發現70%的紅細胞含有較高的原卟啉鋅，從而確診為鉛中毒。

【備考】

鉛並非海蛤殼的固有成分，本例發生鉛中毒是製劑的鉛污染所致。

【主要參考文獻】

Markowitz AB, Nunez CM, Klitzman S, et al. Lead poisoning due to hai ge fen. The porphyrim content of individual erythrocytes. *JAMA* 1994, 271（12）：932

海螵蛸（Haipiaoxiao）
ENDOCONCHA SEPIAE

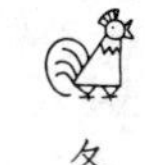

烏賊科動物無針烏賊 *Sepiella Maindroni* de Rochebrune 或金烏賊 *Sepia esculenta* Hoyle 的乾燥內殼。鹼、澀，溫。歸脾、腎經。收斂止血，澀精止帶，制酸斂瘡。用於胃痛吞酸，吐血衄血，崩漏便血，遺精滑精，赤白帶下；潰瘍病。外治損傷出血，瘡多膿汁。

【主要成分】

含碳酸鈣80%～85%，殼角質6%～7%，黏液質10%～15%，並含少量氯化鈉、磷酸鈣、鎂鹽等。

【不良反應】

甚為少見，僅有1例長期服用致胃內巨大結石。偶見服藥後伴有便秘、腹脹和噯氣。

【備考】

海螵蛸的主要成分為碳酸鈣，長期服用可引起胃腸道內鈣質沉著。

【主要參考文獻】

孫茂坤，張京．長期服用烏賊骨引起胃內巨大結石1例報告．安徽醫學，1985, 6（2）：57

海　藻（Haizao）
SARGASSUM

馬尾藻科植物羊栖菜 *Sargassum fusiforme*（Harv.）Setch. 或海蒿子 *Sargassum pallidum*（Turn.）C.Ag. 的乾燥藻體。苦、鹼，寒。歸肝、胃、腎經。軟堅散結，消痰，利水。用於瘰癧，癭瘤，痰飲，水腫，睾丸腫痛。

【主要成分】

主含藻膠酸，粗蛋白，甘露醇，灰分，鉀，碘。

【不良反應】

1. 毒性反應：心悸，雙下肢水腫，蛋白尿。心電圖示：①頻發結性早搏；②心肌供血不足。

2. 過敏反應：接觸性皮炎、浮腫、濕疹等。

【相互作用】

古代「十八反」中有海藻反甘草之說。本例出現的心腎損害，可能跟其海藻配伍甘草有關。但歷代方劑中不少有海藻與甘草的配伍，如海藻玉壺湯（《外科正宗》）、內消瘰癧丸（《瘍醫大全》）等，一直應用於臨床。

【備考】

本品脾胃虛寒蘊濕者忌用。

【主要參考文獻】

① 劉觀湘．海藻甘草配伍致心腎損害 1 例．陝西中醫，1996, 17（11）：521

② Jeanmougin M, Civatte J. Occupational eczema with photosensitivity due to Japanese sargassum. *Contact dermatitis* 1998, 19（5）：394

③ van der Willigen AH, Habets JM, van Joost T, et al. Allergic contact eczema cause by Sarfassum professional fishermen on Lake Grevelingen. [Article in dutch] Ned Tijdschr Geneeskd 1998, 132（52）：2355

桑寄生（Sang jisheng）
HERBA TAXILLI

桑寄生科植物桑寄生 *Taxillus chinensis*（DC.）Damser 的乾燥帶葉莖枝。苦、甘，平。歸肝、腎經。補肝腎，強筋骨，祛風濕，安胎元。用於風濕痺痛，腰膝酸軟，筋骨無力，崩漏經多，妊娠漏血，胎動不安，高血壓。

【主要成分】

含槲皮素（Quercetin）、萹蓄苷（Avicularin）、d－兒茶素（d−fafechin）、槲皮苷（Quercitiin）、金絲桃苷（hyperoside）等。

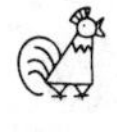

【不良反應】

過敏反應：表現為皮膚散在紅色丘疹，細碎如粟米，瘙癢。

【主要參考文獻】

張爐高，王惠仙．服用中藥致不良反應四例．中國中藥雜誌，1989, 14（2）：52

桑　椹（Sangshen）
FRUCTUS MORI

桑科植物桑 *Morus alba* L. 的乾燥果穗。甘、酸、寒。歸心、肝、腎經。補血滋陰，生津潤燥。用於眩暈耳鳴，心悸失眠，鬚髮早白，津傷口渴，內熱消渴，血虛便秘。

【主要成分】

含蘆丁（Rutin），胡蘿蔔，維生素（A, B_1, B_2, C），蛋白質，糖，生物鹼，強心苷，脂類（62.6%），游離酸，醇類，揮發油，鞣質及矢菊素等。構成脂類的脂肪酸主要為亞油酸（68.3%），油酸（12.67%）和棕櫚酸（11.85%），以及少量的豆蔻酸（0.105%），棕櫚油酸，硬脂酸，亞麻酸等。揮發油中的主要成分為桉葉素和香葉醇。

【不良反應】

1. 毒性反應：出血性腸炎：表現為發熱，嘔吐，腹痛，腹瀉，排出暗紅色果醬樣大便等。

2. 過敏反應：藥物性皮炎，表現為大小不一的紅色丘疹及斑塊，瘙癢，面目紅腫，伴耳內、鼻腔內、眼瞼內、咽喉部腫脹癢感。

【備考】

桑椹引起出血性腸炎原因尚未明確，有認為本品含有胰蛋白酶抑制物，過多吃後腸道內的各種消化酶因受到抑制而活性明顯降低，因而不能破壞 C 型產氣莢膜杆菌及 β 毒素。一旦食入污染有 C 型產氣莢膜杆菌或 β 毒素的食物，即可致出血性腸炎。

【主要參考文獻】

① 毛繼周等．桑椹引起出血性腸炎 2 例報告．中級醫刊，1984（5）：封三

② 石銀枝．桑椹過敏 1 例．中藥通報，1987（6）：57

陳　皮（Chenpi）

PERICARPIUM CITRI RETICULATAE

蕓香科植物橘 *Citrus reticulata* Blanco 及其栽培變種的乾燥成熟果皮。苦、辛，溫。歸肺、脾經。理氣健脾，燥濕化痰。用於胸脘脹滿，食少吐瀉，咳嗽痰多。

【主要成分】

含揮發油，又含多種烯醇化合物，橙皮苷（Hesperidin）、新橙皮苷（Neohesperidin）、川陳皮素（Nobiletin）、甲氧基黃酮（Methoxyflarone）等多種黃酮成分，以及肌醇，維生素，胡蘿蔔素，對羥福林等。

【不良反應】

1. 毒性反應：可引起便血和消化道穿孔。

2. 過敏反應：噴嚏不止，流涕溢淚，胸悶不適；腹脹腸

鳴，腹痛，腹瀉，大便溏薄，眼瞼輕度水腫等。或皮膚奇癢，出現粟粒狀紅色丘疹。

【備考】

本品苦燥辛溫，易傷津助熱，舌赤少津，內有實熱，陰虛燥咳及咯血、吐血者慎用。

【主要參考文獻】

① 雷載權，張廷模．中華臨床中藥學（上卷）．北京：人民衛生出版社，1998. 962

② 吳言福．服用陳皮致便血 2 例．中國中藥雜誌，1988, 13（10）：54

③ 丁林章．口服陳皮液致消化道穿孔死亡 1 例．中國中西醫結合雜誌，1992, 12（3）：156

④ 郭劍鋒．陳皮過敏 1 例報告．河南中醫，1989（2）：31

⑤ 童湘谷．陳皮引起過敏反應 2 例．中草藥，1997, 28（2）：103

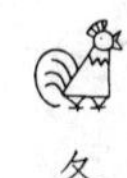

【11 畫】

華山參（Huashanshen）
RADIX PHYSOCHLAINAE

茄科植物漏斗囊草 *Physochlaina infundibularis* Kuang 的根。甘、微苦，熱；有毒。平喘止咳，安神鎮驚。用於寒痰喘咳，心悸失眠易驚。

【主要成分】

含生物鹼：阿托品（Atropine）、莨菪鹼（Hyoscyamine）、東莨菪鹼（Scopolamine）等；香豆素類：莨菪亭（Scopoletin）、華山參苷（Fabiatirin）等。尚含黃酮、氨基酸、多糖、還原糖、植物甾醇等。

【不良反應】

毒性反應：口服過量可出現類似阿托品中毒的症狀：口乾，聲嘶，發熱，皮膚潮紅，煩躁不安，心跳加快，頭暈，視物模糊，瞳孔散大，噁心嘔吐，便秘，尿瀦留，血壓下降（或升高），嚴重者昏迷，甚至死亡。參看「曼陀羅子」條。

【相互作用】

1. 與異煙肼合用，能增強抗膽鹼作用，可使老年男性患者發生眼壓增高、尿瀦留等不良反應。

2. 與氯丙嗪等酚噻嗪類藥物合用，可加重口乾、視物模糊、尿瀦留等不良反應，甚至有導致青光眼的可能。

3. 本品能抑制胃腸蠕動，延緩胃排空，因而增加地高辛緩釋片的吸收率，容易引起洋地黃中毒，故本品不宜與地高辛緩釋片同服，亦忌用於已洋地黃化的病人。

【備考】

1. 華山參含阿托品、東莨菪鹼、山莨菪鹼等生物鹼，其毒性反應主要表現為神經系統毒性，有抑制迷走神經的作用。中毒原因多為誤認其為人參或過量服用，華山參常用量為 0.1～0.2 克，中毒案例服用量均大大超過此劑量。

2. 青光眼患者禁用，孕婦及前列腺極度肥大者慎用。

【主要參考文獻】

① 馬宏欣．「華山參」中毒 2 例報導．陝西中醫學院學報，1981（3）：34

② 姜希望．華山參中毒 7 例報告．湖南中醫雜誌，1987（4）：50

③ 楊倉良．毒藥本草．北京：中國中醫藥出版社，1998. 856

萊菔子（Laifuzi）
SEMEN RAPHAANI

十字花科植物蘿蔔 *Raphanus sativus* L. 的乾燥成熟種子。辛、甘，平。歸肺、脾、胃經。消食除脹，降氣化痰。用於飲食停滯，脘腹脹痛，大便秘結，積滯瀉痢，痰壅喘咳。

【主要成分】

含脂肪油，揮發油。揮發油內有甲硫醇。脂肪油中含多量芥酸（Erucic acid），亞油酸，亞麻酸以及芥子酸甘油酯（Glycerol sinapate）等。尚含有抗菌物質萊菔素（Rapkhanin）。

【不良反應】

口乾，頭暈，聲嘶，神志恍惚，四肢抽搐。

【相互作用】

《醫學入門》載何首烏「忌蘿蔔」；《品匯精要》載熟地「忌蘿蔔」。

【備注】

本品氣虛者慎服。本例因用萊菔子配伍熟地、何首烏出現上述不良反應。

【主要參考文獻】

蔡新榮．萊菔子與何首烏、熟地配伍致不良反應1例．中國中西醫結合雜誌，1996, 16（10）：633

菟絲子（Tusizi）
SEMEN CUSCTAE

旋花科植物菟絲子 *Cuscuta chinensis* Lam. 的種子。辛、甘，溫。歸肝、脾、腎經。滋補肝腎，固精縮尿，明目，安胎，止瀉。用於陽痿遺精，遺尿尿頻，腰膝酸軟，目昏耳鳴，腎虛胎漏，胎動不安，脾腎虛瀉。

【主要成分】

含黃酮、香豆精、甾萜類化合物、生物鹼、蒽醌類、皂苷類、樹脂、糖類等。

【不良反應】

1. 過敏反應：泡酒外用見局部皮膚紅腫灼熱，並出現小水疱。

2. 毒性反應：噁心嘔吐、頭昏、胃出血、陣發性抽搐、昏迷等。

【備註】

所報導的中毒案例，為服用寄生於馬桑樹的同屬植物大菟絲子（C. japonica Choisy）引起，因其吸收了馬桑毒素所致。

【主要參考文獻】

張玉恆·菟絲子、破故紙外用致敏1例報告·河南中醫，1995, 15（3）：167

菊　花（Juhua）

FLOS CHRYSANTHEMI

菊科植物菊 *Chrysanthemum morifolium* Ramat. 的頭狀花序。甘、苦，涼。歸肺、肝經。疏風清熱，平肝明目。用於風熱感冒，頭痛眩暈，目赤腫痛，眼目昏花。

【主要成分】

含揮發油、腺嘌呤（Adenine）、膽鹼（Choline）、水蘇鹼（Stachydrine）、菊苷、氨基酸、黃酮類等。

【不良反應】

過敏反應：接觸後面部、手部皮膚搔癢、燒灼感，出現水腫性紅斑，甚至糜爛、滲出、結痂、色素沉著。口服亦可致皮膚搔癢及紅色丘疹。

【備考】

菊花引起接觸性皮炎，多發生在產地採花季節，屬Ⅳ型遲發性變態反應。

【主要參考文獻】

① 蔣惠平，錢利興，劉學勤等·杭白菊致接觸性皮炎臨床分析·臨床皮膚科雜誌，1995（1）：6

② 宋志剛·服淮菊花出現過敏反應1例·中國中藥雜誌，1996，21（2）：123

雪上一枝蒿（Xueshangyizhihao）

RADIX ACONITI BRACHYPODI

毛茛科植物短柄烏頭 *Aconitum brachypodum* Diels 的塊根。苦、辛，溫；有大毒。歸心、肺、肝經。溫經散寒，活血止痛，祛風除濕。用於風濕骨痛，神經痛，牙痛，跌打損傷，瘡瘍腫毒，毒蛇咬傷等。

【主要成分】

含烏頭鹼（Aconitine），次烏頭鹼（Hypaconitine），以及一枝蒿甲素、乙素、丙素、丁素、戊素、己素、庚素（Bul-latineA、B、C、D、E、F、G）等。

【不良反應】

毒性反應：

（1）心血管系統：心悸，胸悶，脈搏細弱，血壓下降，心電圖檢查可見竇性心動過緩，竇性心律不齊，房室傳導阻滯，房性早搏，多發性室性早搏，室性心動過速，心房纖顫，室顫等。嚴重的心律失常是死亡的最主要原因。

（2）神經系統：口舌發麻，語言不清，視物模糊，肢端瘙癢灼痛，四肢或全身麻木，甚者肢體僵硬，肌肉強直，牙關緊閉，抽搐，煩躁不安，頭昏甚至昏迷。

（3）消化系統：噁心，嘔吐，腹痛，腹瀉，流涎等。

（4）泌尿系統：急性腎功能不全，代謝性酸中毒。

【相互作用】

1. 不可與其他含烏頭鹼類藥物併用，避免加劇毒性反應。

2. 其他參見烏頭條。

【備考】

1. 雪上一枝蒿的主要有毒成分為烏頭鹼，次烏頭鹼等。

2. 臨床雪上一枝蒿中毒與用量過大、生品內服、浸酒服等有關。

3. 其所含烏頭鹼對迷走神經有強烈的興奮作用，對其他中樞神經及末梢神經有先興奮後麻痺的作用，中毒致死的原因為嚴重心律失常及呼吸中樞麻痺；可直接作用於心肌，增強心肌應激性，引起過早搏動；可抑制血管運動中樞，使血壓下降。

4.孕婦、小兒及心臟病、潰瘍病患者忌服。

【主要參考文獻】

① 吳繼萍．參附、參麥注射液搶救雪上一枝蒿中毒所致低血壓性休克 1

例．中國中醫急症，1995, 5（4）：178

② 王華．雪上一枝蒿致多形性室速 2 例報告．臨床內科雜誌，1988（4）：22

③ 孫旭升．雪上一枝蒿中毒死亡 1 例報告．中醫藥信息，1988（1）：28

④ 羅亮丞．雪上一枝蒿對心臟毒性的臨床探討．中醫雜誌，1980（9）：37

⑤ 范玉義，徐步成．雪上一枝蒿中毒 13 例．山東中醫雜誌，1997, 16（6）：279

梔　子（Zhizi）
FRUCTUS GARDENIAE

茜草科植物梔子 *Gardenia jasminoides* Ellis 的乾燥果實。苦，寒。歸心、肺、三焦經。瀉火除煩，清熱利尿，涼血解毒。用於熱病心煩，黃疸尿赤，血淋澀痛，血熱吐衄，目赤腫痛，火毒瘡瘍；外治扭傷腫痛。

【主要成分】

含梔子素（Gardenin）、果膠、鞣質、藏紅花素（Crocin）、藏紅花酸（Crocetin）、D–甘露醇、β–谷甾醇。

【不良反應】

1. 過敏反應：藥疹呈蕁麻疹或粟粒樣丘疹，有報導呈固定型藥疹。

2. 毒性反應：表現為頭昏心悸，腹痛，噁心，嘔吐，小便量多，全身乏力，冷汗，頭目眩暈不能起立，繼則昏迷。

【備考】

1. 梔子苦寒，脾虛便溏者忌服。

2. 報導的中毒案例，為一次誤服大劑量（250 克）所致。

【主要參考文獻】

① 解黎波，趙丹秋．中藥梔子內服過敏 2 例．中國皮膚性病雜誌，1995, 9（1）：57

② 黃錦華．誤服大劑量梔子煎液致中毒 1 例．中國中藥雜誌，1996, 21（4）：251

常　山（Changshan）
RADLX DICHROAE

虎耳草科植物黃常山 *Dichroa febrifuga* Lour. 的根。苦、辛，寒；有毒。歸肺、肝。心經。截瘧，截痰。用於瘧疾。

【主要成分】

含多種生物鹼：常山鹼甲、乙、丙、（α-, β-, γ-Dichroine）、常山次鹼（Dichroidine）、4-喹唑酮（4-Quinazolone）等。尚含傘形花內酯（Umbelliferone）。

【不良反應】

毒性反應：

（1）消化系統：嘔吐，腹痛，腹瀉，吐血、便血。

（2）心血管系統：心悸，心律失常，紫紺，血壓下降，最終可因循環衰竭而死亡。

【相互作用】

有記載謂：「常山與甘草同用必吐」，但臨床應用兩者配伍不一定引起嘔吐反應。

【備考】

1. 常山主要成分為常山鹼，毒理試驗表明，其刺激胃腸的迷走神經及交感神經末梢而反射地引起嘔吐、腹瀉，並破壞胃腸毛細血管而致便血、吐血。

2. 有報導內服瓜蒂、藜蘆、常山致中毒死亡的案例，三藥的用量均超過常用量，不一定是單獨常山的作用。

【主要參考文獻】

① 夏遠錄．超量內服瓜蒂、藜蘆、常山致中毒死亡報告。中藥通報，1988, 13（9）：52

② 陳志周．急性中毒．水京：人民衛生出版社，1976. 507

③ 楊倉良．毒藥本草．北京：中國中醫藥出版社，1993. 572

曼陀羅子（Mantuoluozi）
SEMEN DATURAE

茄科植物白曼陀羅 *Datura metel* L. 或毛曼陀曼 *D. innoxia* Mill. 的果實或種子。辛、苦，溫；有毒。歸肝、脾經。平喘，祛風，止痛。用於喘咳，驚癇，風寒濕痺，瀉痢，脫肛，跌打損傷。

【主要成分】

含生物鹼，主要是東莨菪鹼（Hyoscine）、莨菪鹼（Hyoscyamine）及阿托品。

【不良反應】

毒性反應：

（1）消化系統：口乾口渴，嘔吐，腹脹腹痛。

（2）神經系統：嗜睡或譫妄狂躁，驚厥，幻視幻聽，語無倫次或哭笑不止，行走蹣跚，手足舞動，抓空動作，神志不清，四肢抽搐、強直，痙攣。甚至昏迷。

（3）呼吸系統：咳嗽，聲嘶，呼吸緩慢不規則。

（4）心血管系統：心跳加快，多發性早搏，血壓下降。

（5）泌尿系統：尿瀦留。

（6）皮膚：因其能使皮膚小血管擴張明顯，故見皮膚及顏面發紅，並有紅色針尖樣皮疹，皮膚乾燥無汗。

（7）其他：結膜充血，視力模糊，瞳孔散大，瞳孔對光反射遲鈍，體溫升高。

【備考】

1. 有青光眼病史及心、肝、腎功能損害者不宜使用。

2. 本品有較大毒性，中毒機制為麻痺副交感神經，對中樞神經產生興奮作用。

3. 從中毒病例看，多數為兒童當作野果誤服而引起，宜加強宣傳教育。

【主要參考文獻】

① 鄒秀蓉．對 8 例曼陀羅中毒患者的觀察及護理．護士進修雜誌，1986（5）：45

② 王強，何朝霞．中西醫結合救治急性曼陀羅中毒．中西醫結合實用臨床急救，1997, 4（8）：379

③ 趙和雲．小兒誤服曼陀羅中毒的臨床分析．中國鄉村醫生，1997, 13（10）：22

④ 李春風，郭小剛，丁瑛瑛．中草藥中毒 17 例臨床報告．中西醫結合實用臨床急救，1997, 4（8）：366

⑤ 樊有興．小兒曼陀羅中毒 15 例報告．中國農村醫學，1994, 22（9）：46

⑥ Savitt DL, Roberts JR, Siegel EG. Anisocoria from jimsonweed. *J AMA* 1986, 255（11）：1439

⑦ Fomo F J Jr, Terry RA. Accidental infestion of jimsonweed by an adolescent. *J Am Osteopath Assoc* 1998, 98（9）：502

⑧ Koevoets PF, Van Harten PN. Thorn apple poisoning.（*Duch*）*Ned Tijdschr Geneeskd* 1997, 141（18）：888

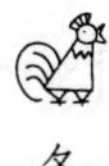

野石蠶（Yeshican）
HERBA TEUCRIUM CHAMAEDRYS

唇形科植物 *Teucrium Chamaedrys* L. 的全草。辛、涼；有毒。一些西方國家作減肥用。

【主要成分】

石蠶苷A（TeuerinA）為肝毒性成分。

【不良反應】

主要為肝臟損害。可於服藥後 1～6 個月出現肝炎，表現為虛弱、黃疸、血清轉氨酶升高。長期服藥可出現慢性活動性肝炎以至肝硬化，血清抗核抗體及抗平滑肌抗體陽性，肝活體組織檢查顯示肝細胞壞死。如能及早停藥，一般可在 8 週內症狀消失。

【備考】

本藥在西方國家已被禁用。

【主要參考文獻】

① Castos A. Larrey D. Hepatitis observed during a treatment with a drug or tea containing Wild Germander. Evaluation of 26 cases reported to the Regional Centers of Pharmacovigilance.（Article in French）*Gastroenterol Clin Biol* 1992, 16（12）：916

② laliberte L, Villeneuve JP. Hepatitis after the use of germander, a herbal remedy. *CMAJ* 1996, 154（11）：1689

③ Ben Yahia M, Mavier P, Metreau JM, et al. Chronic active hepatitis and cirrhosis induced by wild germander. 3 cases.（Article in French）*Gastroenterol Clin Biol* 1993, 17（12）：959

④ Larry, Vial T, Pauwels A, et a1. Hepatitis after germander（Teucrium chamaedrys）administration：another instance of herbal medicine hepatotoxicity. *Ann Intern Med* l992, 117（2）：129

⑤ Larrey D. Liver involvement in the course of phytotherapy.（Article in French）*Presse Med* 1994, 23（15）：691

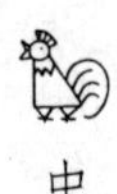

蛇床子（Shechuangzi）
FRUCTUS CNIDII

傘形科植物蛇床 *Cnidium monnieri*（L.）Cuss. 的果實。辛、苦，溫。歸腎經。溫腎助陽，祛風，燥濕，殺蟲。用於陽痿，宮冷，寒濕帶下，風濕痺痛；外治外陰濕診，婦人陰癢，滴蟲性陰道炎。

【主要成分】

含揮發油，主要成分為蒎烯（1-Pinene）、莰烯（1-Camphene）、異戊酸龍腦脂（Bornyl isovalerate）、異龍腦（Isobomeol）等。另含甲氧基歐芹酚（Osthole）、蛇床子素（Osthol）、蛇床明（Cnidimine）等。

【不良反應】

用含蛇床子的煎劑薰洗致局部灼熱癢甚，出現紅色斑疹，潮紅腫脹，水腫起疱，並流黃水。用蛇床子、百部浸液外搽，出現皮膚潮紅、劇癢。服蛇床子總香豆素後，出現輕微口乾、嗜睡及胃部不適。

【備考】

下焦濕熱，腎陰不足，相火易動及精關不固者忌服。

【主要參考文獻】

① 王春芳·蛇床子散薰洗致過敏性藥疹 1 例。中醫函授通訊，1994, 13（2）：37

② 秦增祥·蛇床子藥理作用及臨床應用的研究概述·浙江中醫雜誌，1990, 25（10）：475

魚腥草（Yuxingcao）

HERBA HOUTTUYNIAE

三白草科植物蕺菜 *Houttuynia Cordata* Thunb. 的乾燥地上部分。辛，微寒。歸肺經。清熱解毒，消痛排膿，利尿通淋。用於肺癰吐膿，痰熱喘咳，熱痢，熱淋，癰腫瘡毒。

【主要成分】

全草含揮發油，油中含魚腥草素（Decanoylacetaldehyde）、甲基正壬基酮（Methyl-n-nonylketone）、月桂烯（Myrcene）、月桂醛（Lauric aldehyde）、癸醛（Capric alde hyde）、癸酸（Capric acid）。花穗、果穗含異槲皮苷（Isoquercitrin），葉含槲皮苷（Quercitrin）。根莖揮發油亦含魚腥草素。

【不良反應】

過敏反應：食用新鮮魚腥草可致日光性皮炎；魚腥草注射液可致過敏性紫癜，蕁麻疹，紅斑，紅疹，瘙癢，大疱性表皮松解萎縮型藥物皮炎，末梢神經炎。甚者可致過敏性休克，乃至死亡。

【備考】

1. 魚腥草注射液的主要成分為魚腥草素。已能人工合成。所引發的過敏反應，症狀類似速發型過敏反應。產生過敏反應的原因，除個體差異外，是否跟產品的質控標準有關，有待進一步考察。

2. 虛寒症及陰性外瘍忌用魚腥草。

【主要參考文獻】

① 劉華壽．肌注魚腥草注射液引起過敏性休克 1 例．中國中藥雜誌，1997, 22（5）：314

② 葉芳．魚腥草注射液致過敏反應 1 例．中西醫結合實用臨床急救，1995, 2（4）：187

③ 張益進．魚腥草注射液引起過敏性紫癜 1 例報告．河南中醫，1988（2）：封四

④ 岑桂芹．魚腥草注射液引起大　性表皮松解萎縮型藥物性皮炎 1 例報告．新中醫，1979（5）：47

⑤ 張曉林．魚腥草注射液引起大　性表皮鬆解萎縮壞死型藥疹 1 例．臨床皮膚科雜誌，1992, 21（5）：283

⑥ 張悅華，劉曉英．魚腥草注射引起末梢神經炎 1 例報告．人民軍醫，1980（4）：73

⑦ 何春生．肌注魚腥草注射液發生過敏性休克 1 例．廣東醫學院學報，1993, 11（4）：257

細　辛（Xixin）
HERBA ASARI

馬兜鈴科植物北細辛 *Asarum heterotropoides* Fr. Schmidt var. *mandshuricum*（Maxim.）Kitag. 漢城細辛 *Asarum sieboldii* Miq. var. *seoulense* Nakai 及華細辛 *Asarum sieboldii* Miq. 的全草。辛，溫。歸心、肺、腎經。祛風散寒，通竅止痛，溫肺化飲。用於風寒感冒，頭痛，鼻淵，齒痛，痰飲喘咳，風濕痺痛。

【主要成分】

含揮發油，其主要成分是甲基丁香油酚（Methyleugenol），其他有黃樟醚（Safrole），β-蒎烯（β-Pinene），優葛縷酮（Eucarvone），細辛酮（Asarylketone）等。

【不良反應】

毒性反應：

（1）神經系統：頭痛，出汗，煩躁不安，頸項強直，毛髮豎立，全身震顫，肌肉緊張；繼而牙關緊閉，角弓反張，四肢抽搐，意識不清，狂躁，眼球突出，最後可因呼吸麻痺死亡。

（2）心血管系統：心慌，氣短，胸悶，血壓升高，心率加快，心律失常（頻發房性早搏，伴反覆短陣房速）。重者可致心力衰竭。

【相互作用】

「十八反」中有藜蘆反細辛之說，兩藥配伍時可增強毒性反應。

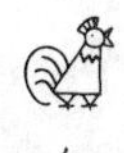

【備考】

1.藥典規定細辛的內服劑量為1～3克，古書曰：「細辛不過錢」。報導致心律不整、心衰，均為超量（8～9克），且為後下，細辛所含揮發油未得到揮發，可能跟毒性有一定關係。吸入細辛粉末過多亦可致中毒。

2.細辛揮發油可直接作用於中樞神經系統，初期興奮，繼而抑制，特別是對呼吸中樞的抑制，使呼吸麻痺而死亡。

【主要參考文獻】

① 陳筱琴，王遂生。細辛過量引起心律失常1例．江蘇中醫，1994, 15（1）：10

② 劉福禮，張韌聞，周超凡．服細辛過量致心衰1例．中國中藥雜誌，1995, 20（7）：440

③ 張家富．加工細辛出現虛脫2例．中國中藥雜誌，1997, 22（11）：652

麻　黄（Mahuang）

HERBA EPHEDRAE

麻黃科植物草麻黃 *Ephedra sinica* Stapf、木賊麻黃 *Ephedra equisetina* Bge. 或中麻黃 *Ephedra intermedia* Schrenk et Mey. 的

草質莖。辛、苦，溫。歸肺、膀胱經。發汗，平喘，利水。用於傷寒表實，發熱惡寒無汗，頭痛鼻塞，骨節酸痛，咳嗽氣喘，風水浮腫，小便不利，風邪頑痺，皮膚不仁，風疹瘙癢等。

【主要成分】

含生物鹼，如麻黃鹼（Ephedrine）、偽麻黃鹼（d–Pseudo–ephedrine）等，並含有揮發油、黃酮、有機酸、鞣質、果膠及纖維素等。

【不良反應】

1. 毒性反應：

（1）神經系統：頭痛頭暈，煩躁不安，耳鳴失眠，瞳孔散大，視物擴大，手顫，甚至昏迷等。亦可致一些精神症狀。

（2）心血管系統：心悸，心率加快，心律失常，加重原有的咳喘，大汗淋漓，唇紫等。大劑量中毒時可引起心動過緩。

（3）消化系統：噁心，嘔吐，腹部不適，黃疸，肝功能異常等。

（4）泌尿系統：使膀胱括約肌痙攣致排尿困難。亦有引起腎結石的報導。

2. 過敏反應：皮膚出現滲出性紅斑、麻疹樣紅斑。

【相互作用】

1. 惡辛夷，惡石葦。

2. 忌與洋地黃類強心苷合用，因對心肌具有協同的興奮作用，使毒性增加，易致室性心律失常。

3. 忌與氨茶鹼合用，二者合用不如單一用藥效果佳，並可增強毒性。

4. 不宜與只嚧嗪類藥物合用，二者合用時，麻黃鹼的血管收縮作用受拮抗，可增強吩嚧嗪類的低血壓反應。

5. 不宜與腎上腺素合用，因麻黃鹼能使腎上腺素的作用增強，血壓急劇上升，用於哮喘患者時，易致心律失常。

6. 不宜與去甲腎上腺素或異丙基腎上腺素合用，因二者合用時易致心悸和血壓過高，並產生心律失常。

7. 不宜與哌醋甲酯合用，二者均具有中樞興奮作用，合用時可致失眠。

8. 不宜與鞣酸合用，因二者結合產生沉澱，使麻黃鹼的作用降低。

9. 與屬單胺氧化酶抑製劑的抗菌素、肼類抗抑鬱藥等合用，可引起噁心、嘔吐、腹痛、頭痛、呼吸困難、運動失調，使血壓升高，甚至引起高血壓危象。

10. 不宜與新斯的明合用，二者呈藥理性拮抗作用，均失去療效。

【備考】

1. 凡素體虛弱而自汗、盜汗、氣喘者忌服。

2. 麻黃引起的不良反應與所含的麻黃鹼有關。麻黃鹼能抑制丁氨基氧化酶活性，使腎上腺素和腎上腺素能神經的化學傳導物質的破壞減慢，以致引起交感神經和中樞神經系統興奮。

3. 麻黃素是合成的鹽酸麻黃鹼，口服和滴鼻均可導致不良反應，有報導因長期服用麻黃素使血壓血高，導致腦卒中死亡。

【主要參考文獻】

① 王玲，劉穎．生麻黃過量致心律失常加重 1 例．河南中醫，1995, 15（2）：111

② 王地槐．中藥麻黃導致急性肝炎．藥物流行病學雜誌，1998, 7（3）：191

③ 于軍．中藥麻黃的臨床應用及不良反應探討．首都醫藥，1998, 5（6）：33

④ 王穎芬，王穎慧．麻黃引起視物擴大 1 例．河南中醫，1998, 18（1）：62

⑤ Nadir A, Agrawal S, King PD, et al. Acute hepatitis associated with the use of a Chinese herbal product, ma–huang. *Am J Gastroenterology* 1996, 91（7）：1436

⑥ Hailer CA, Benowitz NL. Adverse cardiovascular and central nervous sys–

tem events associated with dietary supplements containing ephedra alkaloids. *N Engl J Med* 2000, 343（25）：1833

⑦ Theoharides TC. Sudden death of a healthy college student related to ephedrine toxicity from a ma huangcontaining drink. *J Clin Psychopharnacol* 1997, 17（5）：437

⑧ Powell T, Hsu FF, Turk J, et al. Ma–huang strikes again：ephedrine nephrolithiasis. *Am J Kidney Dis* 1998, 32（1）：153

⑨ Jacobs KM, Hirsch KA. Psychiatric complications of Ma–huang. *Psychosonatics* 2000, 41（1）：58

鹿　茸（Lurong）

CORNU CERVI PANTOTRICHUM

鹿科動物梅花鹿 *Cervus Nippon* Temminck 或馬鹿 *Cervus elaphus* Linnaeus 的雄鹿尚未骨化密生茸毛的幼角。甘、鹼，溫。歸肝、腎經。壯腎陽，益精血，強筋骨，調沖任，托瘡毒。用於陽痿滑精，宮冷不孕，羸瘦，神疲，畏寒，眩暈，耳鳴耳聾，目暗，腰脊冷痛，筋骨萎軟，崩漏帶下，陰疽不斂。

【主要成分】

含多種氨基酸，膽固醇及其酯類，磷脂類，鹿茸多胺類，尚含前列腺素，雄激素，雌激素等。

【不良反應】

1. 毒性反應：

（1）消化系統：消化道出血，黑便，暈倒，面色蒼白，冷汗出，上腹不適，噁心，心跳加快，大便潛血（++++），柏油樣大便，患者腎功能急劇惡化。

（2）其他：驟用大量鹿茸可致陽升風動，頭暈，目赤，出血等，甚至暴盲。

2. 過敏反應：

（1）過敏性反應：皮膚瘙癢，全身散在風疹塊，面目浮腫。

（2）過敏性休克：面色蒼白，頭暈，心慌，氣短，煩悶，小便失禁，大汗淋漓，呼吸急促，血壓下降，昏迷不醒，甚至呼吸、心跳驟停而死亡。

【相互作用】

1. 不可與雙氫克尿塞片合用，合用導致利尿加速，促進 K^+ 的排出，引起低血鉀症，心律紊亂，可避免合用或適時補鉀。

2. 不宜與降糖藥如胰島素、D_{860}、優降糖、降糖靈、甲苯磺脲等合用，因鹿茸具有糖皮質激素樣作用，能促進糖原異生，升高血糖，降糖靈片則是降低血糖作用，故導致相互抑製藥效。

3. 與水楊酸類藥物合用，可誘發或加重消化道潰瘍病。

【備考】

1. 有記載，慢性腎炎高血壓患者，頭痛眩暈，腰酸，夜尿清長，服用後加重高血壓，甚至引發腦血管意外。

2. 凡陰虛陽亢，血分有熱，胃火盛或肺有痰熱及外感熱病者均忌服。

【主要參考文獻】

① 張寰．鹿茸片引起上消化道出血 1 例．實用內科雜誌，1986, 6（9）：500

② 張力群主編．中西醫臨床用藥正誤大全．太原：山西科學技術出版社，1998. 125

③ 張貴卿等主編．藥物應用與毒理數據．鄭州：河南醫科大學出版社，1999. 570

④ 曉華編著．藥物引起的疾病．北京：中國華僑出版社，1993. 166

⑤ 陳抗美等．飲食・藥物・疾病禁忌指南．北京：中國標準出版社，1992. 304

⑥ 丁濤．中草藥不良反應及防治．北京：中國中醫藥出版社，1992, 399

旋覆花（Xuanfuhua）

FLOS INULAE

菊科植物旋覆花 *Inula japonica* Thunb 或歐亞旋覆花 *Inula britannica* L. 的頭狀花序。苦、辛、鹼，微溫。歸肺、脾、胃、

大腸經。降氣消痰，行水止嘔。用於風寒咳嗽，痰飲蓄結，胸膈痞滿，喘咳痰多，嘔吐噫氣，心下痞硬。

【主要成分】

含旋覆花素（Inulicin）、大花旋覆花（Britanin）、槲皮素（Quercetin）、異槲皮素（Isoquercetin）、咖啡酸（Caffeic acid）、綠原酸（Chlorogenic acid）、菊糖及多種甾醇。

【不良反應】

過敏反應：口服後出現喉間頻作清水痰涎，噁心嘔吐或見胃脘嘈雜，胃中如刺如芒，如萬蟲竄動，胃脘灼熱，或見腹瀉，伴見頭暈、胸悶心慌等；接觸後出現眼角發癢，面頸及手背瘙癢，伴發熱；面部、頸、手背皮膚潮紅、水腫、邊界清楚，出現水疱。

【備考】

用於內服煎湯時宜用布包或濾毛。

【主要參考文獻】

① 盛燮蓀．旋覆花接觸過敏．浙江中醫學院學報，1980（2）：55

② 郁紅芳．煎服旋覆花出現過敏反應 1 例．中國中藥雜誌，1999, 24（2）：115

③ 張宏俊．服旋覆花致暴瀉 1 例．中國中藥雜誌，1989（1）：56

商　陸（Shanglu）
RADIX PHYTOLACCAE

商陸科植物商陸 *Phytolacca acinosa* Roxb. 或垂序商陸 *Phytolacca americana* L. 的根，苦，寒；有毒。歸肺、脾、腎、大腸經。逐水消腫，通利二便。用於水腫脹滿，二便不通；外治癰腫瘡毒。

【主要成分】

含商陸鹼（Phytolaccine），商陸酸（Esculentic acid），商陸毒素（Phytolaccatoxin）及多種商陸皂苷、硝酸鉀等。

【不良反應】

毒性反應：

（1）心血管系統：心動過速，心律失常，血壓升高或血壓下降。嚴重時心動過緩，最後可因呼吸循環衰竭而死亡。

（2）消化系統：噁心，嘔吐，腹痛，腹瀉。

（3）呼吸系統：呼吸頻數，甚則呼吸運動障礙。

（4）神經系統：頭痛眩暈，語無倫次，站立不穩，神志恍惚，抽搐，甚則昏迷，瞳孔放大，對光反射消失，二便失禁，精神障礙等。

（5）孕婦可引起流產。

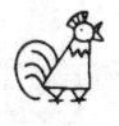

【相互作用】

1. 商陸皂苷具有局部刺激性，商陸與阿司匹林合用以解熱鎮痛時，可增加阿司匹林誘發胃潰瘍的機率。

2. 服商陸時飲酒，可增加商陸中商陸毒素的溶解吸收，從而增加毒性反應。

【備考】

1. 商陸的主要毒性成分為商陸毒素，對交感神經有刺激作用，從而出現一系列毒性反應。

2. 醋製或增加煎煮時間可降低商陸的毒性。

3. 虛性水腫及孕婦忌服。

【主要參考文獻】

① 薛瑋虹．吳景一．急性商陸中毒2例．中華內科雜誌，1997, 36（11）：739

② 胡永紅．服商陸致中毒重例．中國中藥雜誌，1997，翅（10）：637

③ 鄭燕娜．誤服過量商陸致中毒1例報告．新疆中醫藥，1996（3）：32

④ 韓德林．商陸急性中毒1例報告．青海醫藥雜誌，1995, 25（7）：63

⑤ 鄧澤善．服商陸致精神障礙1例．中藥通報，1988, 13（3）：50

牽牛子（Qianniuzi）
SEMEN PHARBITIDIS

旋花科植物裂葉牽牛 *Pharbitis nil*（1.）Choisy 或圓葉牽牛 *Pharbitis purpurea*（L.）Voigt 的乾燥成熟種子。苦，寒；有毒。歸肺、腎、大腸經。瀉水通便，消痰滌飲，殺蟲攻積。用於水腫脹滿，二便不通，氣逆喘咳，痰飲積聚，蟲積腹痛，蛔蟲，絛蟲病。

【主要成分】

種子含牽牛子苷（Pharbitin）、牽牛子酸甲（Nilic acid）及沒食子酸（Gallic acid）等。尚含脂肪酸，其他糖類及生物鹼如麥角醇（Lysergo1）、裸麥角鹼（Chanoclavine）等。

【不良反應】

毒性反應：

（1）消化系統：噁心嘔吐，腹痛，劇烈腹瀉，血便，甚至可致脫水，電解質紊亂。

（2）泌尿系統：血尿。

（3）神經系統：舌運動麻痺，語言障礙。嚴重者高熱，發紺，四肢厥冷，昏迷，甚至死亡。

【相互作用】

「十九畏」中有「巴豆畏牽牛」之說，兩者均有強烈腸道刺激作用，合用可增強毒性。

【備考】

1. 大劑量牽牛子對胃腸道有強烈刺激作用。牽牛子苷有強烈瀉下作用，該化合物在腸內遇膽汁及腸液分解出牽牛子素，刺激腸道，增加蠕動而致瀉下。並可刺激腎臟，引起血尿，甚者可損及神經系統，產生語言障礙及昏迷。

2. 本品常用量為 3～6 克。中毒多為劑量過大或超大劑量所致。

3. 孕婦及胃弱氣虛者忌服。

【主要參考文獻】

① 張愛英，王高明．牽牛子中毒——附死亡 1 例．陝西新醫藥，1979, 8（12）：60

② 孫方成：牽牛子及其所致的副作用．中醫雜誌，1964（5）：29

③ 楊倉良．毒藥本草．北京：中國中醫藥出版社，1998. 515

④ 朱亞峰．中藥中成藥解毒手冊．第 2 版．北京：人民軍醫出版社，1998. 327

⑤ 賈公孚，謝惠民．中西藥相互作用與聯合用藥．長沙：湖南科學技術出版社，1987. 90

貫葉連翹（Guanye Lianqiao）

HERBA HYPERICI PERFORATI CUM RADICE

藤黃科植物貫葉連翹 *Hypercicum perforatum* L. 的全草或帶根全草。辛、澀、微苦。清熱解毒，收斂止血，利濕。用於咯血，吐血，腸風下血，外傷出血，風濕骨痛，口鼻生瘡，腫毒，燙傷燒傷。

【主要成分】

含鞣質、揮發油、連翹樹脂Ⅰ、Ⅱ（HyperesinⅠ、Ⅱ）、蕓香苷、槲皮素、綠原酸、金絲桃屬素（Hypericin）等。

【不良反應】

1. 毒性反應：

（1）神經系統：輕症躁狂或躁狂，頭暈，神志迷亂，情緒不穩，疲乏或鎮靜狀態。

（2）消化系統：噁心嘔吐。

2. 過敏反應：較少見。局部應用可致紅皮病或光敏感。

【相互作用】

1. 與環孢菌素合用時，能降低其生物利用度。當環孢菌素用作器官移植的抗排斥藥物時，與貫葉連翹同用可引起嚴重的排斥反應。

2. 與地高辛合用時，可降低地高辛的血液濃度，影響地高辛抗心衰的藥效，從而加重心衰的症狀。

3. 與5–羥色胺重吸收抑製劑（如氯哌三唑酮等）合用時，可引起輕度的5–羥色胺綜合徵。

4. 與氟苯哌苯醚合用時，可致昏睡或語無倫次。

5. 與口服避孕藥（如乙炔雌二醇、甲烯甲炔諾）合用，可引起突發性出血。

【備考】

1. 貫葉連翹曾作為輕抗抑鬱藥物廣泛應用於一些歐美國家。

2. 貫葉連翹具有弱5–羥色胺能作用，其作用機理與合成的抗抑鬱藥相似，即抑制單胺氧化酶和5– 羥色胺的重吸收。

【主要參考文獻】

① Ernst E, Rand JI, Barnes J, et al. Adverse effects profile of the herbal antidepressant St. John´ s wort（Hvpericum performatum L.）*Eur J Clin Pharmacol* 1998, 54（8）：589

② Nierenberg AA, Burt T, Matthews J, et al. Mania associated with St. John´ s wort. *Biol Psychiatry* 1999, 46（12）：1707

③ O´ Breasail AM, Argouarch S. Hypomania and St. John´ s wort. Can *J Psychiatry* 1998, 43（7）：746

④ Holm SA, Roberts DL. Erythroderma associated with St. John´ s wort. *Br J Dermatol* 2000, 143（5）：1127

⑤ Bennett DA Jr, Phun L, Polk JF, et al. Neuropharmacology of St. John´ s Wort（Hypericum）. *Ann Pharmacother* 1998, 32（11）：1201

⑥ Adrane Fugh–Berman. Herb–drug interactions. *Lancet* 2000, 355：134

望江南子（Wangjiangnanzi）

SEMEN CASSIAE OCCIDENTALIS

豆科植物望江南 *Cassia occidentalis* L. 的莢果或種子。甘、苦，涼；有毒。清肝明日，健胃，通便，解毒。用於目赤腫痛，頭暈頭脹，消化不良，胃痛，腹痛，痢疾，便秘。

【主要成分】

含大黃素甲醚的勻二蒽酮（Homodianthrone）、大黃酸（Rhein）、蘆薈大黃素（Aloeemodin）、亞油酸、油酸、棕櫚酸及毒蛋白、揮發油等。

【不良反應】

毒性反應：

（1）消化系統：噁心，嘔吐，嘔吐咖啡樣胃內容物，伴見腹痛，腹瀉，食慾減退，並可出現肝腫大，黃疸，谷丙轉氨酶升高，甚至會導致肝功能衰竭。

（2）神經系統：精神不振或昏睡，躁動，譫語或狂叫，伴見頭痛頭昏發熱，繼則神志不清，四肢抽搐、牙關緊閉以致死亡。

（3）心血管系統：心音低鈍，心肌損害，甚至心力衰竭。

（4）呼吸系統：中毒後期可累及肺，出現呼吸不規則，兩肺呼吸音粗，並有濕羅音等。

（5）泌尿系統：尿少，浮腫。

（6）造血系統：白細胞減少、血小板減少，全身出現散在出血點、瘀斑等。

【相互作用】

與皮質激素合用，可促使望江南子中所含毒蛋白與機體細胞結合。

【備考】

1. 望江南子含毒蛋白，毒性較高，中毒者主要表現為中樞神經系統的嚴重抑制狀態，病死率較高。其致瀉作用與含蒽醌類成分有關。

2. 文獻報導的中毒案例，為兒童以本品生籽作為「野扁豆」誤服所致。

3. 有肝腎功能不全者禁服。

【主要參考文獻】

① 張信．望江南子中毒致死 2 例．中華兒科雜誌，1983（1）：40

② 楊倉良．毒藥本草．北京：中國中醫藥出版社，1998. 379

③ 武維恆，王少卿，譚運標等．急性中毒診療手冊．北京：人民衛生出版社，1998. 286

④ 張壽林，黃金祥，周安壽．急性中毒診斷與急救．北京：化學工業出版社，1996. 547

羚羊角（Lingyangjiao）
CORNU SAIGAE TATARICAE

為牛科動物賽加羚羊 *Saiga tatarica* L. 的角。鹼，寒。歸肝、心經。平肝熄風，清熱鎮驚，解毒。用於熱病神昏驚厥，譫語發狂，頭痛眩暈，驚癇抽搐，目赤翳膜。

【主要成分】

含磷酸鈣、角蛋白及不溶性無機鹽等。

【不良反應】

過敏反應：皮膚見紅色斑點，融合成片，伴嗜睡、呼吸急促、煩躁不安等。

【相互作用】

羚羊角含磷酸鈣，與川烏、草烏中的生物鹼發生物理性吸附作用，降低藥效，不宜與川烏、草烏配伍使用。

【備註】

羚羊角毒性極低，出現的不良反應亦較少。

【主要參考文獻】

于慶彪，閻宏．羚羊角致過敏性紫癜 1 例．吉林醫學院學報，1998, 18（1）：57

密陀僧（Mituoseng）
LITHARGYRLUM

粗製氧化鉛。鹼、辛，平；有毒。歸肝、脾經。消腫殺蟲，收斂防腐，墜痰鎮驚。用於痔瘡，腫毒，潰瘍，濕疹，狐臭，創傷，久痢，驚癇。

【主要成分】

主要含氧化鉛（PbO），尚含砂石，金屬鉛及二氧化鉛等少量夾雜物。

【不良反應】

毒性反應：主要為鉛中毒的症狀。

（1）消化系統：口中有金屬味，齒齦鉛線，臍周發生陣發性腹絞痛，食慾不振，噁心，嘔吐，便秘或腹瀉。

（2）神經系統：頭暈頭痛，睡眠障礙，記憶力差，肌肉關節痛。並可出現多發性神經炎，垂腕，垂足；嚴重者可見精神抑鬱，幻覺，譫忘，輕癱，震顫，驚厥，甚至昏迷。

（3）造血系統：貧血，出現點彩紅細胞、網織紅細胞及鹼粒紅細胞增多。

（4）其他：尚可見間質性腎炎，肝腫大，黃疸，尿毒症，月經失調，流產或早產等。

【備考】

1. 多為外用，內服宜注意劑量，並多研末或人丸、散。

2. 體虛者忌服。

【主要參考文獻】

① 顧彩蘭．服用中藥密陀僧引起急性鉛中毒1例。中華勞動衛生職業病雜誌，1995, 13（1）：17

② 忠民．口服密陀僧致鉛中毒1例報告．陝西中醫，1986, 7（9）：413

③ 張玉五，高亞非，王景蘭．密陀僧中毒1例報告．西安醫科大學學報，1986, 7（1）：82

④ 朱亞峰．中藥中成藥解毒手冊．第2版．北京：人民軍醫出版社，1998. 520

⑤ 楊倉良．毒藥本草．北京：中國中醫藥出版社，1993. 1035

【12畫】

黃　芩（Huangqin）
RADIX SCUTELLARIAE

唇形科植物黃芩 *Scutellaria baicalensis* Georgi 嘻的根。苦，寒。歸肺、膽、脾、大腸、小腸經。清熱燥濕，瀉火解毒，止血，安胎。用於濕溫，暑濕胸悶嘔惡，濕熱痞滿，瀉痢，黃疸，肺熱咳嗽，高熱煩渴，血熱吐衄，胎動不安，癰腫疔瘡。

【主要成分】

含黃芩苷元（Baicalein）、黃芩苷（Baicalin）、漢黃芩素(Wogonin)、漢黃芩苷(Wogonoside)、黃芩新素(Neobaicalein）及苯甲酸、β-谷甾醇（β-sitosterol）等。

【不良反應】

過敏反應：皮膚潮紅，瘙癢異常，並出現散在性水疱或紅色斑塊樣皮疹。以顏面及四肢暴露處明顯。伴見陰莖包皮水腫，眼結膜充血水腫，畏寒，發熱，咽充血等。

【主要參考文獻】

陳榮華．小劑量黃芩引起大水　樣藥疹 1 例報告．江西中醫藥，1982（1）：32

黃　芪（Huangqi）
RADIX ASTRAGALI

豆科植物蒙古黃芪*Astragalus membranaceus*（Fisch.）Bge. var. *mongholicus*（Bge.）Hsiao 或膜莢黃芪 *Astragalus membranaceus*（Fisch.）Bge. 乾燥根莖。甘，溫。歸肺、脾經。生用可補氣固表，利尿托毒，排膿，斂瘡生肌。用於氣虛乏力，食少便溏，中氣下陷，久瀉脫肛，便血崩漏，表虛自汗，氣虛水腫，癰疽不潰或潰久不斂，血虛萎黃，內熱消渴。炙用可補中益氣。用於氣虛乏力，食少便溏。

【主要成分】

含蔗糖、葡萄糖醛酸、多種氨基酸、苦味素、膽鹼、甜菜鹼、葉酸等。

【不良反應】

1. 過敏反應：皮膚瘙癢，出現紅色斑丘疹，使原有水腫、咳喘加重。

2. 其他：頭暈面赤，舌尖痛，口乾口苦，眼脹，胸脹，便乾，失眠，肢體浮腫，血壓上升，四肢劇痛震顫、疼痛等。

【相互作用】

惡龜甲，惡白鮮皮。

【備考】

1.不良反應多因過量使用引起，視患者年齡、體質、病程、病勢不同而用量亦不同。

2.實證及陰虛陽盛者忌服。

【主要參考文獻】

① 李延超．口服黃　引起皮膚過敏反應．上海中醫藥雜誌，1992（7）：29

② 史學茂．大劑黃　引起劇烈肢痛．陝西中醫，1991, 12（3）182

③ 黃沼澤．黃　引起過敏反應 1 例報導．四川中醫，1987（8）：46

黃　連（Huanglian）
RHIZOMA COPTIDIS

毛茛科植物黃連 *Coptis chinensis* French.、三角葉黃連 *Coptis deltoidea* C. Y. Cheng et Hsiao 或雲連 *Coptis teeta* Wall. 的乾燥根莖。苦、寒。歸心、脾、胃、肝、膽、大腸經。清熱燥濕，瀉火解毒。用於濕熱痞滿，嘔吐吞酸，瀉痢，黃疸，高熱神昏，心火亢盛，心煩不寐，血熱吐衄，目赤，牙痛，消渴，癰腫疔瘡。

【主要成分】

含多種生物鹼，主要為小檗鹼（Berberine），黃連鹼

（Coptisine），甲基黃連鹼（Worenine）等。

【不良反應】

1. 過敏反應：皮膚出現紅色片狀不規則或圓形的斑丘疹，可伴有腹瀉，腹脹，食慾減退，噁心嘔吐，上腹不適；胸悶，心慌心悸等。

2. 毒性反應：嬰兒口服黃連可引起黃疸。

【備考】

1. 凡陰虛煩熱，胃虛嘔惡，脾虛泄瀉，五更泄瀉者慎服。

2. 實驗研究表明，小檗鹼可取代血清中的蛋白結合膽紅素，使游離膽紅素增高。由於6－磷酸葡萄糖脫氫酶缺乏及新生兒高膽紅素血症在華南地區較普遍，核黃疸常見於中國嬰兒，故口服黃連進一步增高游離膽紅素的濃度，可增加腦損害的危險性。

【主要參考文獻】

① 詹瑞林．服黃連引起過敏反應1例．中國中藥雜誌，1994, 19（1）：47

② 龐寵．黃連致過敏反應2例報告．中國中醫藥信息雜誌，1997, 4（1）：44

③ Yeung CY. The role of native herbs in neonatal jaundice. *Journal* the Singa–pore Paediatric Society l994, 36（Supplementl）：S7

④ Yiung CY, Lee FT, Wong HN. Effect of a popular Chinese herb on neonatal bilimbin protein binding. Biol Neonate 1990, 58：98

黃藥子（Huangyaozi）
TUBER DIOSCOREAE BULBIFERAE

薯蕷科植物黃獨 *Dioscorea bulbifera* L. 的塊莖。苦，平；有毒。入手少陰經、足厥陰經。軟堅散結，清熱解毒，涼血止血。用於吐血、衄血、喉痺、癭氣、瘡癰瘰癧等。

【主要成分】

含黃獨素A、B、C、D（Diosbulbin A、B、C、D），薯蕷

皂苷元（Diosgenin）等。此外，尚含有碘。

【不良反應】

毒性反應：

（1）消化系統：口乾，口舌咽喉灼痛，流涎，以及噁心、嘔吐、腹脹痛、腹瀉、黃疸、肝臟腫大、肝功能異常等中毒性肝炎的表現，嚴重者出現肝昏迷，甚至死亡。

（2）神經系統：頭暈，嗜睡，瞳孔縮小等。

（3）其他：皮膚瘙癢，惡寒發熱，呼吸困難，心臟麻痺，腎功能衰竭等。

【相互作用】

與異煙肼、四環素合用，可使黃藥子對肝臟毒性增強。

【備考】

1. 黃藥子中毒的臨床報導頗多，多因久服、多服所致，因此臨床使用應控制好用藥劑量及用藥時間。

2. 黃藥子對肝臟的直接毒性作用是該藥或其代謝產物在肝內達一定的濃度時干擾細胞代謝的結果，同時對心臟亦有抑制作用。

3. 動物實驗表明，黃藥子對肝腎組織都有一定的損害，對肝組織的損害在短時間內表現出來，對腎組織的損害需較長的時間才能表現出來。

【主要參考文獻】

① 馮建華·黃藥子引起中毒性肝炎 2 例報告。山東中醫雜誌，1989（2）：30

② 程芳·黃藥子致中毒性肝炎 8 例報告·實用中醫藥雜誌，1995, 11（3）：42

③ 沈玉明·黃藥子引起不良反應·浙江中醫雜誌，1984（7）：310

④ 蔣兆芬·黃藥子引起藥物性肝炎 17 例報告·中醫雜誌，1981（2）：37

⑤ 繆正秋·黃獨引起中毒性肝炎 11 例報告·浙江醫學，1980（3）：30

萬年青（Wanniangqing）

RADIX ET RHIZOMA ROHDEAE JAPONICAE

百合科萬年青 *Rohdea japonica* （Thunb.） Roth 的根莖或全草。甘、苦，寒；有小毒，歸肺經。強心利尿，清熱解毒，止痛。用於心臟病水腫，白喉，咽喉腫痛，疔瘡，丹毒，咯血，吐血，毒蛇咬傷。

【主要成分】

含強心苷與皂苷。強心苷有萬年青苷甲、乙、丙、丁（Rhodexin A、B、C、D）等。皂苷有萬年青苷元（Rhodeasa-pogenin）、異萬年青苷元（Isorhodeasapogenin）等。

【不良反應】

1. 毒性反應：噁心嘔吐，腹痛腹瀉，頭痛頭暈，流涎厭食，眼花，心悸，心前區壓迫感，四肢麻木、厥冷，皮膚蒼白，視力模糊，血壓下降，甚至出現煩躁，抽搐，昏迷，瞳孔散大，以及室性早搏，房室傳導阻滯，房性或室性心動過速，房室分離，心房纖顫，竇性心動過緩，竇房傳導阻滯，結性心律等各種心律失常，並可因此導致死亡。

2. 過敏反應：接觸萬年青可導致嗜酸粒細胞肺浸潤症，表現為乾咳，氣喘，呼吸困難，發熱，蕁麻疹，肺部有斑片狀陰影，血中嗜酸性粒細胞明顯增高。

【相互作用】

1.與強心苷（地高辛、洋地黃毒苷、西地蘭等）、奎尼丁、普魯卡因胺合用可加劇對心血管的毒副作用，可能導致心律失常和傳導阻滯。

2.與硫酸亞鐵、磺胺類、氨茶鹼、制酸藥、洋地黃類、左旋多巴合用有可能加劇對消化系統的損害，引起噁心，嘔吐，腹瀉。

【備考】

萬年青苷具有洋地黃苷樣作用，但毒性較大，動物實驗對心臟作用較洋地黃強 3 倍，對迷走神經的刺激作用較洋地黃大 50%，對心肌可能有直接抑制作用，亦有積蓄作用，大量使用時較洋地黃更易發生中毒。

【主要參考文獻】

① 朱亞峰．中藥中成藥解毒手冊．北京：人民軍醫出版社，1998.226

② 杜珍，吳效山．萬年青根中毒 1 例．浙江中醫學院學報，1995, 19（2）：53

③ 潘家耀．萬年青引起嗜酸粒細胞肺浸潤症 4 例．福建醫藥雜誌，1985（5）：62

蓮子心（Lianzixin）
PLUMULA NELUMBINIS

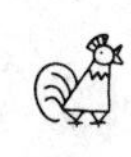

睡蓮科植物蓮 *Nelumbon nucifera* Gaertn. 的成熟種子中的乾燥幼葉及胚根。苦、寒。歸心、腎經。清心安神，交通心腎，澀精止血。用於熱入心包，神昏譫語，心腎不交，失眠遺精，血熱吐血。

【主要成分】

含蓮心鹼（Liensinine），異蓮心鹼（Isoliensinine），甲基蓮心鹼（Neferine），荷葉鹼（Nuciferine），前荷葉鹼（Pronu-ciferine），牛角花素（Lotusine），甲基紫堇杷靈（Metrylcory-palline），去甲基烏藥鹼（Demethylcoclaurine）。

【不良反應】

全身無力，手足抽搐，心悸，氣促，精神緊張，心電圖呈典型缺血樣改變，心肌酶升高；四肢痛，溫覺輕度減退，肌張力增強，膝反射亢進，踝、髕陣攣陽性。Babinski 徵，Oppen-heim 徵及 Chaddock 徵均陽性二。

【備考】

本品常用量為 1.5~3 克，本例不良反應以蓮子心 170 克一次性代茶沖飲，為超大量服藥所致。

【主要參考文獻】

樊濟海，王麗霞，白亞平．蓮心鹼中毒1例．上海醫學，1997, 20（7）：432

斑　蝥（Banmao）
MYLABRIS

芫青科昆蟲南方大斑蝥 *Mylabris phalerata* Pallas 或黃黑小斑蝥 *Mylabris cichorii* Linnaeus 的乾燥體。辛，熱；有大毒。歸肝、胃、腎經。破血消症，攻毒蝕瘡，發泡冷灸。用於症瘕癌腫，積年頑癬，瘰癧，贅疣，癰疽不潰，惡瘡死肌。

【主要成分】

含斑蝥素（Cantharidin），脂肪，樹脂，蟻酸及色素等。

【不良反應】

毒性反應：

（1）消化系統：口腔糜爛，牙齦出血，吞咽困難，噁心嘔吐，腹痛，裡急後重，便血。嚴重者亦可致肝功能損害，出現黃疸，肝腫大，肝觸痛，谷丙轉氨酶升高。

（2）泌尿系統：尿頻尿痛，尿血，腰痛，尿道燒灼疼痛，排尿困難，尿少，尿中出現紅細胞、白細胞、蛋白、透明管型，甚至引起急性腎功能衰竭而致死亡。

（3）心血管系統：心慌，心跳，心動過緩，心動過速，心律不整，甚至出現口唇發紺，四肢冰涼，血壓下降而致休克。亦可引起中毒性心肌炎。

（4）神經系統：頭暈，頭痛，煩躁不安，視物不清，口唇四肢麻木，聽力下降，面癱，肌肉酸痛，下肢癱瘓，或出現語無倫次、驚叫、狂躁等精神失常的症狀，甚至昏迷。

（5）皮膚黏膜：接觸後出現局部灼痛，瘙癢，潮紅，形成水疱和潰瘍，並出現皮膚瘀斑；眼結膜充血，畏光流淚，視物模糊；鼻乾，咽乾。

（6）呼吸系統：鼻塞，打噴嚏，口鼻分泌物增多，雙肺布滿濕羅音，痰鳴音或咳嗽，咳血痰，呼吸急促。

（7）生殖系統：陰莖疼痛，精液血絲夾雜而下，甚至出現無精液症，陰道出血，或引起流產。

（8）造血系統：外周血小板減少，紅細胞和血細胞增多。甚者可出現輕度彌漫性血管內凝血。

【相互作用】

畏巴豆、丹參，惡甘草。

【備考】

1. 斑蝥中毒的報導頗多，其原因多為濫用，超量應用，與酒蒜同用，生用或炮製不當，外用面積太大等。

2. 斑蝥為劇毒藥，小鼠急性毒性試驗表明，腹腔注射的半數致死量為 1.25 毫克／千克，內臟切片檢查示各臟器均出現病變：心肌纖維濁腫；肝細胞濁腫、脂變；肺、脾鬱血並出血；腎小管上皮濁腫等。斑蝥素 30 毫克可致人死亡。

3. 內服慎用，心腎功能不全、消化道潰瘍者、孕婦禁用。

【主要參考文獻】

① 盧國珍，杜順黃，杜中文．中西醫結合治療斑蝥中毒 56 例．中國中西醫結合雜誌，1994, 14（1）：60

② 李慶鐸．斑蝥的臨床應用與中毒治療進展．四川中醫，1993（8）：17

③ 劉天皿．斑蝥中毒探析。中國藥學雜誌，1992（12）：741

④ 朱天忠，盧長雲．斑蝥中毒及其防治．中醫文獻雜誌 1995（3）：43

⑤ 楊倉良．毒藥本草．北京：中國中醫藥出版社，1998．994

⑥ Karras DJ, Farrell BE, Harrigan RA, et al. Poisoning from「Spanish Fly」（cantharidin）. *Am J Emerg Med* 1996, 14（5）：478

⑦ Till JS, Majmudar BN. Cantharidin poisoning. *South Med J* 1981, 74（4）：444

⑧ Harrisbeerg J, Deseta JC, Cohen L, et al. Cantharidin poisoning with neuro–logical complications. S *Afr Med J* 1984, 65（15）：614

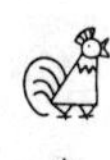

博落回（Boluohui）

HERBA MACLEAYAE CORDATAE

罌粟科植物博落回 *Mecleaya cordata*（Willd.）R. Brown 的帶根全草。辛、苦，溫；有毒。消腫，解毒，殺蟲。用於疔毒膿腫，急性扁桃體炎，中耳炎，滴蟲性陰道炎，下肢潰瘍，燙傷，頑癬等。

【主要成分】

含血根鹼（Sanguinarine）、白屈菜紅鹼（Chelerythrine）、博落回鹼（Bocconine）及原阿片鹼（Protopine）、α–別隱品鹼（α–Allocryptopine）、氧化血根鹼（Oxysanguinarine）等。

【不良反應】

毒性反應：

（1）消化系統：口渴，噁心，嘔吐，胃部不適，腹痛，嚴重者嘔吐或便血。

（2）心血管系統：胸悶心悸，紫紺，心動過緩，血壓下降，心音強弱不一或短暫消失。出現多種心律失常，如竇性心律不整，室性早搏，陣發性心動過速，尖端扭轉型室速，心室顫動，並可導致急性心源性腦缺血綜合徵而致死亡。

（3）神經系統：頭痛，頭暈，暈厥或反覆發作性暈厥，全身麻木，四肢乏力，汗出，或煩躁不安，精神異常，抽搐，眼上翻，瞳孔散大等。

【備考】

1. 博落回的主要成分之一為原阿片鹼，小劑量能使呼吸中樞暫時性興奮，繼而引起麻痺，大劑量能誘發士的寧樣痙攣。

2. 一般只外用，內服少用。

【主要參考文獻】

① 楊倉良．毒藥本草．北京：中國中醫藥出版社，1998.317

② 朱亞峰．中藥中成藥解毒手冊第 2 版．北京：人民軍醫出版社，1998.

125

③ 王如偉，陳莊令・內服博落回煎液出現反覆性昏厥 1 例・中國中藥雜誌，1992, 17（5）：315

④ 周一祥，劉敏達・博落回中毒致死 1 例・浙江中醫雜誌，1983（1）：37

葛　花（Gehua）

FLOS PUERARLAE LOBATAE

豆科植物野葛 *Pueraria lobata*（Willd.）Ohwi 的花。甘，涼。歸脾、胃經。解酒醒脾。用於傷酒發熱煩渴，不思飲食，嘔逆吐酸，吐血，腸風下血。

【主要成分】

含新三萜皂苷3-0-〔α-L-鼠李吡喃糖（1→2）-α-L-阿拉伯吡喃糖（1→2）β-D-葡萄吡喃糖醛酸基〕槐二醇及其甲酯，槐花皂苷Ⅲ（KaikasaponinⅢ）及其甲酯，6, 4' -二羥基層 - 甲氫基異黃酮等。

【不良反應】

毒性反應：

（1）消化系統：噁心，嘔吐。

（2）神經系統：暈厥，抽搐。

（3）心血管系統：面色蒼白、唇紺、四肢厥冷、心律減慢、血壓下降等。

【備考】

1. 引起暈厥可能與該藥擴張腦血管和外周血管而導致血壓驟降、心輸出量銳減，使腦組織缺血、缺氧有關。

2. 本品毒性反應罕見。所報導的案例與葛花超大量有關，一次用 50 克煎服。

【主要參考文獻】

石開玖・葛花致暈厥 1 例・四川中醫，1988（8）：封三

葛　根（Gegen）
RADLX PUERARIAE

豆科植物野葛 *Pueraria lobata*（Willd.）Ohwi 或甘葛藤 *Pueraria thomsonii* Benth. 的乾燥根。甘、辛，涼。歸脾、胃經。解肌退熱，生律，透疹，升陽止瀉。用於外感發熱頭痛，項強，口渴，消渴，麻疹不透，熱痢，泄瀉；高血壓頸項強痛。

【主要成分】

含葛根素（Puerarin），葛根素木糖苷（Puerarin–xyloside）、大豆苷元（Daidzein）、大豆苷（Daidzin）等異黃酮類，及β–谷甾醇（β–Sitosterol）、花生酸（Arachidic acid）、澱粉等。

【不良反應】

毒性反應：

（1）血管系統：胸悶，心慌。心電圖表現為工度房室傳導阻滯、頻發房性早搏呈二聯律伴室內差傳。伴見頭暈，視物不清，四肢無力，行走不穩等。

（2）肝功能損害：出現肝區壓痛，肝大，黃疸，血清谷丙轉氨酶、谷草轉氨酶、總膽紅素升高等。

【備考】

1. 胃寒者及表虛汗多者慎用。

2. 引起肝功能損害的案例為葛根湯，進行藥物淋巴細胞刺激試驗時，葛根湯為陽性，但其組成的七味藥均為陰性，故肝損害可能是藥物相互作用的結果。

【主要參考文獻】

① 蔡明華．葛根過量致心律失常 1 例報告．江西醫學院學報，1996, 36（1）：54

② 崔昕．葛根湯引起藥物性肝炎 1 例．國外醫學・中醫中藥分冊，1996, 18（2）：30

葶藶子（Tinglizi）
SEMEN LEPIDII
SEMEN DESCURAINIAE

十字花科植物獨行菜 *Lepidium apetalum* Willd. 或播娘蒿 *Descurainia Sophia*（L.）Webb ex Prantl 的乾燥成熟種子。辛、苦，寒。歸肺、膀胱經。瀉肺平喘，行水消腫。用於痰涎壅肺，喘咳痰多，胸脇脹滿不得平臥，胸腹水腫，小便不利，肺源性心臟病水腫。

【主要成分】

獨行菜種子含脂肪油，芥子苷，蛋白質，糖類；播娘蒿種子含異硫氰酸苄酯（Benzyl isothiocyanate），異硫氰酸烯丙酯（Allyl isothiocyanate），二烯丙基二硫化物（A1lyl disulfide），亞麻酸（Linolenic acid），亞油酸（Linoleic acid），油酸（Oleic acid），芥酸（Erucic acid），棕櫚酸（Palmitic acid），硬脂酸（Stearic acid）等。

【不良反應】

過敏反應：

（1）皮膚出現點片狀紅色丘疹，瘙癢。亦可致過敏性休克。

（2）超量久服可致利尿過度，引起低血鉀症。

（3）本品對眼、鼻及咽部黏膜有刺激性，可引起眼眶及前額脹痛，角膜發泡，視力減弱。

【備考】

1. 葶藶子善逐水，若用之過量或久服，常致水電解質紊亂，出現低鉀血症，故應用時注意劑量。

2. 腫虛喘咳、脾虛腫滿者忌服。

【主要參考文獻】

① 張崇吾・葶藶子過敏 2 例報告・陝西中醫，1998, 19（3）：132

② 李國臣・葶藶子致虛淺析・中國中藥雜誌，1997, 22（9）：569

③ 杜生敏　葶藶子致過敏性休克 1 例報導．中醫雜誌，1983, 24（12）：12

④ 陳季強．唐法娣．藥源性疾病基礎與臨床．北京：人民衛生出版社，1997. 642

⑤ 李廣勛．中藥藥理毒理與臨床．天津：天津科技翻譯出版公司，1992. 284

雄　黃（Xionghuang）
REALGAR

硫化物類礦物雄黃族雄黃，主要含二硫化二砷。辛，溫；有毒。歸肝、大腸經。解毒殺蟲，燥濕袪痰，截瘧。用於癰腫疔瘡，蛇蟲咬傷，蟲積腹痛，驚癇，瘧疾。

【主要成分】

主要含硫化砷（As_2S_2），並含少量其他重金屬鹽。

【不良反應】

毒性反應：

（1）消化系統：噁心，嘔吐，口渴，腹痛，腹瀉，或出現口腔黏膜充血、水腫或糜爛出血甚至引起肝脂肪性變而致中毒性肝炎或急性亞急性黃色肝萎縮。

（2）心血管系統：心悸，胸悶，紫紺，血壓下降；心電圖表現為非陣發性交界性心動過速，束支傳導阻滯，心電交替，頻發性室早，尖端扭轉性室速。

（3）神經系統：頭昏，頭痛，煩躁不安，全身痲木，意識不清，甚至引起抽搐、驚厥或死亡。慢性中毒者，可發生周圍神經炎。

（4）造血系統：可使紅細胞形態改變，並抑制白細胞的產生。長期服用可引起貧血，嚴重者亦可發生再生障礙性貧血。

（5）泌尿系統：少尿，無尿，小便失禁，顏面腫，腹水，血鉀高，二氧化碳結合力降低，亦有死於腎功能衰竭。

（6）皮膚：出現面部痤瘡樣皮疹、疼痛、擠壓有白色分泌物，亦可致剝脫性皮炎。長期服用後可出現掌跖皮膚過度角化、伴有疣狀損害，亦可見局部皮膚發黑，其間有白色斑點。

（7）其他：高熱，體倦乏力，呼吸暫停。有報導雄黃煙薰局部致皮膚紅腫，灼熱刺痛，瘙癢，繼之糜爛流水，全身皮膚出現瘀斑，伴見頭昏頭痛，噁心，腹痛。並見發熱，心悸，胸悶，咳嗽，呼吸困難，尿量減少，全身水腫而引起死亡。亦有報導一孕婦在妊娠期後 3 個月內，服砷製劑，致嬰兒早產及死亡。

【相互作用】

1. 不宜與鐵劑同服，因二者生成硫代砷酸鹽使療效降低。

2. 不宜與硝酸鹽、硫酸鹽合用，因可使雄黃中硫化砷氧化，從而增加毒性。

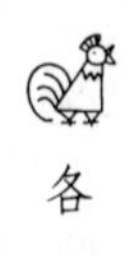

【備考】

1. 雄黃直接焙燒可生成劇毒的三氧化砷（As_2O_3）經皮膚與呼吸道吸收，從而引起心、肝、腎、肺等的廣泛損害而致死。故民間常用其煙薰治療皮膚病是不可取的。

2. 內服宜慎，不可久用，陰血虧虛者及孕婦、小兒禁服。

【主要參考文獻】

① 苑貴畢．硫黃、雄黃煙薰皮膚致死 1 例．中國中藥雜誌，1991（7）：440

② 趙煥琴．中藥雄黃引起的砷角化病及砷黑變病 4 例報告．中華皮膚科雜誌，1983（2）：132

③ 彭平建．應警惕雄黃製劑中砷的毒性．中醫藥信息，1996, 13（2）：21

④ 王宗蘭，國鼎．急性雄黃酒中毒的心電圖改變．安徽醫學，1996, 17（1）：62

⑤ 金敏，黃寶潤．新生兒急性雄黃中毒 1 例報告．中國實用兒科雜誌，1996, 11（6）：35

⑥ 楊倉良．毒藥本草．北京：中國中醫藥出版社，1998. 1007

黑芝麻（Heizhima）
SEMEN SESAMI NIGRUM

脂麻科植物脂麻 *Sesamum indicum* L. 的乾燥成熟種子。甘，平。歸肝、腎、大腸經。補肝腎，益精血，潤腸燥。用於頭暈眼花，耳鳴耳聾，鬚髮早白，病後脫髮，腸燥便秘。

【主要成分】

含脂肪油可達 60%，包括油酸、亞油酸、棕櫚酸、花生酸、廿四酸、廿二酸等的甘油酯，尚含甾醇，芝麻素（Sesamin），芝麻林素（Sesamolin），芝麻酚（Sesamol），維生素 E，葉酸，煙酸等。

【不良反應】

不完全性腸梗阻：腹脹腹痛，肛門墜脹，下痢，下腹部壓痛，腸鳴音亢進。

【備考】

1. 黑芝麻所致不完全性腸梗阻多因大量服食所致。因服食前未予以搗碎，而芝麻皮較粗糙，若咀嚼不細則無潤腸通便之功，反有收澀作用，以致黑芝麻成團阻塞於肛門處。

2. 脾弱便溏者不宜服。

【主要參考文獻】

① 邵淑蓮．服黑芝麻致不完全性腸梗阻誤診為急性菌痢 1 例報告．臨床誤診誤治，1991（1）：36

② 俞春生，陳少琳，陳子江．黑芝麻致腸梗阻治驗．浙江中醫學院學報，1996, 20（4）：54

番瀉葉（Fanxieye）
FOLIUM SENNAE

豆科植物狹葉番瀉 *Cassia angustifolia* Vahl 或尖葉番瀉 *Cassia acutifolia* Delile 的乾燥小葉。甘、苦，寒。歸大腸經。瀉熱行滯，通便，利水。用於熱結積滯，便秘腹痛，水腫脹滿。

【主要成分】

含番瀉苷A、B、C（Sennoside A、B、C）、大黃酸（Rhein）、大黃酚（Chrysophano1）、少量蘆薈大黃素（Aloe emodin）等。

【不良反應】

1. 過敏反應：全身皮膚出現散在點狀皮疹，瘙癢。伴見寒戰高熱，呼吸急促，心跳加快。

2. 毒性反應：

（1）消化系統：噁心，嘔吐或吐出咖啡樣液體，腹脹，腹痛，腹瀉，便血，或急性腸梗阻，亦有引起直腸癌穿孔或乙狀結腸穿孔而致死的報導。

（2）神經系統：口唇面部麻木，手指末節麻木腫脹，四肢麻木，四肢抽搐，或癲癇樣發作，神志不清。

（3）泌尿系統：尿瀦留，或尿頻，尿急等。

（4）心血管系統：血壓升高或下降，亦可引起低血容量性休克。

（5）依賴性：長期服用者可出現戒斷症狀，如焦慮不安，全身疼痛，失眠，瞳孔放大，臉熱潮紅，厭食，體溫上升，呼吸加快，收縮壓升高，體重下降，偶有嘔吐，腹痛等。

（6）其他：盆腔臟器充血，刺激盆神經，月經期或妊娠期服用易致月經過多、官腔出血。亦可致溶血性黃疸。

【備考】

1. 番瀉葉是較強的導瀉劑，能促使腸蠕動加快，引起直腸內壓急劇增高，使薄弱的腸壁穿孔。

2. 番瀉葉泡水服後，致使水分滯留腸腔，而腸梗阻患者吸收功能降低，分泌液量增多，以致腸腔內液體不得進入血循環而致休克。故疑有腸梗阻時，盡量少用或不用番瀉葉。

3. 造成番瀉葉致依賴性多由於患者長期服用該品所致。故治療便秘時應注意交換用藥，不可長期連續使用。

4. 用量不宜過大，且番瀉葉中的豆莢有大毒，用時注意去除。

【主要參考文獻】

① 喬立新，熊芬霞．番瀉葉的不良反應．中國醫院藥學雜誌，1994.14（1）：34

② 楊玉福．21 例長期服用番瀉葉致依賴性報告．中國中藥雜誌，1992（3）：184

③ 李良．口服大劑量番瀉葉致惡性血壓變化的報告．中國中藥雜誌，1991（10）：626

④ 賴祥林．番瀉葉導瀉致癲癇發作 1 例．中國中藥雜誌，1990（7）：54

⑤ 楊倉良．毒藥本草．北京：中國中醫藥出版社，1998. 517

無花果葉（Wuhuaguoye）
FOLIUM FICI

桑科榕屬植物無花果 *Ficus carica* L. 的乾燥葉。微辛，平。消腫，解毒，消痔。用於痔瘡，腫毒，心痛。

【主要成分】

含補骨脂素（Psorane）、佛手柑內脂（Bergapte）、β–谷甾醇、β–香樹脂醇（β–Amyri）、蛇麻脂醇（Lupeon）等。尚含呋喃香豆精類。

【不良反應】

外用致皮膚過敏反應。

1. 接觸性皮炎：外洗後出現皮膚彌漫性腫脹，暗紅色，邊界清，有大小不等的水疱，疱液透明，部分水疱破潰、糜爛、少量滲液，灼熱，劇癢，伴有發熱。無花果葉汁貼斑試驗陽性。

2. 植物日光性皮炎：外洗並在陽光照射 2 小時後，陽光照射部位皮膚出現灼熱疼痛，逐漸加重，不能耐受，皮膚呈紫紅色，出現大小不等的水疱，部分融合成大疱。

【備考】

導致日光性皮炎為呋喃香豆精類成分。

【主要參考文獻】

① 滕蔚．無花果莖葉致接觸性皮炎11例．臨床皮膚科雜誌，1999, 28（2）：97

② 宋勝年，徐莉，殷玉合．無花果葉致接觸性皮炎1例．中國皮膚性病學雜誌，1998, 2（6）：384

③ 王春華，李金枚．無花果葉外用致植物日光性皮炎1例．中國中藥雜誌，1998, 23（9）：568

鉤　吻（Gouwen）
HERBA GELSEMII ELEGANTIS

馬錢科植物胡蔓藤 *Gelsemium elegans* Benth. 的全草。辛、苦，溫；有大毒。祛風散瘀，攻毒殺蟲，消腫止痛。用於疥癩，濕疹，體癬，瘰癧，癰腫疔瘡，跌打損傷，風濕痺痛，神經痛。

【主要成分】

根、莖、葉含生物鹼鉤吻素子（Koumine）、鉤吻素寅（Kouminicine）、鉤吻素卯（Kouminidine）、鉤吻素甲（Gelsemine）、鉤吻素丙（Sempervine）、鉤吻素辰（Kounidine）等，其中鉤吻素子的含量最高，鉤吻素寅毒性最劇，為最主要的有效成分。

【不良反應】

毒性反應：

（1）神經系統：頭暈，頭痛，眩暈，煩躁不安，語言含糊，吞咽困難，肌肉弛緩無力，共濟失調，昏迷，嚴重者可出現角弓反張樣痙攣；眼部症狀為復視，瞼下垂，視力減退，瞳孔散大或縮小，甚至失明。

（2）消化系統：噁心，嘔吐，腹痛，腹瀉，腹脹，口腔黏膜及咽喉灼痛，流涎。

（3）心血管系統：心率先緩慢，後加速，血壓下降，心律失常，四肢冰涼。

（4）呼吸系統：呼吸困難，呼吸肌麻痺，甚則呼吸停止死亡。

【備考】

1. 鈎吻鹼為神經毒，中毒之主要症狀為呼吸麻痺，輕者呼吸困難，重者呼吸停止。其呼吸抑制非中樞性。去大腦或切斷迷走神經均不影響鈎吻素乙對呼吸的抑制。另一方面對末梢性的神經肌肉裝置，亦無直接麻痺作用，推測其作用為脊髓運動神經元之麻痺。

2. 鈎吻中毒症狀出現的快慢（潛伏期）與劑量無明顯關係，多與用法有關，根煎水服或含新鮮嫩葉或嫩芽，症狀多立即出現，亦有報導因外用洗擦皮膚而致死者。臨床症狀可分為三型：輕型（以消化道症狀為主）、重型（神經、呼吸、心血管系統症狀同時出現）、危重型（伴有昏迷、抽搐及呼吸衰竭）。

【主要參考文獻】

① 謝金森，連秀珍．　吻中毒 67 例臨床分析．新醫學，1979, 10（12）：600

② 韋愛昌，黃旭美，張宗和．救治　吻中毒 56 例臨床報告．中國農村醫學，1996, 24（10）：52

③ 陳代進，李君慎，郭雲庚．　吻中毒 31 例臨床分析．福建醫藥雜誌，1980（5）.18

④ 張壽林，黃金祥，周安壽．急性中毒診斷與救治．北京：化學工業出版社，1996. 508

⑤ 王順年．藥物中毒救治手冊．北京：人民軍醫出版社，1996. 344。

⑥ 楊倉良．毒藥本草．北京：中國中醫藥出版社，1998. 1049

補骨脂（Buguzhi）

FRUCTUS PSORALEAE

豆科植物補骨脂 *Psoralea corylifolia* L. 的乾燥成熟果實。辛、苦，溫。歸腎、脾經。溫腎助陽，納氣，止瀉。用於陽痿遺精，遺尿尿頻，腰膝冷痛，腎虛作喘，五更泄瀉；外用治白癜風，斑禿。

【主要成分】

含補骨脂素（Psoralen）、異補骨脂素（Isopsoralen）、補骨脂甲素（Corylifolin）、補骨脂乙素（Corylifolinin）、補骨脂定（Psoralidin）、甘油三酯、游離脂肪酸等，還含揮發油、樹脂、皂苷、不揮發萜類油、有機酸及糖苷等成分。

【不良反應】

過敏反應：外用可致接觸性皮炎或光敏性皮炎，表現為皮膚潮紅灼熱，癢不可忍，光照處皮膚出現痛感及日曬傷樣損害，自覺燒灼感和癢痛腫脹，繼之出現漿液性大疱。口服可致口唇發麻灼熱，口腔及舌發硬燒灼感，食道及胃發熱，並可出現皮膚紅疹。

【相互作用】

與青霉素、頭孢菌素、鏈霉素、慶大霉素、卡那霉素、新生霉素、四環素類、氯霉素、多黏菌素、爭光霉素、兩性霉素B、磺胺噻唑、呋喃坦啶、吡唑酮衍生物、異煙肼、對氨基水楊酸、解熱鎮痛藥、巴比妥衍生物、眠爾通、氯丙嗪、奎尼丁、右旋糖酐、可的松、黃體酮、催產素、苯丙酸諾龍、酒石酸銻鉀、哌嗶嗪、破傷風抗病毒血清、白喉類毒素、尼可刹米、普魯卡因、奎寧、樟腦、磺酸鈉、透明質酸酶、鏈激酶、α-糜蛋白酶、輔酶A、ATP、細胞色素C、抑肽酶、維生素類、硫代磺酸鈉、胃舒平、胃復康、顛茄、阿托品、新斯的明、硫酸鋇氨茶鹼、咳必清、汞撒利、安絡血、止血敏、腦垂體後葉素、碘造影劑等合用，可產生交叉過敏反應，或引起過敏性休克。

【備考】

1. 陰虛火旺、大便秘結者忌服。

2. 補骨脂與木蝴蝶不能混用。前者異名破故紙，後者異名故紙，在某些地區容易被誤用。但兩者的來源和功能主治都是不相同的，若誤用，不僅影響療效，還可能引起不良反應，故臨床處方應以正名為宜。補骨脂與曼陀羅子在外形上極為相似，亦應避免誤用。

3. 補骨脂含有多種呋喃駢香豆素類化合物等光敏物質，其初製劑有致光敏作用，內服或局部用藥後，使皮膚對紫外線敏感，易出現色素沉著。

【主要參考文獻】

① 余傳隆，黃泰康，丁志遵等．中藥辭海（第 2 卷）．北京：中國醫藥科技出版社，1993. 421

② 雷載權，張廷模．中華臨床中藥學（上卷）．北京：人民衛生出版社，1998. 1677

③ 王西亭．內服外搽補骨脂製劑引起過敏反應．陝西中醫函授，1997（3）：30

④ 張善革，吳麗新．補骨脂致光毒性接觸性皮炎 15 例．天津藥學，1998, 10（4）：77

⑤ 胡明燦．接觸補骨脂引起色素沉著 1 例．四川中醫，1987（4）：41

【13 畫】

遠　志（Yuanzhi）

RADIX POLYGALAE

遠志科植物遠志 *Polygala tenuifolia* Willd. 或卵葉遠志 *Polygala sibirica* L 的乾燥根。苦、辛，溫。歸心、腎、肺經。安神益智，祛痰，清腫。用於心腎不交引起的失眠多夢，健忘驚悸，神志恍惚，咳痰不爽，瘡瘍腫毒，乳房腫痛。

【主要成分】

含三萜皂苷成分遠志皂苷（0njisaponins），經水解後可分得遠志皂苷（A、B、C、D、E、F、G）。另含遠志酮（Onzx-anthone）Ⅰ和Ⅱ以及遠志醇（Polygalitol）、N-乙酰基-D-葡糖胺（N-Acetyl-D-glucosamine），生物鹼有細葉遠志定鹼（Tenuidine）等。

【不良反應】

過敏反應：服用或接觸遠志均可發生，表現為咽癢，胸悶氣緊，呼吸困難，全身燥熱發癢，皮膚出現密集的粟粒狀的紅色丘疹，或伴心慌頭暈，胃脘不適，噁心嘔吐。

【備考】

1. 本品性溫燥，故凡心腎有火，陰虛陽亢者忌服。

2. 遠志皂苷能刺激胃黏膜，故過量服用可致噁心、嘔吐，胃炎及胃、十二指腸潰瘍患者忌服。

【主要參考文獻】

① 余傳隆，黃泰康，丁志遵等．中藥辭海（第 2 卷）．北京：中國醫藥科技出版社，1993, 19

② 雷載權，張廷模．中華臨床中藥學（下卷）．北京：人民衛生出版社，1998, 1515

③ 楊樹先，潘風陽．遠志致過敏反應 1 例．中國中藥雜誌，1993, 18（4）：246

④ 孫秀芳．遠志引起過敏反應 1 例．新疆中醫藥，1997, 15（1）：38

⑤ 胡子水．桔梗遠志配伍致嘔．山東中醫雜誌，1995, 14（5）：224

⑥ 劉時尹．遠志過敏反應兩例報告．中成藥研究，1985（5）：44

蒼耳子（Cang´erzi）
FRUCTUS XANTHII

菊科植物蒼耳 *Xanthium sibiricum* Patr. 的乾燥成熟帶苞的果實。辛、苦，溫；有毒。歸肺經。散風除濕，通鼻竅。用於風寒頭痛，鼻淵流涕，風疹瘙癢，濕痺拘攣。

【主要成分】

含揮發油、脂肪油、生物鹼。還含蒼耳子苷（Xanthostru-marin）、毒蛋白、氫醌、蒼朮苷（Atractyloside）等。

【不良反應】

1. 過敏反應：外敷蒼耳子可導致接觸性皮炎，表現為敷藥處或全身皮膚瘙癢，水腫性紅斑，其上有密集水疱或大疱，滲出，邊界清，或見淡紅色成片丘疹或蕁麻疹，可伴有疼痛、局部皮膚溫度增高，淋巴結腫大，發熱等。

2. 毒性反應：

（1）神經系統：頭暈，頭痛，乏力，煩躁，驚厥，四肢陣發性抽搐，嗜睡，小便失禁，昏迷。

（2）心血管系統：面色蒼白，口唇發紺，胸悶心悸，氣短，心動過速或過緩，偶發或頻發室性早搏，房室傳導阻滯，一過性血壓升高。

（3）消化系統：噁心嘔吐，上腹不適，或腹痛，腹瀉，食慾不振或不能進食。肝腫大、壓痛，谷丙轉氨酶、谷草轉氨酶升高，少數患者出現黃疸，嚴重者可有黃疸進行性加深，肝臟急劇縮小，肝昏迷等急性肝壞死的表現。

（4）泌尿系統：少尿，腰部疼痛，面部和雙下肢浮腫，血中尿素氮及肌酐升高，血尿，蛋白尿等腎功能損害的症狀。

（5）其他：發熱，全身廣泛出血，包括鼻衄、皮下出血、胃腸道出血等，又可致血糖降低，血鉀下降。

【相互作用】

1. 與硫酸亞鐵、磺胺類、氨茶鹼、制酸劑、洋地黃類、左旋多巴合用有可能加劇對消化系統的損害，導致噁心、嘔吐、腹瀉。

2. 與磺胺類、新青霉素 I 、氨酶青霉素、利福平；生物製品，如馬血清和疫苗合用可能引起腎小球腎炎、間質性腎炎。

3. 與乙醚、X 線注射造影劑、甲氧苄青霉素、苄青霉素、多黏菌素 B、PAS、苯丁酸氮芥、馬利蘭合用可能引起急性腎功能衰竭。

4. 與激素類：腎上腺皮質激素、ACTH、丙酸睪丸素、甲基睪丸素、苯丙酸諾龍、癸酸諾龍、黃體酮、口服避孕藥、乙底酚；降壓藥：胍乙啶、優降靈、甲基多巴、可樂寧；解熱鎮痛藥：保泰松、羥基保泰松、消炎痛、氟滅酸等合用可能導致浮腫或加重浮腫。

5.與甲硫氧嘧啶、甲巰咪唑；青霉素類、鄰氯青霉素、羧苄青霉素、SMZCO；苯丁酸、氮芥、硫唑嘌呤等合用可能加劇對肝臟損害，導致混合型肝損害。

6.與苯妥英鈉、丙戊酸鈉、卡馬西平、丙咪嗪、異丙肼、安定、氟烷、甲氧氟烷、保泰松、辛可芬、引哚美辛、醋氨酚、丙磺舒等合用可能加劇對肝臟損害，導致肝細胞型肝損害。

7.與阿司匹林、保泰松、羥基保泰松、消炎痛、甲滅酸、氟滅酸、可的松、氫化可的松、潑尼松、氟美松、氯化鉀片劑、甲磷丁脲（D860）、利尿酸、左旋多巴合用有可能加劇對消化道損害，導致胃腸道出血。

【備考】

1.本品所含的有毒成分主要是蒼耳子苷及毒蛋白，是細胞原漿毒，能損害心、肝、腎等內臟的實質性細胞，使之發生混濁、腫脹、壞死，並使毛細血管擴張，血管滲透性增加，引起廣泛性出血，同時還可引起消化及神經系統功能障礙。

2.血虛之頭痛、痺痛忌服。

【主要參考文獻】

① 李華恩．小兒蒼耳子中毒．中國農村醫學，1990（2）：24

② 于左．耳子中毒致死 1 例報導．青島醫藥衛生，1986（1）：15–17

③ 孫遜，黑淑娥．腹膜透析搶救蒼耳子中毒致多器官損害 1 例．山東醫藥，1997, 37（2）：63

④ 吳秀珍．蒼耳子慢性中毒導致心肌損害、肝功能損害 14 例．醫學理論與實踐，1996, 9（7）：312

⑤ 馮杰，王清蘭．蒼耳子外用引起接觸性皮炎 17 例．中國皮膚性病學雜誌，1996, 10（5）：318

⑥ 趙秀珍，趙振霄，徐岩．急性蒼耳子中毒致急性腎功能衰竭 1 例．康復與療養雜誌，1996, 11（1）：48

⑦ 張壽林，黃金祥，周安壽．急性中毒診斷與急救．北京：化學工業出版社，1996. 545

蓖麻子（Bimazi）

SEMEN RICINI

大戟科植物蓖麻 Ricinus communis L. 的乾燥成熟種子。

甘、辛，平；有毒。歸大腸、肺經。消腫拔毒，瀉下通滯。用於癰疽腫毒，喉痺，瘰癧，大便燥結。

【主要成分】

含脂肪油、蓖麻鹼（Ricinine）、蓖麻毒蛋白（Ricin）及脂肪酶。其中蓖麻毒蛋白有三種：蓖麻毒蛋白 -D、酸性蓖麻毒蛋白（Acidic ricin）、鹼性蓖麻毒蛋白（Basic ricin）。

【不良反應】

1. 毒性反應：

（1）消化系統：噁心，嘔吐，腹痛，腹瀉，胃腸道出血。

（2）肝功能損害：黃疸，血清轉氨酶及膽紅素升高等。

（3）神經系統：頭痛，口唇麻木，肌肉頻發痙攣，神志恍惚，甚至昏迷。

（4）生殖泌尿系統：無尿，尿少，蛋白尿，血尿，甚至尿毒症。有用蓖麻油內服引產而導致子宮破裂。

（5）心血管系統：心肌損害，心律失常，血壓下降，甚至心力衰竭。

（6）血液系統：血凝及溶血現象，低血糖。

（7）代謝紊亂：脫水、電解質紊亂，並可致血容量減少性休克。

2. 過敏反應：全身皮膚出現瘙癢，並起風團樣皮疹，繼而出現呼吸困難，心慌氣急，出冷汗，暈厥，血壓下降，口唇及指端紫紺等過敏性休克症狀。

【備考】

1. 蓖麻毒素是細胞原漿毒，可損害肝、腎等實質細胞，發生混濁、腫脹、出血、壞死等。並可凝集和溶解紅細胞及麻痺呼吸中樞、血管運動中樞，導致呼吸循環衰竭和急性腎功能衰竭。據記載，成人內服蓖麻毒蛋白 7 毫克或蓖麻鹼 160 毫克即可致中毒死亡。人口服蓖麻子的最小致死量為 1 粒，成人一般為 10～20 粒，兒童為 4～5 粒。中毒者多為生食，炒熟充分加熱後其毒性可被破壞。

2. 孕婦及便滑者忌服。

【主要參考文獻】

① 唐艷嬌・蓖麻子中毒及護理：附 4 例報告・實用護理雜誌，1987（6）：2

② 蕭守貴・外用蓖麻仁致過敏性休克 1 例報導・四川中醫，1986（8）：39

③ 閻志英，李素珍・服蓖麻油引產餐後引起子宮破裂重例・實用婦產科雜誌，1997, 13（2）：106

④ 楊倉良・毒藥本草・北京：中國中醫藥出版社，1998.524

⑤ 張壽林，黃金祥，周安壽・急性中毒診斷與急救・北京：化學工業出版社，1996.524

⑥ Challoner KR, McCarron MM. Castor bean intoxication. Ann *Emerg Med* 1990, 19（10）：1117

⑦ Wedin GP, Neal JS, Everson GW, et al. Castor bean poisoning. *Am J Emerg Med* 1986, 4（3）；259

⑧ Palatnick W, Tenenbein M. Hepatotoxicity from castor bean ingestion in a child. *J Toxicol Clin Toxicol* 2000, 38（1）：67

蒲公英（Pugongying）
HERBA TARAXACI

菊科植物蒲公英 *Taraxacum mongolicum* Hand-Mazz. 鹼地蒲公英 *Taraxacum sinicum* Kitag. 或同屬數種植物的乾燥全草。苦、甘，寒。歸肝、胃經。清熱解毒，消腫散結，利尿通淋。用於疔瘡腫毒，乳癰，瘰癧，目赤，咽痛，肺癰，腸癰，濕熱黃疸，熱淋澀痛。

【主要成分】

含蒲公英甾醇（Taraxasterol）、膽鹼（Choline）、菊糖（Inulin）和果膠（Pectin）等。

【不良反應】

過敏反應：全身皮膚瘙癢灼熱，出現紅斑或蕁麻疹，可伴有噁心，嘔吐，腹部不適或輕瀉等。

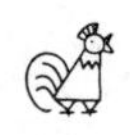

【備考】

本品引起不良反應少見。報導的案例均為口服含蒲公英的煎劑引起，經停藥或再次服用試驗，確定蒲公英為致敏原。

【主要參考文獻】

別玉溪・服「公英」過敏 2 例・中藥通報，1986, 11（10）：57

蒲　黃（Puhuang）
POLLEN TYPHAE

香蒲科植物水燭香蒲 *Trypha angustifolia* L. 東方香蒲 *Typha orientalis* Presl 或同屬植物的乾燥花粉。甘，平。歸肝、心包經。止血，化瘀，通淋。用於吐血，衄血，咯血，崩漏，外傷出血，經閉痛經，脘腹刺痛，跌打腫痛，血淋澀痛。

【主要成分】

含甾醇類、黃酮類、脂肪油、揮發油、生物鹼、氨基酸、微量元素、多糖等。

【不良反應】

過敏反應：有報導因接觸蒲黃粉後雙上膚皮膚瘙癢，並出現密集的、雙側對稱、如米粒大小的紅色丘疹。

【備考】

本品有收縮子宮的作用，孕婦忌服。

【主要參考文獻】

李軍東，李建蘭，劉永・炮製蒲黃炭過敏 1 例・時珍國藥研究，1997, 8（1）：86

蒲葵子（Pukuizi）
SEMEN LIVISTONAE CHINENSIS

棕櫚科植物蒲葵 *Livistona chinensis* R. Br. 的種子。澀，平。散結止血。用於血崩，外傷出血，抗癌等。

【主要成分】

含酚類，還原糖，鞣質及甘油三酯（Triglyceride）等。

【不良反應】

毒性反應：

肝損害：不思飲食，伴見眩暈疲乏、口乾口苦，並出現黃疸、小便黃、全身皮膚黏膜黃染及肝功能異常。

【備考】

民間常用蒲葵子炖瘦肉治療各種癌症，有時用量過大而引起不良反應發生。

【主要參考文獻】

周岱翰．葵樹子引起急性肝損害1例報告．新中醫，1988（11）：8

蒟　蒻（Jurou）

RHIZOMA AMORPHOPHALLI

天南星科植物疏毛魔芋 *Amorphophallus rivieri* Durieu 的塊莖。辛，溫；有毒。化痰散積，行瘀消腫。用於痰咳，積滯，瘧疾，經閉，跌打損傷，癰腫，疔瘡，丹毒，燙火傷。

【主要成分】

含魔芋甘露聚糖（Konjacmannan）。尚含蛋白質，澱粉，葡萄糖，果糖等。

【不良反應】

可因生食、煎煮時間不足或過量導致服藥後出現口因喉灼熱，癢痛，腫大，口唇發麻，胃腸有燒灼感，流涎，噁心，嘔吐，腹痛，語言不清，出汗，舌動不靈，心悸，面色蒼白，脈弱，驚厥，呼吸不規則，嚴重時可因呼吸中樞麻痺而死亡。長時間吸入塊莖粉塵可引起支氣管哮喘。

【備考】

本品對皮膚和黏膜有腐蝕作用，能麻痺呼吸中樞及運動中樞。要先煎2小時，不可誤食藥渣以免中毒。

【主要參考文獻】

①吳佳琪，袁建珍，張純．蒟蒻煎煮不當引起口唇發麻1例．藥學實踐雜誌，1998, 16（4）：238

② 楊倉良。毒藥本草．北京：中國醫藥科技出版社，1993. 94
③ 陳冀勝．中國有毒植物．北京：科學出版社，1987. 106

槐　花（Huaihua）
FLOS SOPHORAE

豆科植物槐 Sophora japonica L. 的乾燥花及花蕾。苦，微寒。歸肝、大腸經。涼血止血，清肝瀉火。用於便血，痔血，血痢，崩漏，吐血，衄血，肝熱目赤，頭痛眩暈。

【主要成分】

主要含蕓香苷（Rutin）、三萜皂苷、槐花米甲素、乙素、丙素等。

【不良反應】

1. 毒性反應：

（1）消化系統：噁心，嘔吐，腹痛，腹瀉，並可出現肝腫大，壓痛，血清谷丙轉氨酶增高。

（2）泌尿系統：出現血尿、蛋白尿，腎區叩擊痛。

（3）神經系統：頭昏，嗜睡，甚至抽搐、昏迷。

2. 過敏反應：皮膚潮紅、浮腫，表面有大小不等的密集丘疹，搔癢，刺痛，並出現水疱和糜爛。

【相互作用】

不宜與碳酸銀、膠丁鈣、硫酸鎂、硫酸亞鐵、氫氧化鋁、碳酸鉍等含有金屬離子的藥物合用，因槐花所含蕓香苷水解後生成的槲皮素能與金屬離子結合形成螯合物而降低療效。

【備考】

1. 脾胃虛寒者慎服。

2. 所致中毒的病例，多為服食生槐花所致，食後 12 小時之內出現中毒症狀。

【主要參考文獻】

① 雷春蓮．洋槐花中毒附 6 例報告．西安醫學院學報，1984（2）：209
② 馬兆龍．槐花引起過敏反應 1 例報告．雲南醫學雜誌，1964（2）：52

③ 苗鶴庚·有人吃洋槐花引起臉手浮腫·山東醫刊，1958（4）：32

雷公藤（Leigongteng）
RADIX TRIPTERYGII WILFORDII

衛矛科植物雷公藤 *Tripterygium wilfordii* Hook. f 的根、葉、花及果實。苦，寒；有大毒。殺蟲，消炎，解毒。用於風濕性關節炎，類風濕性關節炎等。

【主要成分】

含雷公藤鹼（Wilfordine）、雷公藤次鹼（Wilforine）、雷公藤鹼乙（Wilforgine）、雷公藤鹼丁（Wilfortrine）、雷公藤鹼庚（Wilforzine）等生物鹼及南蛇藤醇、衛矛醇、雷公藤甲素（Triptolide）及葡萄糖、鞣質等。

【不良反應】

1. 過敏反應：

（1）皮膚：局部或全身皮膚發癢，面部或全身紅斑、丘疹、疱疹，或發膿瘡癤腫，水腫性紅斑伴下肢肌肉關節酸痛，結節性紅斑。

（2）黏膜：口腔舌咽疼痛，口腔發麻伴嘴角疼痛，口腔黏膜糜爛，眼結膜紅腫，眼睛灼痛，甚至出現急性喉水腫，變應性血管炎。

2. 毒性反應：

（1）消化系統：上腹不適，噁心，嘔吐，食慾不振，腹痛，腹瀉，或出現醬油水樣大便，內有膜狀物，或便秘，咽乾口渴，食道燒灼感，吐血，便血，胃腸道廣泛出血，肝區疼痛，肝腫大，黃疸，SGPT 升高，肝臟出血及壞死而致死亡。

（2）造血系統：周圍血中白細胞減少，粒細胞減少，紅細胞減少，血小板減少，甚至骨髓抑制而引起全血細胞減少，再生障礙性貧血，亦可有皮下出血，或溶血性黃疸。

（3）心血管系統：胸悶胸痛，心慌氣短，血壓升高或下降，脈搏細弱，心率快，心律不整，心電圖顯示有房室傳導阻滯、結性逸搏、室性早搏，及心肌損害。可出現呼吸急促，面色青紫，口唇紫紺，血壓下降甚至不可測，四肢厥冷等心源性休克的表現。亦可出現咯血，四肢、腹部皮膚呈黯紅色花斑樣等彌漫性血管內凝血表現。

（4）呼吸系統：縱隔淋巴瘤繼發肺部感染，咳嗽，咯血。並可發生肺水腫，甚至呼吸衰竭死亡。

（5）神經系統：頭暈，頭痛，煩躁或嗜睡，耳鳴，腦水腫，抽搐，肌肉疼痛，四肢麻木，汗多，周圍神經炎。

（6）泌尿系統：尿少或無尿，尿頻，尿多，浮腫，尿豬留，腰痛，腎區叩擊痛，鏡下血尿、蛋白尿、膿尿、管型尿，氮質血症，酸中毒，腎功能異常，甚至急性腎功能衰竭而死亡，屍檢可見多發生腎乳頭壞死。

（7）生殖系統：月經紊亂，閉經，不孕不育症。

（8）其他：面部色素沉著，水腫，復視，尿崩症，脫髮等。

【備考】

1. 雷公藤製劑如雷公藤多苷、雷公藤糖漿等所引起的不良反應亦與雷公藤的不良反應相似。

2. 雷公藤及其製劑引起死亡的報導較多，其致死的主要原因：超量用藥，服藥過久，濫用藥物，藥物污染。

3. 使用時應避免內服未經加工的雷公藤根莖和嫩芽；注意用量；對患有肝、心、腎等器質性疾病的患者及孕婦禁用；育齡婦女及未婚或婚後未生育的男性應慎用。

【主要參考文獻】

① 高家榮，吳小明．雷公藤的不良反應．中國醫院藥學雜誌，1996, 16（12）：573

② 朱天忠．雷公藤中毒死亡 90 例原因探討．北京中醫，1995（2）：35

③ 鄧兆智．雷公藤治療類風濕關節炎製劑及毒副反應的概述．安徽中醫臨床雜誌，1998, 10（3）：186

④ 李國忠，薛翠英．雷公藤的不良反應．中國中醫藥信息雜誌，1996, 3

（12）：25

⑤ 丁艷蕊·雷公藤毒副反應概述·中醫藥研究，1994（3）：60

⑥ 楊倉良·毒藥本草·北京：中國中醫藥出版社，1998.388

⑦ Chou WC, Wu CC, Yang PC, et al. Hypovolemic shock and mortalitly after ingestion of Tripterygium Wilfordii hook F. a case report. *Int J Cardiol* 1995, 49（2）：173

蜈　蚣（Wugong）
SCOLOPENDRA

蜈蚣科動物少棘巨蜈蚣 *Scolopendra subspinipes mutilans* L. Koch 的乾燥體。辛，溫；有毒。歸肝經。熄風鎮痙，攻毒散結，通絡止痛。用於小兒驚風，抽搐痙攣，中風口喎，半身不遂，破傷風，風濕頑痺，瘡瘍，瘰癧，毒蛇咬傷。

【主要成分】

含二種類似蜂毒的有毒成分，即組胺（Histamine）樣物質及溶血性蛋白質，尚含脂肪油、膽甾醇、蟻酸、多種氨基酸等。

【不良反應】

1. 毒性反應：

（1）神經系統：面癱，肌肉痙攣，雙腿抽筋，陣發性角弓反張，聽力下降，甚至神志不清，出現中樞抑制性呼吸困難。

（2）泌尿系統：出現尿少，腰痛，眼瞼浮腫，腎區叩擊痛，蛋白尿，血尿，管型尿，尿膽原陽性，血 BUN 增高，並可因腎功能衰竭而死亡。

（3）消化系統：噁心，嘔吐，腹痛，腹瀉。

（4）肝功能損害：出現腹脹厭油、雙目發黃、小便黃、身黃，伴發熱、神倦、納呆。肝腫大壓痛，血清谷丙轉氨酶升高，CFT 強陽性，尿膽原及膽紅素呈強陽性。

（5）心血管系統：心悸，脈搏緩慢，胸悶、氣短、心電圖呈 ST−T 改變，頻發室性早搏。

（6）造血系統：可引起溶血反應，出現醬油色小便，血小板減少。

2. 過敏反應：全身皮膚出現紅色粟粒樣皮疹，瘙癢難忍，目赤痛，羞明流淚，泡腫如桃，眼瞼見粟粒樣膿點，伴發熱、胸悶、納差、溲黃、便乾等。或出現噁心，唇腫脹，鼻塞噴嚏，流清涕，呼吸急促，鼻黏膜及喉頭充血水腫。嚴重者可出現過敏性休克。

【備考】

1. 孕婦忌服，既往有組胺過敏史者，宜慎用。

2. 生用蜈蚣易致過敏，宜炮製後入藥。

3. 蜈蚣所含溶血蛋白質可直接引起急性腎皮質壞死，造成急性腎小管損傷；其所含組胺物質能使平滑肌痙攣、毛細血管擴張及通透性增強，並有致敏作用。

【主要參考文獻】

① 李中國，李政達，卜凡龍．蜈蚣中毒所致血小板減少性出血 1 例．吉林醫學信息，1994（11）：32

② 伍玉元．蜈蚣粉致急性肝功能損害 2 例．中國中藥雜誌，1994, 19（1）：50

③ 郭志達．過量蜈蚣引起不良反應 1 例報告．中西醫結合雜誌，1991（8）：485

④ 朱春梅．蜈蚣咬傷致過敏性休克 2 例．人民軍醫，1997, 40（11）：678

⑤ 趙鵬俊，鄒永祥．口服蜈蚣粉致急性腎功能衰竭死亡 1 例．中國中藥雜誌，1998, 23（2）：117

⑥ 楊倉良．毒藥本草．北京：中國中醫藥出版社，1998.717

蜂　毒（Fengdu）

VENENUM APIS

蜜蜂科昆蟲中華蜜蜂 *Apis cerana* Fabricius 等之工蜂尾部螯刺腺內的有毒液體。辛、苦，平；有毒。祛風濕，止疼痛。用於支氣管喘息，甲狀腺腫，某些高血壓病，風濕性關節炎及膿腫。

【主要成分】

含磷脂酶A（phosphatidase A）、脫氫酶抑制因子及多肽類、蟻酸、組胺等。

【不良反應】

1. 毒性反應：

（1）心血管系統：胸悶，心慌心悸，心電圖示，心肌缺血性改變。

（2）消化系統：噁心，嘔吐，胃脘部不適，腹痛，腹瀉，黑便。可出現全身皮膚黏膜黃染、肋緣下壓痛、肝功能異常等肝功能損害的表現。

（3）泌尿系統：出現尿量減少，排醬油樣尿，並見全身浮腫，尿紅細胞、尿蛋白、尿白細胞增高，尿素氮增高等急性腎功能衰竭的表現。

（4）神經系統：頭痛，頭暈，四肢麻木或震顫，嗜睡，甚至昏迷。

（5）造血系統：出現溶血，內臟出血，陰道出血，貧血，血白細胞增高，血紅細胞、血紅蛋白、血小板均減少，並可導致腦栓塞、腦出血。甚至引起死亡。

2. 過敏反應：局部見紅腫疼痛，瘙癢，起泡，灼熱。或見全身出現散在的紅色風團丘疹，伴見顏面潮紅，咽喉發癢，胸悶氣急，眼瞼浮腫，眼結膜充血，發熱，疲倦乏力。甚至出現發紺，大汗淋漓，血壓下降，昏厥等過敏性休克的表現。

【備考】

1. 蜂毒經口服進入胃腸道，很快被酶分解而失去毒性。引起不良反應者，見於蜂針治療，部分病例因不慎被蜂螫傷所致。

2. 結核病、糖尿病、先天性心臟病、動脈粥樣硬化、性病均禁用蜂毒，老人及兒童宜慎用。

3. 蜂毒的毒性成分主要為磷脂酶A、脫氫酶抑制因子及多肽酶。

【主要參考文獻】

① 李潔瑩，陳述枚．蜂毒所致急性腎功能衰竭 7 例報告．中華腎臟病雜誌，1987, 8（4）：200

② 張吉武，石德宇，王錄葉等．蜂毒過敏反應 9 例分析．上海針灸雜誌，1995, 14（3）：126

③ 曹春，劉英華，姜北芳．蜂毒致急性非淋巴細胞白血病播放性血管內凝血死亡 1 例．白血病，1996, 5（4）：249

④ 王智．中西醫結合搶救蜂毒性休克 1 例報導．甘肅中醫，1997, 10（2）：21

⑤ 彭韶，李玉琴，王麗娟．蜂毒致急性腎功能衰竭 3 例．中國農村醫學，1997（11）：45

蜂　蜜（Pengmi）
MEL

蜜蜂科昆蟲中華蜜蜂 *Apis cerana* Fabricius 或義大利蜂 *Apis mellifera* Linnaeus 所釀的蜜。甘，平。歸肺、脾、大腸經。補中，潤燥，止痛，解毒。用於脘腹虛痛，肺燥乾咳，腸燥便秘。外治瘡瘍不斂，水火燙傷。

【主要成分】

主要含果糖、葡萄糖，尚含蔗糖、麥芽糖、糊精、樹脂及氮化合物、有機酸、揮發油、色素、酶類、酵母、無機鹽等。

【不良反應】

毒性反應：

（1）消化系統：噁心，嘔吐，食慾減退，上腹部不適，甚至血便，黃疸，肝功能損害。

（2）泌尿系統：出現腰脹、尿多、口乾、脫髮、脫皮、雙腎區叩痛、蛋白尿、血尿、代謝紊亂等非少尿型急性腎功能衰竭的表現，甚至引起死亡。

（3）心血管系統：心率減慢，心律不整，血壓下降，甚至循環衰竭。

（4）神經系統：頭暈或伴頭痛，低熱，乏力，四肢麻木。

（5）其他：皮下出血，亦可致孕婦發生早產。服用放置過久蜂蜜引起新生兒腸原性紫紺症：皮膚黏膜及指（趾）呈灰藍色，伴噁心嘔吐，食慾不振，神疲，靜脈血呈紫藍色，嚴重者可出現呼吸困難，昏迷，驚厥，血壓下降，心律不整，甚至死亡。

【備考】

1. 痰濕內蘊，中滿痞脹，腸滑泄瀉者忌服。

2. 蜂蜜本身無毒，其毒性與蜜蜂採的花蜜有關。其有毒成分可來自雷公藤、煙草、羊躑躅、大茶藥、南燭花、沼澤茶、洋地黃、梫木花、毛茛等植物，由於植物所含有毒性成分不同，因而人體的毒性反應與症狀也不相同。

3.蜂蜜放置過久，含有少量的亞硝酸鹽或硝酸鹽，服食後硝酸鹽亦還原成亞硝酸鹽而致中毒，故不宜服用放置過久或被污染的蜂蜜，並避免長期過量服用。

【主要參考文獻】

① 楊倉良．毒藥本草．北京：中國中醫藥出版社，1998.863

② 蕭娥哲．蜂蜜中毒致非少尿型急性腎功能衰竭 2 例報告．中華腎臟病雜誌，1987（2）：84

③ 周勇亞．蜂蜜中毒 14 例臨床分析．中級醫刊，1982（12）：38

④ 李廣勛．中藥藥理毒理與臨床．天津：天津科技翻譯出版公司，1992.360

福壽草（Fushoucao）
HERBA ADONIDIS

毛茛科植物側金盞花 *Adonis amurensis* Reg. et Radde 的帶根全草。苦，平；有小毒。強心利尿。用於心悸，水腫，癲癇。

【主要成分】

含強心苷、厚果酮（Lineolone）、異厚果酮（Isolineolone）、福壽草酮（Fukujusone）、傘形花內酯（Umbellifer-one）、東莨菪素（Scopoletin）等。

【不良反應】

毒性反應：

（1）消化系統：噁心，嘔吐，呃逆，腹瀉。

（2）心血管系統：心悸，心率緩慢，心律失常，表現為室性異位搏動二、三聯律，房室傳導阻滯，結性心律，心房纖顫，心房撲動等。

（3）神經系統：頭暈，嗜睡，耳鳴，疲乏無力，譫妄及昏迷等。

【相互作用】

1. 與羧苄青霉素、二性霉素 B、雙氫克尿噻等易引起低血鉀的藥物合用，可引起強心苷中毒。

2. 與利血平合用，可出現心律失常。

3. 與洋地黃毒苷合用，易出現嚴重心律失常，甚至心室纖顫等中毒反應。

【備考】

1. 本品的毒理作用與洋地黃相似，對竇房結、心房、房內傳導束、房室交界部的毒性較強，可導致傳導阻滯及各種心律失常。對胃腸道亦有刺激作用。

2. 心動過緩及有房室傳導阻滯的患者不宜使用。

【主要參考文獻】

① 王夢祥，馮文祥．福壽草中毒所致嚴重心律失常．實用內科雜誌，1982, 2（1）：50

② 楊倉良．毒藥本草．北京：中國中醫藥出版社，1998. 955

③ 朱建華．中西藥物相互作用．北京：人民衛生出版社，1994

鉛　丹（Qiandan）

MINIUM

用鉛加工製成的四氧化三鉛。辛、鹼，寒；有毒；歸心、脾、肝經。解毒生肌，墜痰鎮驚。用於癰疽，潰瘍，金瘡出血，口瘡，目翳，湯火燙傷，驚癇癲狂，瘧疾，痢疾，吐逆反胃。

【主要成分】

為四氧化三鉛（Pb_3O_4）。

【不良反應】

毒性反應：

（1）慢性鉛中毒：為多系統的損害。

血液系統：貧血，紅細胞大小不等，形狀不一；單純紅細胞再生障礙性貧血；因面部小血管痙攣而呈土黃色或蒼灰色的「鉛性面容」。

消化系統：食慾減退，噁心，嘔吐，腹脹，腹絞痛，齒齦鉛線，大便呈黑色；中毒性肝炎，肝腫大或黃疸。

神經系統：頭暈，頭痛，乏力，晚期可致鉛性腦病，鉛性癱瘓。

（2）急性中毒：貧血，腹絞痛，中毒性肝病為共同的主要表現，尚可出現麻痺性腸梗阻，頑固性嘔吐，消化道出血和尿血等。

【備考】

1. 鉛丹多為供外科製膏藥用，內服一次量不超過 0.6～0.9 克，不可久服。

2. 含鉛丹的中藥致中毒，多為長期、超量使用，或因誤服外用藥品所致。為亞急性或急性中毒，慢性中毒現在較為少見。

【主要參考文獻】

① 陳方焘．口服鉛丹致鉛中毒 12 例報告．山東中醫雜誌，1996, 15（8）：372

② 祝素文．成功搶救 1 例急性重症鉛中毒的體會．臨床醫學，1996, 16（1）：43

③ 魯道遠．鉛丹和輕粉引起單純紅細胞再生障礙性貧血 1 例．山東中醫雜誌，1996（4）：161

④ 吳孝感等．急性黃丹中毒．中華內科雜誌，1954, 2（5）：361

⑤ Markiewicz K, Bechler J, Colewa M. Acute lead tetraoxide poisoning.（Polish）*Pol Arch Med Wewn*. 1984, 72（3）：115

【14 畫】

輕　粉（Qingfen）
CALOMELAS

為粗製氯化亞汞結晶。辛，寒；有毒。歸大腸、小腸經。外用殺蟲，攻毒，斂瘡；內服祛痰消，逐水通便。外治用於疥瘡，頑癬臁瘡，梅毒，瘡瘍，濕疹；內服用於痰涎積滯，水腫膨脹，二便不利。

【主要成分】

主要含氯化亞汞（Mercurous chloride），其化學名又叫甘汞（Calomel），其乾燥品含 Hg_2Cl_2 不得少於 99.6%。

【不良反應】

毒性反應：

（1）皮膚黏膜損害：加重原有的皮膚病變（銀屑病），全身皮膚潮紅腫脹，並覆有大片鱗屑，皮膚皺褶處糜爛、滲液，雙手、足呈襪套樣脫皮，唇紅及口周有表淺的皸裂，口腔黏膜大片糜爛面，疼痛流涎，進食困難。亦可致大疱性表皮壞死松解型藥疹。眼結膜充血，眼瞼腫脹、糜爛，不能睜眼。摻水外用可致組織壞死。

（2）血液系統：可致廣泛出血：胸腰背部、雙下肢及面部皮膚出血斑點，鼻衄，齦衄，並伴全程肉眼血尿，偶有血塊，尿頻，大便呈柏油樣。

（3）神經系統：頭暈，乏力，消瘦，失眠，肢體震顫，行走不穩；雙手平伸震顫，指鼻不準，輪替笨拙，或見雙手套長筒襪樣感覺減退，或伴有逐漸加重的四肢末梢部位的劇烈疼痛和乏力。

（4）消化系統：咽乾，噁心，嘔吐，腹痛，腹瀉，嚴重者可出現出血性腸炎。

（5）泌尿系統：尿中出現蛋白、紅細胞及管型，尿少，甚至尿閉。

（6）呼吸系統：咳嗽，呼吸急迫，發紺等。

【相互作用】

與碘劑合用，可發生相互作用，產生碘化汞而引起毒性反應。

【備考】

1. 輕粉內服每次量為 0.06～0.15 克，極量不大於 0.3 克，1～2 次／日，多入膠囊或丸劑服。過量可致汞中毒；服藥後務必漱口，以防口腔糜爛。

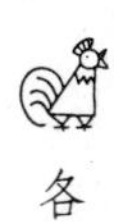

2. 輕粉的毒性反應，多為過量內服所致，表現為汞中毒。其主要機理為汞巰反應，巰基是人體酶的活性中心，汞使巰基失活致生化代謝障礙而引起中樞神經、植物神經功能紊亂，消化道，腎臟損害。

【主要參考文獻】

① 王順義．濫用輕粉治療銀屑病的不良反應．康復與療養雜誌，1995, 10（1）：48

② 謝永平，郎豐明，喬志先．輕粉引起大　性表皮壞死鬆解型藥疹 1 例．中華皮膚科雜誌，1989, 22（1）：58

③ 彭衛華，牛新鋒．汞中毒 1 例．中西醫結合實用臨床急救，1996, 3（12）：534

④ 江秀卿，安風雲．輕粉中毒致神經系統損害 3 例報告，臨床神經病學雜誌，1996, 9（1）：57

⑤ 粟秀初．中藥輕粉中毒性末梢神經炎：附 4 例報告．第四軍醫大學學報，1981（3）：282

⑥ 楊倉良．毒藥本草．北京：中國中醫藥出版社，1998, 1010

⑦ Kang–Yum E, Oransky SH. Chinese patent medicine as a potential source of mercury poisoning. *Vet Hum Toxicol* 1992, 34（3）：235

⑧ Conso F, Castot A, Carlier P, et al. Chronic mercury poisoning by laxatives based on calomel.（French）*Nouv Presse Med*. 1979, 8（50）：4113

⑨ Lagrue G, Nebout T, Hirbec G, et al. Nephrotic syndrome and extramembranous deposit glomemlopathy in chronic poisoning by laxatives based on calomel.（French）*Nouv Presse Med.* 1979, 8（50）：4112

廣防己（Guangfangji）
RADIX ARISTOLOCHIAE FANGCHI

馬兜鈴科植物廣防己 *Aristolochia fangchi* Y. C. Wu ex L. D. Chou et S. M. Hwang 的乾燥根。苦、辛、寒。歸膀胱經、肺經。祛風止痛，清熱利水。用於濕熱身痛，風濕痺痛，下肢水腫，小便不利。

【主要成分】

含馬兜鈴酸 B、C，馬兜鈴內酰胺，木蘭鹼，尿囊素，β－谷甾醇，馬兜鈴次酸等。根含木防己甲、乙、丙及黑褐色結晶木防己素丁。

【不良反應】

毒性反應：

（1）泌尿系統：腎功能損害，可出現血清肌酐增高，氮質血症，蛋白尿，糖尿，血尿，氨基酸尿，低鉀血症，低磷酸鹽血症等，以至腎功能衰竭。腎活體組織檢查可見廣泛間質性纖維化，近端腎小管上皮細胞，腎小管萎縮以至缺失。腎小球保持完整，但鮑曼氏囊增厚，基膜皺襞。

（2）造血系統：早期出現嚴重貧血。

（3）心血管系統：輕度高血壓。

（4）致癌作用：少數病例出現尿道上皮癌及膀胱癌。

【備考】

1. 在比利時，防己曾被用為中藥減肥方劑組成之一，而誤用廣防己代替，致引起多例毒性反應。

2. 馬兜鈴已被確定為引起毒性反應的成分，它具有腎毒素和致癌作用。層析法分析，發現中毒者的腎組織中含有馬兜鈴酸誘導的 DNA 加合物，提示 DNA 突變可能是導致腎臟破壞性纖維化進程的機理。

【主要參考文獻】

① Vanherweghem JL, Depierreux M, Tielemans C, et a1. Rapidly progressive interstitial renal fibrosis in young women：association with slimming regimen including Chinese herbs. *Lancet* 1993 Febl3, 341（8843）：387

② Vanherweghem JL. Misuse of herbal remedies：the case of an outbreak of terminal renal failure in Belgium. *J Altern Complement Med* 1998, 4（1）：9

③ Yang CS, Lin CH, Chang SH, et al. Rapidly progressive fibrosing interstitial nephritis associated with Chineses herbal drugs. *Am J Kidney Dis* 2000, 35（2）：313

④ Nortier JL, martinez MC, Schmeiser HH, et a1. Urothelial carcinoma associated with the use of Chinese herb. *N Engl J Med* 2000 Jun 8, 342（23）：1686

⑤ Stengel B, Jones E. End–stage renal insufficiency associated with Chinese herbal consumption in France（Article in French）*Nephrologie* 1998, 19（1）：15

⑥ Schmeiser HH, Bieker CA, Wiessler M, et al. Detection of DNA adducts formed by aristolochic acid in renal tissue from patients with Chinese herbs nephropathy. *Cancer Res* 1996, 56（9）：2025

酸棗仁（Suanzaoren）
SEMEN ZIZIPHI SPINOSAE

鼠李科植物酸棗 *Ziziphus jujuba* Mill. var. *spinosa*（Bunge）Hu ex H. F. Chou 的乾燥成熟種子。甘、酸，平。歸肝、膽、心經。補肝，寧心，斂汗，生津。用於虛煩不眠；驚悸多夢，體虛多汗，津傷口渴。

【主要成分】

含脂肪油，蛋白質，甾醇，白樺脂醇（Betulin），白樺脂酸（Betulic acid），酸棗皂苷（Jujuboside），酸棗苷元（Jujubogenin）及維生素 C 等。

【不良反應】

1. 過敏反應：皮膚瘙癢，出現大片樣蕁麻疹或隱疹，口唇

麻木，咽塞氣短，舌僵流涎，伴胸悶頭暈，噁心嘔吐，或見面色蒼白，冷汗淋漓並見心煩。

2. 其他：有吞食酸棗仁致不完全性腸梗阻的報導。

【相互作用】

與巴比妥類藥合用，可增加巴比妥類藥物的毒性。

【備考】

1. 實火、滑泄者及孕婦均慎服。

2. 使用時應控制好劑量，不宜大劑量使用。

【主要參考文獻】

① 王玲，王蓓．大劑酸棗仁引起冷汗反應．四川中醫，1999，17（6）：35

② 劉景聚。酸棗仁過敏 1 例報告．河北中醫，1985（5）：33

③ 劉安祥，韓德林，喬志剛．酸棗仁過敏反應 1 例．陝西中醫 1993, 4（12）：576

④ 田毓玉，梁兆劍。酸棗核致不全梗阻 2 例．山西醫藥雜誌，1992, 21（5）：318

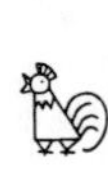

漏　蘆（Loulu）
RADIX RHAPONTICI

菊科植物祁州漏蘆 *Rhaponticum unifiorum*（L.）DC. 的乾燥根。苦，寒。歸胃經。清熱解毒，消癰，下乳，舒筋通脈。用於乳癰腫痛，癰疽發背，瘰癧瘡毒，乳汁不通，濕痺拘攣。

【主要成分】

含揮發油、牛蒡子醛（Arctinal）、牛蒡子醇-b（Arctinol-b）、棕櫚酸（Palmitic acid）、β-谷甾醇（β-Sitosterol）、硬脂酸乙酯（Ethyl Stearate）等。

【不良反應】

毒性反應：漏蘆過量使用可致頭痛，喉部緊縮感，陣發不定性抽搐，伴見精神萎靡。甚至出現昏迷，牙關緊閉，四肢抽搐，兩眼上翻，口吐白沫，陣發性嘔吐。

【備考】

1. 中毒案例為服用含過量（30 克）漏蘆的煎劑所致，煎劑中尚含其他中藥，本例未採取措施進一步確定致毒藥物。

2. 氣虛、瘡瘍平塌不起及孕婦忌服。

【主要參考文獻】

王學光，任九凌，王松柏．中藥漏蘆過量中毒 1 例．中原醫刊，1988（5）：12

【15 畫】

赭　石（Zheshi）
HAEMATITUM

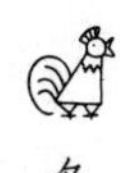

氧化物類礦物剛玉族赤鐵礦。苦，寒。歸膽、心經。平肝潛陽，降逆，止血。用於眩暈耳鳴，嘔吐，呃逆，喘息，吐血，衄血，崩漏下血。

【主要成分】

主要含三氧化二鐵（Fe_2O_3）。

【不良反應】

連續用藥 20 天後出現牙齦出血，全身紫癜等血小板減少性紫癜症狀。

【主要參考文獻】

中華內科雜誌編輯委員會．藥物不良反應的綜合報告．中華內科雜誌，1979, 18（2）：128

樟木（Zhangmu）
LIGNUM CINNAMOMI CAMPHORAE

樟科植物樟 *Cinnamomum camphora*（L.）Sieb. 乾枝、葉及根部。辛，溫；有小毒。歸肝、脾、肺經。祛風濕，行氣血，利關節。用於心腹脹痛，腳氣，疥癬，跌打損傷。

【主要成分】

主要含樟腦（Camphor）及芳香性揮發油。

【不良反應】

毒性反應：

（1）神經系統：頭暈頭痛，煩躁不安，甚至出現意識不清，二便失禁，癲癇樣痙攣抽搐，呼吸急促，亦可由於呼吸衰竭而死亡。

（2）消化系統：噁心嘔吐，伴見胸悶心悸。

【備考】

1. 樟木有小毒，內服宜慎。民間常以樟腦葉煎水薰洗治療疥瘡風疹，需警惕因使用不當而致中毒。

2. 樟木的主要毒性作用是興奮中樞神經系統，大劑量易引起癲癇樣驚厥，甚至致中樞衰竭或麻痺。

【主要參考文獻】

盧昌元．以癲癇持續狀態樣起病的樟腦中毒 19 例．新醫學，1996, 27（4）：187

槲寄生（Hujisheng）
HERBA VISCI

桑寄生科植物槲寄生 *Viscum coloratum*（Komar.）Nakai 的乾燥帶葉莖枝。苦，平。歸肝、腎經。祛風濕，補肝腎，強筋骨，安胎。用於風濕痺痛，腰膝酸軟，胎動不安。

【主要成分】

含齊墩果酸（Oleanolic acid）、β–香樹脂醇（β–Amyrin）、內消旋肌醇（Mesoinositol）、蛇麻脂醇（Lupeol）、β–谷甾醇（β–Sitosterol）、黃酮類化合物等。

【不良反應】

口服其漿果或葉後，可出現全身不適，噁心嘔吐，右季肋部鈍痛，嗜睡，眼部刺激，共濟失調，甚或癲癇發作。肝活體組織檢查可見發現輕度的肝炎改變。

其水溶性提取物皮下注射後，可出現發熱，流感樣症狀，牙齦炎；血中單核細胞、酸性白細胞及中性白細胞增高，尿素水平上升，總蛋白及白蛋白下降。注射局部瘙癢、紅斑、水腫、硬結。並在血管周圍有淋巴細胞浸潤及單核細胞增多。

【相互作用】

1. 與西地蘭合用，可增強減慢心率的作用。

2. 與烏頭合用，可增強烏頭的毒性反應，故不宜併用。

【備考】

動物實驗發現槲寄生能引起大鼠輕度淡漠，降低其活動能力，血糖增高，血細胞減少，谷丙轉酶上升，甚至尿毒症，尿中鉀濃度增加。

【主要參考文獻】

① Spiller HA, Willias DB, Gorman SE, et a1. Retrospective study of mistletoe ingestion. *J toxicaol Clin Toxicol*. 1996, 34（4）：405

② Harvey J, Colin–Jones DG. Mistletoe hepatitis. *Br Med J*（Clin Res Ed）1981, 282（6259）：186

③ Hall AH, Spoerke DG, Rumack BH. Assessing mistletoe toxicity. *Ann Emerg Med* 1986, 15（11）：1320

④ van Wely M, Stoss M, Gorter RW. Toxicity of a standardized mistletoe extract in immunocompromised and healthy individuals. *Am J Ther* 1999, 6（1）：37

⑤ Stoss M, van Wely M, Musielsky H, et al. Study on local inflammatory reactions and other parameters during subcutaneous mistletoe application in HIV–positive patients and HIV–negative subjects over a period of 18 weeks. *Arzneimittelforschung* 1999, 49（4）：366

⑥ Gorter RW, van Wely M, Stoss M, et al. Subcutaneous infiltrates induced by injection of mistletoe extracts（Iscador）. *Am J Ther* 1998, 5（3）：181

僵　蠶（Jiangean）

BOMBYX BATRYTICATUS

蠶蛾科昆蟲家蠶 *Bombyx mori* L. 4～5 齡的幼蟲感染（或人工接種）白僵菌 *Beauveria bassiana*（Bals.）Vuill. 而致死的乾燥體。鹼、辛，平。歸肝、肺、胃經。祛風定驚，化痰散結。用於驚風抽搐，咽喉腫痛，頜下淋巴結炎，面神經麻痺，皮膚搔癢。

【主要成分】

白僵蠶體表白粉含草酸銨。白僵菌的培養能合成大量草酸、吡啶-2，6-二羥酸、大量脂肪（其中的脂肪酸主要為棕櫚酸、油酸、亞油酸、硬脂酸、棕櫚油酸和α-亞麻酸。白僵菌還能分泌脂酶、蛋白酶、殼質酶（Chitinase）等。

【不良反應】

1. 過敏反應：

（1）過敏性皮疹：全身皮膚搔癢，出現散在淡紅色斑丘疹、蕁麻疹，或伴見面色潮紅灼熱，顏面浮腫，口唇外翻，眼瞼腫脹，伴見口唇麻木，咽異物感，吞咽困難，嚴重者可出現呼吸困難。

（2）過敏性休克：面色蒼白，口唇四肢發紺，手足發涼，冷汗淋漓。

（3）過敏性肺炎：接觸白僵菌後出現咳嗽、發熱、咯痰、乏力等症狀，胸部X線照片示肺紋理增粗。

2. 毒性反應：

（1）消化系統：噁心嘔吐，腹脹腹痛。

（2）心血管系統：心悸，胸悶，胸痛。

【備考】

有出血傾向者，肝性腦病患者慎用。

【主要參考文獻】

① 王居祥．論僵蠶的不良反應．時珍國藥研究，1997, 8（6）：567

② 朱小燕．白僵蠶引起過敏反應 2 例．中國中西醫結合雜誌，1996, 16（5）：286

③ 陳家柏．僵蠶致過敏反應 2 例報告．新中醫，1995, 27（11）：63

④ 徐雁，姜良鐸，李素卿．僵蠶引起過敏 2 例介紹．北京中醫，1998, 17（1）：58

⑤ 趙子辰，相連英，李長林等．白僵菌致病作用的探討．中華預防醫學雜誌，1981, 15（5）：272

鬧羊花（Naoyanghua）
FLOS RHODODENDRI MOLLIS

杜鵑花科植物羊躑躅 *Rhododendron Molle* G. Don 的乾燥花。辛，溫，有大毒。歸肝經。祛風除濕，散瘀定痛。用於風濕痺痛，跌打損傷，皮膚頑癬。

【主要成分】

花果中含毒性成分梫木毒素（八厘麻毒素 Andromedotoxin）、石楠素（Ericolin）；葉含黃酮類、杜鵑花毒素（羊躑躅毒素 Bhodotoxin）、煤地衣酸甲酯（Sparassol）、杜鵑素（Rhododenkrin）。

【不良反應】

毒性反應：

（1）心血管系統：胸悶，心悸，心動過緩，心電圖可見T波低平或倒置，各種心律紊亂，高度房室傳導阻滯；可使血壓下降。

（2）神經系統：全身麻木感，口乾，頭暈，抽搐，神志不清，休克。

（3）消化系統：噁心，嘔吐，胃部燒灼感，腹痛，腹瀉。

（4）呼吸系統：氣促，呼吸困難，嚴重者呼吸停止而死亡。

【備考】

1. 花的主要有毒成分為梫木毒素、杜鵑花毒素。

2. 鬧羊花中毒導致心律失常的主要原因為興奮迷走神經中樞，抑制竇房結的衝動，減慢心率，使異位節律點發生興奮，產生各種心律紊亂。

3. 梫木毒素降低血壓是通過胸部迷走傳入纖維及頸動脈竇，反射性地使心率減慢，血管擴張，呼吸抑制，對迷走神經末梢先興奮後麻痺。對中樞神經系統，先興奮後抑制，表現為麻醉作用；對脊髓無影響，但可麻痺運動神經末梢；其催吐作用為中樞性，而並非由於刺激胃神經末梢。

4.鬧羊花中毒多由過量使用所致，本品不宜多服、久服，體虛者及孕婦忌用。

【主要參考文獻】

① 郭曉莊．有毒中草藥大辭典．天津：天津科技翻譯出版公司，1994. 340

② 李蕙琴，文正興．鬧羊花中毒致高度房室傳導阻滯 1 例，廣西中醫藥，1995, 19（2）：131

③ 王浴生．中藥藥理與臨床．北京：人民衛生出版社，1982. 101

④ 洪金煌等．武漢醫學院學報．1981（1）：91

⑤ Thiemann AK. Rhododendron poisoning. *Vet Rec*. 1991, 138（15）：363

熟地黃（ShudiHuang）

RADIX REHMANNIAE PREPARATA

玄參科植物地黃 *Rehmannia glutinosa L*ibosch. 的塊根，經加工蒸曬而成。甘，微溫。歸肝、腎經。滋陰補血，益精填髓。用於肝腎陰虛，腰膝酸軟，骨蒸潮熱，盜汗遺精，內熱消渴，血虛萎黃，心悸怔忡，月經不調，崩漏下血，眩暈，耳鳴，鬚髮早白。

【主要成分】

參見地黃。

【不良反應】

過敏反應：服藥 1 分鐘後皮膚相繼出現淡紅色丘疹，奇癢難忍。

【備考】

脾胃虛弱，氣滯痰多，腹滿便溏者忌服。

【主要參考文獻】

鄭鵬遠．熟地過敏反應．福建中醫藥，1981（4）：25

【16 畫】

薤　白（Xiebai）
BULBUS ALLII MACROSTEMI

百合科植物小根蒜 *Allium macrostemon* Bge. 或薤 *Allium chinensis* C. Don 的乾燥鱗莖。辛、苦，溫。歸肺、胃、大腸經。通陽散結，行氣導滯。用於胸痺疼痛，痰飲咳喘，泄痢後重。

【主要成分】

含小根蒜皂苷（Macrostemonoside）A、B、C、D、E、F、G、H、I、J、K、L，菝葜皂苷元葡萄糖半乳糖皂苷（Smilagenin−O−β−D−glucopyranosyl（1→2）−β−D−galactopy ranosde）、拔葜皂苷元、吉祥草苷元（Kitigenin）、替告苷元（Tigogenin）、β−多甾醇及其苷、丁香苷（Syringin）、丁二酸等。

【不良反應】

口服後可引起嚴重腹瀉，水樣便，達十餘次之多。

【備考】

氣虛者慎服。

【主要參考文獻】

周海虹・服薤白引起嚴重腹瀉 1 例・中國中藥雜誌，1998, 23（1）：58

鴉膽子（Yadanzi）
FRUCTUS BRUCEAE

苦木科植物鴉膽子 *Brucea javanica*（L.）Merr. 的成熟果實。苦，寒；有小毒。清熱解毒，截瘧，止痢，腐蝕贅疣。用於痢疾，瘧疾，外治贅疣、雞眼。

【主要成分】

鴉膽子含生物鹼（鴉膽子鹼 Brucamarine 和鴉膽寧 Yatanine 等）、糖苷（鴉膽靈 Brucealin、鴉膽子苷Yatanoside 等），酚性成分（鴉膽子酚 Brucenol 等）和一種羥基羧酸稱鴉膽子酸（Bruceolic acid）。鴉膽子仁含脂肪油（鴉膽子油）56.23%。油中不皂化物占 1.36%，內含揮發油少許；皂化物 92.47%，內含油酸、亞油酸、硬脂酸、棕櫚酸等。種子中含多種結構上類似苦木素（Quassin）的苦味成分如鴉膽子素（Bruceine）、鴉膽子苦醇（Brusat01）等。

【不良反應】

1. 過敏反應：

（1）皮膚潮紅，瘙癢，藥疹呈丘疹或蕁麻疹樣，多伴有氣短、心慌、頭暈等症狀。面部應用時，可伴有眼結膜充血。

（2）過敏性休克：面色蒼白，出冷汗，胸悶氣緊，心慌，呼吸困難，口唇發紺，四肢厥冷，神昏或昏迷，血壓測不出，脈搏無。

2. 毒性反應：噁心，嘔吐，腹痛，腹瀉，頭昏，乏力是常見症狀，尚可見便血，尿少，體溫增高，呼吸困難，四肢麻木或癱瘓，抽搐，昏迷等。

【備考】

1. 鴉膽子致過敏反應甚至過敏性休克，多為外用所致，而且敷藥處多有破損。

2. 據報導，成人內服 12 粒鴉膽子即有中毒危險，其毒性成分主要存在於水溶性的苦味成分中，可使動物內臟出血，損害肝腎細胞，抑制中樞神經系統。

【主要參考文獻】

① 石風華，金花鮮，張彥秋．鴉膽子外用致全身過敏報告．吉林中醫藥，1997, 17（3）：24

② 周忠華，黃性貴．鴉膽子仁外敷致過敏性休克 1 例．中國皮膚性病學雜誌，1998, 12（5）：321

③ 楊倉良．毒藥本草．北京：中國中醫藥出版社，1998. 315

④ 朱亞峰．中藥中成藥解毒手冊．北京：人民軍醫出版社，1998. 332

獨　活（Duhuo）
RADLX ANGELICAE PUBESCENTIS

傘形科植物重齒毛當歸 *Angelica pubescens* Maxim. f. biserrata Shan et Yuan 的乾燥根。辛、苦，微溫。歸腎、膀胱經。祛風除濕，通痺止痛。用於風寒濕痺，腰漆酸痛，少陰伏風頭痛。

【主要成分】

含當歸醇（Angelol）、當歸素（Angelicone, Glabralactone）、佛手柑內酯（Bergapten）、歐芹酚甲醚（Osthol）、傘形花內酯（Umbelliferone）、東莨菪素（Scopoletin）、當歸酸（Angelicacid）、巴豆酸（Tiglic acid）、棕櫚酸（Palmiticacid）、硬脂酸、油酸、亞麻酸、植物甾醇、葡萄糖和少量揮發油。

【不良反應】

1. 毒性反應：

（1）神經系統：嘔吐，煩躁，語無倫次，恐懼感，瞳孔散大，對光反射遲鈍，膝腱反射雙側亢進，四肢肌張力增強，甚則全身抽搐，昏迷，最後死亡。

（2）呼吸系統：致失音，聲音沙啞。

2. 過敏反應：引起日光性皮炎。

【備考】

本品內服用量為 3～9 克；陰虛血燥者慎用。致神經系統毒性，乃為過量食用鮮品，其中多種揮發油及香豆素化合物有興奮延髓呼吸中樞、血管運動中樞和迷走神經作用。大劑量引起中毒，可出現呼吸加快，焦躁不安，幻覺，譫妄，全身強直性痙攣，甚至全身麻痺死亡。

【主要參考文獻】

① 刁振華．獨活中毒 2 例．中華兒科雜誌，1984（5）：270

② 陸維錄．獨活引起失音 1 例．貴陽中醫學院學報，1992, 14（1）：44

③ 武漢市第四醫院・獨活止咳湯治療慢性氣管炎 450 例臨床療效觀察・武漢新醫藥，1971（3）

龍　骨（Longgu）
OS DRACONIS

為古代哺乳動物象、犀牛、三趾馬、羚羊等的骨骼化石。甘、澀，平。歸心、肝、腎、大腸經。鎮驚安神，斂汗固精，止血澀腸，生肌斂瘡。用於驚癇癲狂，怔忡健忘，失眠多夢，自汗盜汗，遺精淋濁，吐衄便血，崩漏帶下，瀉痢脫肛，潰瘍久不收口。

【主要成分】

含碳酸鈣、磷酸鈣及少量鐵、鎂、鉀、鈉、氯、鋅等元素。從中可分離出龍腦、乙酸、丙酸、丁酸、異丁酸等成分。

【不良反應】

1. 毒性反應：

（1）心血管系統：心動過速、多發室性早搏，部分呈二聯律或三聯律。

（2）血液系統：可使原有貧血狀態加重。

2. 過敏反應：接觸龍骨粉後裸露部位麻癢、浮腫以及出現紅疹。

【備考】

1. 有濕熱、實邪者忌服。

2. 對氣血雙虧之體，用重鎮之藥則耗氣傷氣，使陰血難以化生，犯虛虛之戒，致貧血加重。

【主要參考文獻】

① 張兆湘・服龍骨煎劑致嚴重心律失常 1 例・中藥通報，1988, 13（11）：51

② 高天德，劉華・貧血病誤用龍骨牡蠣 2 例報告。實用中藥雜誌，1987（1）：102

③ 張禮洪・接觸龍骨粉致過敏反應 2 例・中藥通報，1987, 12（9）：53

④ 余傳隆，黃泰康，丁志遵等・中藥辭海（第 1 卷）・北京：中國醫藥

科技出版社，1993. 1499

⑤ 雷載權，張廷模．中華臨床中藥學（下卷）．北京：人民衛生出版社，1998. 1408

龍　膽（Longdan）
RADIX GENTIANAE

龍膽科植物條葉龍膽 *Gentiana manshurica* Ktag、龍膽 *Gentiana scabra* Bge、三花龍膽 *Gentiana triflora* Pall. 或堅龍膽 *Gentiana rigescens* Franch. 的根及根莖。苦，寒，歸肝、膽經。清熱燥濕，瀉肝膽火，除下焦濕熱。用於濕熱黃疸，浮腫，帶下，強中，濕疹瘙癢，目赤，耳聾，脇痛，口苦，驚風抽搐。

【主要成分】

含龍膽苦苷（Gentiopicrin）、龍膽黃鹼（Gentioflavine）、龍膽鹼（Gentianmine）、龍膽三糖（Gentianose）、當藥苦苷（Swertiamarin）等。

【不良反應】

毒性反應：

（1）神經系統：高熱，神志不清，二便失禁，四肢弛緩性癱瘓，蹠反射消失。

（2）消化系統：噁心嘔吐，腹痛，腹瀉。嚴重者可出現腸麻痺。

（3）心血管系統：心率減慢，血壓下降。

【備考】

1. 脾胃虛弱，大便溏瀉及無濕熱實火者忌服。

2. 龍膽苦苷、龍膽鹼對胃腸有刺激作用，使黏膜充血，大劑量抑制胃腸蠕動，使腸處於麻痺狀態，對中樞神經系統呈興奮作用，大劑量則呈抑制作用，致四肢癱瘓。對心臟亦有一定的抑制作用。

3. 個案報導的中毒事件，是因一次超大量（150 克）服用本品煎劑所致。

【主要參考文獻】

① 趙志祥，李延龍，閻淑華等．龍膽草中毒致神經系統損害1例．中國中西醫結合雜誌，1997, 17（9）：539

② 李智才．服龍膽草煎液致中毒1例．中國中藥雜誌，1994, 19（1）：50

③ 余傳隆，黃泰康，丁志遵等．中藥辭海（第1卷）．北京：中國醫藥科技出版社，1993. 1504

④ 雷載權，張廷模．中華臨床中藥學（上卷）．北京：人民衛生出版社，1998. 453

⑤ 朱亞峰．中藥中成藥解毒手冊．第2版．北京：人民軍醫出版社，1998. 346

龍　葵（Longkui）

HERBA SOLANI NIGRI

茄科植物龍葵 *Solanum nigrum* L. 的全草。苦，寒；有小毒。歸肝、胃經。清熱解毒，活血消腫。用於疔瘡，癰腫，丹毒，跌打扭傷，慢性氣管炎，急性腎炎。

【主要成分】

含 α, β-黑茄鹼（Solanigrine）、茄解鹼（Solasonine）、龍葵鹼（Solanine）、茄邊鹼（Solamargine）、茄達鹼（Solasdamine）等多種生物鹼。尚含皂苷，脂類，羥基化合物，甾醇，酚性化合物等。

【不良反應】

毒性反應：食後咽喉乾燥，口渴，或燒灼感，繼而噁心，嘔吐，腹痛，腹瀉。劇烈吐瀉後造成脫水，酸鹼平衡失調，血壓下降，甚至休克。同時有頭痛，眩暈，發熱，汗出，心悸，瞳孔散大，呼吸困難，精神錯亂，驚厥，心率先快後慢，昏迷等。有的出現腸原性紫紺，最後導致心力衰竭或呼吸中樞麻痺而死亡。

【備考】

1. 龍葵生物鹼的作用類似皂苷，能溶解血細胞，對胃腸道黏膜有較強的刺激性和腐蝕性，對中樞神經系統特別是對呼吸中樞和運動中樞有顯著的麻痺作用，急性中毒時，其病理變化常常主要是急性腦水腫，其次是肝、肺、心肌及腎臟皮質的水腫和胃腸炎。

2. 中毒事件乃因誤以龍葵為菠菜服食所致。兒童誤食未成熟的龍葵果實可以致死。

【主要參考文獻】

① 席金蘭，張秀蘭，郭志剛等．龍葵中毒 11 例．山西醫藥雜誌，1980, 9（1）：36

② 朱亞峰．中藥中成藥解毒手冊．北京：人民軍醫出版社，1998. 121

③ 馬興民．中草藥急性中毒與解救．西安：陝西科學技術出版社，1980. 114

④ 楊倉良．毒藥本草．北京：中國醫藥科技出版社，1993. 77

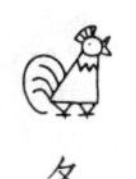

龍眼肉（Longyanrou）
ARILLUS LONGAN

無患子科植物龍眼 *Dimocarpus Longan* Lour. 的假種皮。甘、溫。歸心、脾經。補益心脾，養血安神。用於氣血不足，失眠健忘，心悸怔忡，血虛萎黃。

【主要成分】

含水份 0.85%，可溶性成分 79.77%，不溶性物質 19.39%，灰分 3.36%。可溶性物質中，有葡萄糖 24.91%，蔗糖 0.22%，酸類 1.26%，含氮物（其中含腺嘌呤和膽鹼）6.309%等。其他尚含有蛋白質 5.6%和脂肪 0.5%等。

【不良反應】

過敏反應：猩紅熱樣藥疹，片狀紅斑，伴瘙癢，漫延全身，伴頭暈，發熱，全身皮膚潮紅，顏面、軀幹及雙上肢可見風團，壓之褪色，雙下肢為米粒大小，密集、對稱分布的紅色斑丘疹，壓之不褪色。

【備考】

不良反應少見。內有痰火及濕滯停飲者忌服。

【主要參考文獻】

鄒明智，易春志，孟全林．桂圓引起藥疹1例．中國皮膚性病學雜誌，1995, 9（1）：60

【17畫】

藜　蘆（Lilu）
RADIX ET RHIZOMA VERATRI

百合科多年生草本植物黑藜蘆 Veratrum nigrtan L. 等的根莖（其他如天目藜蘆 V. schindleri Loes. f. 蒜黎蘆 V. grandiflorum（Maxim.）Loes. f. 小藜蘆 V. mengtzeanum Loes. f. 亦供藥用）。苦、辛，寒；有毒。歸肺，胃，肝經。湧吐風痰，殺蟲毒。用於中風痰湧，風癇癲疾，黃疸，久瘧，泄痢，頭痛，喉痺，鼻息肉，疥癬，惡瘡等。

【主要成分】

含藜蘆鹼（介芬胺，Jervine）、偽藜蘆鹼（假介芬胺，Pseudojervine）、玉紅介芬胺（Rubijervine）、秋水仙鹼（Colchicine）、計明胺（Germerine）、藜蘆酰棋盤花鹼（Veratroylzygadenine）、藜蘆定鹼（Veratridine）等生物鹼。

【不良反應】

1. 毒性反應：

（1）心血管系統：胸悶，胸痛，心悸，血壓下降，心音低弱，心肌缺血，或心律不整，竇性心動過緩，早搏，房室傳導阻滯等。

（2）神經系統：興奮迷走神經而致噁心，嘔吐，呃逆，流涎，腹瀉，見血性嘔吐物或大便，血壓下降；對延髓呼吸中樞先興奮後抑制，症見呼吸減弱，發紺，呼吸困難，甚至呼吸暫停；作用於中樞及周圍神經系統，見頭暈頭痛，嗜睡懶言，咽喉針刺樣疼痛，口麻舌短，張口困難，視物不清，腓腸肌疼痛，腱反射減弱，四肢萎軟麻木，全身震顫，瞳孔散大，甚則出現輕度意識障礙。

（3）其他：大汗，尿瀦留，低血鉀。

2. 過敏反應：外用時可出現皮膚及黏膜灼痛，噴嚏及流淚等。

【相互作用】

1. 藜蘆加酒服用其毒性增大，且勿與羊肉同服。

2. 藜蘆不宜與湧吐藥併用，以免延誤中毒反應的診斷。

3. 藜蘆不宜與細辛、芍藥同用：與細辛配伍屬「十八反」禁忌；且細辛、芍藥具有鎮靜、麻醉和抑制中樞神經系統的作用，與藜蘆的藥理作用相反，配伍可使藥效相互抵銷，增加不良反應。

4. 與諸參配伍屬「十八反」禁忌。藜蘆可催吐，而人參、丹參屬補益藥，不宜配伍；藜蘆與苦參、玄參配伍均易引起心律失常、血壓下降等反應，配伍時可增強毒性。

5. 與嗎啡配伍可加劇藜蘆鹼所致的不良反應。

6. 與洋地黃強心苷類藥物配伍，可發生顯著的心動過緩。

7. 與抗高血壓藥配伍，可加劇血壓變化，增加不良反應。

【備考】

1. 藜蘆的主要有毒成分為藜蘆鹼、藜蘆定鹼和明計胺等。

2. 藜蘆治療量與中毒量很接近，臨床報導常有因誤服或用量過大而致中毒，另天目藜蘆與小藜蘆毒性更大，內服宜慎。而體虛氣弱者及孕婦忌用。

3. 藜蘆性能偏溫熱，配伍一些苦寒、甘寒藥物或炮製時加溫至 50℃可減弱其毒性。

4. 藜蘆中毒機制與烏頭鹼相似，主要是神經毒，對神經系統的作用是先興奮後麻痺；對接觸的局部如胃腸道有強烈的刺激作用。中毒症狀能被阿托品、麻黃鹼緩解，亦提示其毒理作用與膽鹼能神經有關。

【主要參考文獻】

① 趙萬里，何曦，門新棟．藜蘆中毒 12 例救治．中西醫結合實用臨床急

救，1996, 3（8）：361

② 楊惠明．藜蘆中毒 9 例報告．四川醫學，1982, 3（3）：162

③ 雷載權，張廷模．中華臨床中藥學（上卷）．北京：人民衛生出版社，1998.1918

藁　本（Gaoben）
RHIZOMA LIGUSTICI

傘形科多年生草本植物藁本 *Ligusticum sinensis* Oliv. 或遼藁本 L. *jeholense Nakai et* Kitag. 的根莖及根。辛，溫。歸膀胱經。散風，祛寒，鎮痛，勝濕。用於風寒頭痛，巔頂痛，寒濕腹痛，泄瀉，疥癬。

【主要成分】

含 3-丁基苯酞（3-Butylphthalide），蛇床酞內酯（Cnidilide）等。

【不良反應】

過敏反應：頭面及全身出現多個鮮紅或白色風團塊。

【備考】

不良反應報導較少，出現過敏反應可能與患者個體體質有關。

【主要參考文獻】

李天杰．中藥藁本致過敏性蕁麻疹 1 例報告．河南中醫，1986（3）：37

獼猴桃（Mihoutao）
FRUCTUS ACTINIDIAE CHINENSIS

獼猴桃科植物獼猴桃 *Actinidia chinensis* Planch. 的果實。甘、酸，寒。歸胃、腎經。解熱，止渴，通淋。用於煩熱，消渴，黃疸，石淋，痔瘡。

【主要成分】

含糖、維生素、有機酸、色素、獼猴桃鹼（Actinidine）

等。

【不良反應】

過敏反應：食果後出現皮疹，伴胸悶，氣短。

【備考】

有報導服獼猴桃根後，亦有出現皮疹，嘔吐，腹脹等過敏反應。

【主要參考文獻】

① 張秀敏，王梓凌．獼猴桃嚴重變態反應 1 例．河北中西醫結合雜誌，1999, 8（1）：118

② 李廣勛．中藥藥理毒理與臨床．天津：天津科技翻譯出版公司，1992. 450

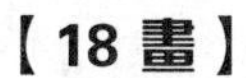

蟲痢草（Chonglicao）

FOLIUM LARREA TRIDENTATA

灌木植物異葉鈞鐘柳 Larrea tridentata 的葉。盛產於美國加利福尼亞州南部。曾用作保健藥物，包括用於戒酒。

【主要成分】

不詳。

【不良反應】

主要為肝臟損害。多於連續服藥 2～3 個月後出現，表現為黃疸、疲乏、皮膚瘙癢等，並有肝功能損害。其中有一例血清鹼性磷酸酶增高至正常的 4 倍，丙氨酸及天門冬氨酸轉氨增高 25 倍，總膽紅素增高 30 倍。內窺鏡逆行膽管胰腺造影顯示膽管嚴重狹窄，膽活體組織檢查可見嚴重的膽汁鬱積及肝細胞損害——膽小管性肝炎。

多數患者在停藥 1～17 週後症狀緩解。有一組病例報導，18 例該藥導致膽管性肝炎的患者中，4 例發展為肝硬變，2 例出現急性肝功能衰竭，需要進行肝臟移植。

【主要參考文獻】

① Alderman S, Kailas S, Goldfarb S, et al. Cholestatic hepatitis after ingestion of chaparral leaf：confirmation by endoscopic retrograde cholangiopancreatography and liver biopsy. *J Clin Gastroenterol* 1994, 19（3）：242

② Katz M, Saibil F. Herbal hepatitis：subacute hepatic necrosis secondary to chaparral leaf. *J Clin Gastroenterol* 1990, 12（2）：203

③ Sheikh NM, Philen RM, Love LA. Chaparral–associated hepatotoxicity. *Arch Intern Med* 1997, 157（8）：913

④ Gordon DW, Rosenthal G, Hart J, et a1. Chaparral ingestion. The broadening spectrum of liver injury caused by herbal medications. *JAMA* 1995, 273（6）：389

⑤ Batchelor WB, Heathcote J, Wanless IR · Chaparral–induced hepatici injury *Am J Gastroenterol* 1995, 90（5）：831

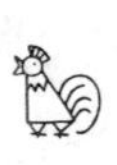

關木通（Guanmutong）

CAULIS ARISTOLOCHIAE MANSHURIENSIS

馬兜鈴科植物東北馬兜鈴 *Aristolochia manshuriensis* Kom. 的乾燥藤莖。苦，寒；有毒。歸心、小腸、膀胱經。清心火，利小便，通經下乳。用於口舌生瘡，心煩尿赤，水腫，熱淋澀痛，白帶，經閉乳少，濕熱痺痛。

【主要成分】

關木通含有馬兜鈴酸（A, D）（Aristolochic acid A、D）、馬兜鈴苷（Aristoloside），以及馬兜鈴酸 D 甲醚，木蘭花鹹（Magnoflorine）。

【不良反應】

毒性反應：表現為急性腎功能衰竭和消化系統症狀，可見頭暈，上腹部隱痛，噁心嘔吐，或呃逆，胸悶，腹痛，腹瀉；尿量減少或無尿，亦有個別病例出現尿量增加，煩躁，口渴；乏力，不思飲食，下肢凹陷性水腫。血清尿素氮、肌酐值升高，血鉀升高或降低，尿中出現蛋白、紅細胞等，嚴重者可因腎功能衰竭而引起死亡。

【相互作用】

1. 木通有利尿強心作用，並可瀦尿，可增強洋地黃類強心苷的強心作用。

2. 與甲氧氟烷、氯仿、甲琥胺、苯琥胺、氯化銨、青霉胺、增效磺胺合劑、氨甲喋呤等合用可能加劇腎臟損害。

3. 與乙醚、X 線注射造影劑、甲氧苄青霉素、苄青霉素、多黏菌素 B、PAS、苯丁酸氮芥、馬利蘭合用可能引起急性腎功能衰竭。

4. 與激素類：腎上腺皮質激素、ACTH、丙酸睪丸素、甲基睪丸素、苯丙酸諾龍、癸酸諾龍、黃體酮、口服避孕藥、乙底酚；降壓藥：胍乙啶、優降靈、甲基多巴、可樂寧；解熱鎮痛藥：保泰松、經基保泰松、消炎痛、氟滅酸等合用可能導致浮腫或加重浮腫。

5. 與硫酸亞鐵、磺胺類、氨茶鹼、制酸藥、洋地黃類、左旋多巴合用有可能加劇對消化系統的損害，引起噁心，嘔吐，腹瀉。

【備考】

1. 馬兜鈴酸會致內臟血管發生病變，導致腎臟供血障礙出現腎小管壞死；馬兜鈴酸可能對腎小管有直接損害作用。同時，對消化道黏膜有強烈的刺激作用引起黏膜炎症性病變。並有木蘭鹼中毒的箭毒樣作用及神經節的阻斷作用。從而導致腎功能損害及消化系統的症狀。

2. 大量的文獻報導了木通會導致腎功能損害，但由何種木通引起似乎尚未明確。因為文獻絕大多數未對木通的種屬加以鑒定。毒理研究表明，關木通所含的馬兜鈴酸（木通甲素）、木蘭花鹼可導致腎功能損害，而川木通、白木通則未見有關的報導。

3. 不可多用、久服，腎功能不全及孕婦忌服。

【主要參考文獻】

① 李青．木通中毒致腎功能不全．山東中醫雜誌，1997, 16（2）：87

② 尹廣，胡偉新，黎磊石．木通中毒的腎臟損害．腎臟病與透析腎移植雜誌，1999, 8（1）：10

③ 李鋒，程慶礫，董柯等．對 13 例木通中毒導致急性腎功能衰竭的分析．中國中藥雜誌，1999, 24（7）：435

④ 莫文先．木通中毒原因分析．基層中藥雜誌，1999, 13（1）：57

雞內金（Jineijin）

ENDOTHELIUM CORNEUM GIGERIAE GALLI

雉科動物家雞 *Gallus gallus domesticus* Brisson 的乾燥沙囊內壁。甘，平。歸脾、胃、小腸、膀胱經。健胃消食，澀精止遺。用於積食不消，嘔吐瀉痢，小兒疳積，遺盡，遺精。

【主要成分】

含胃激素（Ventriculin）、角蛋白（Keratin）、少量蛋白酶、澱粉酶及多種氨基酸及微量元素等。

【不良反應】

口服後可出現鼻出血。

【備考】

因其有治症瘕，通經閉的作用，故女性經期宜慎用。

【主要參考文獻】

① 余傳隆，黃泰康，丁志遵等．中藥辭海（第 2 卷）．北京：中國醫藥科技出版社，1993. 485

② 雷載權，張廷模．中華臨床中藥學（上卷）．北京：人民衛生出版社，1998. 1014

③ 付化祥．雞內金沖服出現鼻出血 1 例．中國中藥雜誌，1993, 18（4）：247

鵝不食草（Ebushicao）

HERBA CENTIPEDAE

菊科植物鵝不食草 *Centipeda minima*（L.）A. Braun et Aschers。的乾燥全草。辛，溫。歸肺、肝經。通鼻竅，止咳。用於風寒頭痛，咳嗽痰多，鼻塞不通，鼻淵流涕。

【主要成分】

含多種三萜成分、蒲公英賽醇（Taraxerol）、蒲公英甾醇（Taraxasterol）、山金車烯二醇（Amidiol）等。尚含黃酮類及揮發油。

【不良反應】

1. 毒性反應：

（1）局部注射鵝不食草煎液引起心肌損害：惡寒發熱，全身麻木，頭痛，心悸，胸悶，雙下肢抽動，心電圖示：ST-T改變，顯示心肌損害。

（2）消化系統：噁心，嘔吐，胃脘不適或胃脘部疼痛伴燒灼感。

2. 過敏反應：肌注含鵝不食草的製劑後出現頭面部發癢，皮膚黏膜充血，並出現扁平丘疹，伴見頭昏，心慌，呼吸困難。

【備考】

1. 因用鵝不食草煎劑局部注射，違反藥典規範，不合注射針劑配製要求而引起不良反應。

2. 鵝不食草藥味峻烈，可直接刺激胃黏膜，加強胃壁收縮而引起平滑肌痙攣而致腹痛。故內服宜慎。

【主要參考文獻】

① 羅天槐．鵝不食草局部注射引起心肌損害 2 例報告．廣東醫學，1996, 17（1）：68

② 費原子．鵝不食草引起急性腹痛 3 例．四川中醫，1986（4）：36

③ 駱洪道．鵝不食草易致胃脘痛．中國中藥雜誌，1991（1）：57

④ 李英杰．熱可平肌注引起過敏反應 2 例．重慶醫藥，1986（1）：33

檳　榔（Binglang）

SEMEN ARECAE

棕櫚科植物檳榔 *Areca catechu* L. 的乾燥成熟種子。苦、辛，溫。歸胃、大腸經。殺蟲消積，降氣，行水，截瘧。用於絛蟲、蛔蟲、薑片蟲病，蟲積腹痛，積滯瀉痢，裡急後重，水

腫腳氣，瘧疾。

【主要成分】

含檳榔鹼（Arecoline）、檳榔次鹼（Arecaidine）、去甲基檳榔次鹼（Guvacine）、去甲基檳榔鹼（Guvacoline）等生物鹼。

【不良反應】

毒性反應：

（1）消化系統：流涎，噁心嘔吐，呃氣，胸前上腹部疼痛，吞咽困難，腹瀉，裡急後重等，甚至嘔血。

（2）呼吸系統：咳嗽咯痰，呼吸急促或呼吸困難，甚至死亡。

（3）神經系統：煩躁不安，意識模糊，眩暈，震顫及抽搐，瞳孔縮小，視物模糊。

（4）泌尿系統：尿頻，尿急，尿痛，尿道灼熱感，蛋白尿等。

（5）心血管系統：心跳減慢減弱，血壓下降，甚至心臟麻痺、呼吸衰竭而死亡。

（6）致癌作用：嚼檳榔習慣與口腔、喉、食道和胃等上消化道腫瘤的發生有一定的關係。

【相互作用】

使用檳榔驅蟲時不能與敵百蟲合用，且服用檳榔期間避免接觸有機磷類殺蟲劑，以防加重中毒反應。

【備考】

1. 氣虛下陷者慎服。有支氣管哮喘、帕金森綜合徵、消化性潰瘍、胃腸疾患或心臟疾患者慎用。不宜過量服食或長期嚼食。

2. 檳榔鹼具有興奮 M 膽鹼受體的作用，引起腺體分泌增加，瞳孔縮小，血管擴張而血壓下降。另有報導，檳榔鹼對中樞神經系統尚有擬膽鹼作用。

3. 有報導因嚼檳榔而導致鉛中毒，可能因污染所致。

【主要參考文獻】
① 鄭凱爾，陳峰。檳榔性食管炎的影像學表現：附一家庭成員中毒報告·中華放射學雜誌，1998, 32（1）：55
② 嚴國維，劉樹琴·檳榔煎劑驅鈎蟲引起嚴重反應 1 例·中醫雜誌，1980（9）：46
③ 楊倉良·毒藥本草·北京：中國中醫藥出版社，1998. 892
④ Cunningham L, Worrel T, Leflore J. Acute lead poisoning from the betel nut. A case report. *J Tenn Med Assoc* 1985, 78（8）：491

蟬　蛻（Chantui）
PERIOSTRACUM CICADAE

蟬科昆蟲黑蚱 *Cryptotympana pustulata* Fabricius 的若蟲羽化時脫落的皮殼。甘，寒。歸肺、肝經。散風除熱，利咽，透疹，退翳，解痙。用於風熱感冒，咽痛，音啞，痲疹不透，風疹瘙癢，目赤翳障，驚風抽搐，破傷風。

【主要成分】

含大量甲殼質、異黃質喋呤和赤喋呤、蛋白質、氨基酸等。

【不良反應】

過敏反應：全身皮膚發癢，灼熱並出現散在性小紅疹，伴見面色潮紅、汗出、發熱等。或表現為腹痛、腹脹，可致聲音嘶啞，甚至失音。亦有報導引起胸悶心悸，心電圖示：快速型心房纖顫。

【備考】

1. 孕婦慎服。

2. 蟬蛻為蟲類藥，含有異性蛋白，對一些過敏體質患者可致過敏。

【主要參考文獻】
① 章銓榮·蟬蛻過敏 1 例報告·新中醫，1994, 26（5）：50
② 夏承義·服蟬蛻引起腹痛 2 例·中國中藥雜誌，1989（10）：60
③ 陸維承·蟬蛻引起失音 2 例·現代應用藥學，1997, 14（3）：58
④ 林嶸琨，蔣聯章·蟬蛻致心房纖顫 2 例報導·急診醫學，1999, 8

(4):277

【19畫】

蟾　酥(Chansu)

VENENUM BUFONIS

蟾酥科動物中華大蟾蜍 *Bufo bufo gargarizans* Cantor 或黑眶蟾蜍 B. *melanostictus* Schneider 等的耳後腺及皮膚腺分泌的白色漿液，加工乾燥而成。甘、辛，溫；有毒。歸胃、心經。開竅醒神，解毒消腫，強心止痛。用於疔瘡，癰疽，發背，瘰癧，慢性骨髓炎，咽喉腫痛，小兒疳積，心衰，牙痛等。

【主要成分】

含蟾蜍二烯羥酸內酯(Bufadienolide)，可分為蟾蜍毒類和蟾毒配基類，另有蟾蜍色胺類，甾醇類，肽類，氨基酸，有機酸，多糖類。

【不良反應】

1. 毒性反應：

(1)心血管系統：心悸，心慌，心動過緩，心律不整，房室傳導阻滯，多源性室性早搏，血壓下降，休克，甚至死亡。

(2)消化系統：上腹部不適，繼之噁心嘔吐，嘔吐物為未消化食物及黃水。

(3)神經系統：口唇、四肢發麻，頭昏目眩，視物不清，嗜睡，抽搐，甚至昏迷。

(4)呼吸系統：呼吸急促，口唇發紺。

(5)不慎入眼，可致劇痛難忍，羞明流淚，眼瞼腫脹，結膜充血，甚則導致角膜潰瘍。

2. 過敏反應：外用可出現蕁麻疹樣皮炎、剝脫性皮炎。

【相互作用】

1. 蟾酥毒的中毒表現類似洋地黃中毒，故蟾酥忌與洋地黃併用，以免加劇毒性反應。

2. 忌與止吐劑併用，以免延誤診斷或加重中毒反應。

【備考】

1. 蟾酥的主要毒性成分為蟾酥毒基類及酯類。

2. 臨床發生不良反應多因誤用、過量及濫用所致。應用蟾酥及其製劑應嚴格掌握劑量，注意個體差異，應用大劑量時應逐漸加量，密切觀察其毒副反應，尤其是對心臟的毒副作用。

3. 孕婦及體虛者忌用，切忌入目。

4. 紫草可解蟾酥毒，中毒後可按洋地黃類強心藥中毒的急救原則處理。

【主要參考文獻】

① 馬萬哲，王樹季．蟾酥、斑蝥中毒與急救．江西中醫藥，1983（1）：55

② 盧德新．蟾酥中毒引起心律失常 2 例報告．安徽醫學，1982（4）：18

③ 楊楣良．蟾酥中毒致死 1 例報告．遼寧中醫，1979, 6（3）：39

④ Paul PH But, WK Kan. Adverse Reactions to Chinese Medicines in Hong Kong. Abstracts of Chinese Medicines, 1995, 6（1）：111

蘆　薈（Luhui）
ALOE

百合科植物庫拉索蘆薈 *Aloe barbadensis* Miller、好望角蘆薈 *Aloe ferox* Miller 或其他同屬近緣植物葉的汁液濃縮乾燥物。苦，寒。歸肝、胃、大腸經。清肝熱，通便。用於便秘，小兒疳積，驚風。外治濕癬。

【主要成分】

含蘆薈大黃素苷（Barbaloin 或 Aloin），還含對香豆酸，黃酮類，糖類，脂肪酸類及多種氨基酸。

【不良反應】

毒性反應：

（1）消化系統：噁心嘔吐，衄血，腹痛，腹瀉，血便，長期服用可致結腸炎。

（2）泌尿系統：尿少，蛋白尿，血尿。

（3）孕婦可致流產。

【相互作用】

與阿司匹林、保泰松、羥基保泰松、消炎痛、維生素 D、甲磺丁脲及氯化鉀片劑合用可加重胃腸道潰瘍。與可的松、氫化可的松、潑尼松、氟美松、茶鹼、咖啡因、乙醇、煙鹼、利血平及胍乙啶合用，可誘發潰瘍。

【備考】

1. 脾胃虛弱，食少便溏及孕婦忌用。

2. 在所有含大黃素苷類瀉藥中，蘆薈的刺激性最強，可使大腸蠕動增加而引起排便，並能引起盆腔內器官充血及腎臟損害。

3. 過量服用蘆薈根亦可引起腹痛、抽搐等毒性反應。

【主要參考文獻】

① 余傳隆，黃泰康，丁志遵等．中藥辭海（第 2 卷）．北京：中國醫藥科技出版社，1993. 123

② 雷載權，張廷模．中華臨床中藥學（上卷）．北京：人民衛生出版社，1998. 663

③ 宋顯春，趙立新．蘆薈根中毒案．中國鄉村醫生，1999, 15（5）：45

④ 楊倉良．毒藥本草．北京：中國中醫藥出版社，1998. 341

【20 畫】

黨　參（Dangshen）
RADIX CODONOPSIS

桔梗科植物黨參 *Codonopsis Pilosula*（Franch）Nannf. 素花黨參 *Codonopsis pilosula* Nannf. var. *modesta*（Nannf.）L. T. Shen 或川黨參 *Codonopsis tangshen* Oliv. 的乾燥根。甘，平。歸脾、肺經。補中益氣，健脾益肺。用於脾肺虛弱，氣短心悸，食少便溏，虛喘咳嗽，內熱消渴。

【主要成分】

含皂苷、甾醇、多糖類、生物鹼及含氮成分、揮發性成分、三萜及其他類成分、及無機元素。

【不良反應】

可引起咽疼、眩暈、視物模糊；甚則兩腿肌肉抽搐、步態不穩，繼則出現精神失常，意識不清，失聲失語。

【備考】

黨參的常用量為9～15克，大劑量可用至30～60克。有實邪者忌用。本例因服用約1000克新鮮黨參與花椒、茴香、辣椒、牛肉等辛燥之味同烹，致出現上述症狀。疑因超大劑量服藥，黨參所含皂苷或生物鹼對中樞神經系統的抑制作用所致。

【主要參考文獻】

吳中林，胡永強，郭小平．黨參中毒引起精神失常及失語1例．甘肅中醫，1994, 7（1）：42

罌粟殼（Yingshuqiao）
PERICARPIUM PAPAVERIS

罌粟科植物罌粟 *Papaver Somniferum* L. 的乾燥成熟果殼。酸、澀，平；有毒。歸肺、大腸、腎經。斂肺，澀腸，止痛。用於久咳，久瀉，脫肛，脘腹疼痛。

【主要成分】

含嗎啡、可待因、蒂巴因（Thebaine）、那可汀（Narcotine）、罌粟鹼（Papaverine）及罌粟殼鹼（Narcotoline）等生物鹼。尚含景天庚糖（Sedoheptulose）、D－甘露庚酮糖（D－mannoheptulose）、內消旋肌醇（Myoinositol）及赤蘚醇（Erythrito1）等。

【不良反應】

毒性反應：

（1）神經系統：頭暈汗出，煩躁不安，嗜睡或昏睡，頸項強直，抽搐，肌肉震顫，驚厥，神志不清，昏迷。

（2）呼吸系統：呼吸減慢或呼吸增快變淺，呼吸節律不齊，呼吸困難，呼吸暫停，甚至呼吸衰竭致呼吸停止而死亡。

（3）消化系統：噁心嘔吐，呃逆，上腹部不適、絞痛。

（4）心血管系統：心慌心悸，心律不整，心動過緩或心動過速，並可出現面色蒼白、口周發紺、血壓下降甚至為零、皮膚濕冷、手足冰涼等休克的表現，甚至心跳停止而死亡。

（5）泌尿系統：尿少，尿瀦留，尿頻、尿急、尿痛，並可致紫癜性腎炎。

(6) 待產婦和哺乳期婦女服藥後，可通過胎盤及乳汁，引起新生兒和嬰兒窒息。

【相互作用】

1. 與白屈菜合用，二者有交替耐受性，可加重毒性反應和加速習慣性。

2. 與藜蘆合用，可加劇藜蘆鹼的致心律失常等不良反應。

3. 與吩噻嗪衍生物合用，可導致血壓下降。

4. 與催眠藥、麻醉藥、神經安定劑及其他阻滯呼吸中樞神經元激活作用的藥物合用，可加強其呼吸抑制作用。

5. 與單胺氧化酶抑製劑合用，可引起驚恐、精神錯亂和嚴重的呼吸抑制。

6. 與印防己毒素、士的寧合用，可加重罌粟鹼的毒性作用，引起驚厥。

【備考】

1. 罌粟殼劑量不宜過大，應按《中華人民共和國藥典》規定用量（3～6 克）使用。新生兒、嬰幼兒、孕婦禁用：肝腎功能減退者、顱腦損傷者、支氣管哮喘者、肺原性心臟病者、甲狀腺功能低下者慎用；酗酒者禁用。

2. 罌粟鹼使中樞神經系統先興奮後抑制，能興奮脊髓、平滑肌，大劑量可抑制血，管運動中樞並釋放組胺，使周圍血管擴張致血壓降低。

3. 服用本品過久可能成癮。

【主要參考文獻】

① 劉志敏．罌粟殼臨床毒副反應分析．時珍國醫國藥，1998, 9（6）：563

② 柴廣春．超量服罌粟殼致中毒反應．中國中藥雜誌，1998, 23（10）：636

③ 李銳欽．嬰兒罌粟殼中毒10例報告．實用醫學雜誌，1994, 10（6）：591

④ 何迎春．煎服罌粟殼液引起紫癜性腎炎1例．中國中藥雜誌，1993（7）：56

⑤ 董澤啟，郭瑛。嬰兒罌粟殼中毒12例報告．急診醫學，1997, 6（4）：243

⑥ 楊倉良．毒藥本草．北京：中國中醫藥出版社，1998. 877

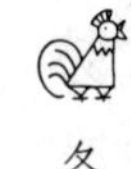

【21 畫】

鐵棒錘（Tiebangchui）

RADIX ACONITI PENDULI

毛茛科植物鐵棒錘 *Aconitum Szechengianum* Gay. 和伏毛鐵棒錘 *Aconitum flavum* Hand.–Mazz 的塊根。苦、辛，熱；有大毒。活血祛瘀，祛風除濕，止痛消腫。用於跌打損傷，風濕關節痛，牙痛，食積腹痛，婦女痛經，癰腫，凍瘡。

【主要成分】

含華北烏頭鹼（Songorine，含量達 0.2%），β–谷甾醇（β–Sitosterol），烏頭鹼（Aconitine），3–乙酰烏頭鹼（3–Acetylaconitine）。伏毛鐵棒錘根中也可分得等多個生物鹼：去氧烏頭鹼（Deoxyaconitine），3–乙酰烏頭鹼，烏頭鹼，納派林鹼（Napelline）。

【不良反應】

表現為多系統的中毒反應：

（1）神經系統：口唇、舌尖、四肢乃至全身發麻，四肢不能動彈，語言不清，流涎，出汗，視力模糊，頭昏，抽搐，神志不清，昏迷，但瞳孔一般未見縮小。

（2）循環系統：心悸，心慌，胸悶，脈緩，心律不整，心電圖可見竇性心動過緩，節律不整，房室傳導阻滯，房室分離，頻發室性或室上性期前收縮，二聯律，陣發性結性心動過速，心房纖顫等，並可致休克，甚至死亡。

（3）呼吸系統：氣短，呼吸困難，紫紺，最終可致呼吸衰竭。

（4）消化系統：常見噁心、嘔吐，其次是腹痛，腹瀉，甚至大便失禁。

【備考】

1. 鐵棒錘的主要有毒成分為烏頭鹼、3－乙酰烏頭鹼。

2. 本品極毒，使用時應特別注意掌握劑量，內服用量為0.06～0.09克，外用適量。

3. 服本品後忌熱飲食、酒、煙2小時；孕婦忌用。

【主要參考文獻】

① 郭曉莊．有毒中草藥大辭典．天津：天津科技翻譯出版公司，1992. 433

② 徐秀麗，許寒炬，楊繼雄．內服鐵棒錘藥酒中毒2例．西北藥學雜誌，1995, 10（4）：188

③ 趙懷璧等．98例烏頭鹼類藥物急性中毒的臨床分析．雲南醫藥，1986, 7（3）：129

④ 楊倉良．毒藥本草．北京：中國中醫藥出版社，1998. 121

續　斷（Xuduan）

RADIX DIPSACI

川續斷科植物川續斷 *Dipsacus asperoides* C. Y. Cheng et T. M. Ai 的根。辛，苦，微溫。歸肝、腎經。補肝腎，強筋骨，續折傷，止崩漏。用於腰膝酸軟，風濕痺痛，胎漏，崩漏，跌打損傷。

【主要成分】

含生物鹼（續斷鹼），揮發油，皂苷，甾醇，黃酮等。

【不良反應】

過敏反應：皮膚出現紅色斑塊或丘疹，奇癢難受，且有灼熱感。

【備考】

陰虛火旺，氣虛血脫者忌服。

【主要參考文獻】

① 周韓軍．川續斷致過敏性皮炎 1 例．黑龍江中醫藥，1989（2）：40

② 李廣勛．中藥藥理毒理與臨床．天津：天津科技翻譯出版公司，1992. 392

麝　香（Shexiang）
MOSCHUS

鹿科動物林麝 *Moschus berezovskii* F.、馬麝 *Moschus sifanicus* P. 或原麝 *Moschus monchiferus* L. 的成熟雄獸香囊腺中的分泌物。辛，溫。歸心、脾、肝經。開竅辟穢，通絡散瘀。用於中風，痰厥，驚癇，中惡煩悶，心腹暴痛，症瘕痞積，跌打損傷，癰疽腫毒等。

【主要成分】

麝香大環化合物：麝香酮，少量降麝香酮等；甾族化合物：如膽甾醇等；長鏈化合物：如膽固醇脂等；無機鹽及微量元素；尿囊素，尿素，纖維素，蛋白激酶激活劑等。

【不良反應】

毒性反應：

（1）呼吸系統：呼吸細微，不規則，四肢冰冷，顏面發青，昏迷，甚至呼吸停止。

（2）泌尿系統：導致急性腎功能衰竭，無尿，雙下肢及面部明顯水腫，尿蛋白及尿紅細胞明顯增加，甚至出現死亡；或引起慢性腎炎患者病情加重。

（3）消化系統：口腔黏膜及咽部糜爛，口內異物感，牙齒脫落，噁心嘔吐，腹痛腹瀉。

（4）血液系統：鼻衄，牙衄，吐血，便血，尿血及全身廣泛性出血點。

（5）其他：外用於引流引起局部組織壞死，糖尿病。

【相互作用】

麝香對中樞神經的興奮作用可增強莽草、馬錢子的急性毒性，可使士的寧的致死率提高。

【備考】

1. 麝香的主要成分為麝香酮、雄激素，並含多種甾醇，有興奮中樞神經系統，使呼吸、心跳加快，使昏迷者蘇醒的作用；但用量過大，反會使中樞神經系統麻痺，呼吸、心跳抑制，臨床使用時應慎重掌握劑量。

2. 麝香能增強兒茶酚胺的作用強度，而腎臟血管對兒茶酚胺甚為敏感，過量使用麝香可致腎血管收縮而引起腎臟損害，腎炎患者服用麝香尤宜慎重，並注意尿常規和腎功能檢查。

3. 麝香外用一般限於皮肉未破時，破潰皮膚宜慎用。

【主要參考文獻】

① 胡利發：麝香中毒致急性腎功能衰竭 2 例 · 中華腎臟病雜誌，1994, 10（2）：69

② 呂春錄 · 麝香中毒引起呼吸停止 1 例報告 · 甘肅中醫學院學報，1987（2）：64

③ 慢性腎炎患者服用麝香病情加重 · 石河子醫學院學報，1987（1）：63

④ 曹菊林 · 口服麝香致一過性糖尿症 · 浙江中醫雜誌，1994, 29（1）：8

【22 畫】

鱉　甲（Biejia）

CARAPAX TRIONYCIS

鱉科動物中華鱉 *Trionyx sinensis* Wiegmann 的背甲。鹼，平。歸肝、脾經。滋陰清熱，平肝熄風，軟堅散結。用於勞熱骨蒸，陰虛風動，勞瘧瘧母，症瘕痃癖，經閉經漏，小兒驚癇。

【主要成分】

含動物膠，角蛋白，碘質，維生素D等。

【不良反應】

過敏反應：

（1）皮疹：局部或全身見點狀或團塊狀皮疹，瘙癢，潮紅。

（2）過敏性休克：煩躁不安，心跳加快，呼吸急促，繼而面色蒼白，頭暈眼花，四肢冰冷，汗出，血壓下降等症狀。

【相互作用】

惡礬石、理石。

【備考】

鱉甲本無毒性，含動物蛋白，發生過敏反應可能與患者個體體質有關。

【主要參考文獻】

① 金建玲·食鱉魚致過敏性休克1例·福建醫藥雜誌，1997, 19（3）：147

② 廖樹榮·服含鱉甲煎劑致皮膚過敏1例·中國中藥雜誌，1999, 24（7）：437

【24畫】

靈　芝（Lingzhi）
CANODERMA

多孔菌科真菌赤芝 *Ganoderma lucidum*（Leyss. ex Pr.）Karst. 或紫芝 *Ganodema sinense* Zhao, Xu et Zhang 的子實體。甘，平。歸心、肺、肝、腎經。補氣安神，止咳平喘。用於眩暈不眠，心悸氣短，虛勞咳嗽。

【主要成分】

含麥角甾醇（Ergosterol）、順蓖麻酸、延胡索酸、氨基葡萄糖、多糖類、樹脂、甘露醇、硬脂酸、苯甲酸、γ-氨基酸、甘氨酸、丙氨酸等。還含生物鹼、內酯、香精、水溶性蛋白質，無機離子（Fe^{3+}, K^{+}）、香豆素苷、揮發油、維生素 B_2、維生素 C、靈芝酸 A（Ganoderic acid A）、靈芝酸 B、靈芝酸 C、靈芝酸甲酯等成分。

【不良反應】

本品甚少引起不良反應，偶見頭暈、口鼻乾燥、噁心、鼻衄、便秘或腹瀉等副作用，有報導可促使十二指腸潰瘍患者胃痛發作。

【備考】

1. 靈芝能促使胃酸分泌增加，這可能是促使潰瘍病患者胃痛發作的原因之一。故有胃及十二指腸潰瘍病史的患者，應慎用靈芝。

2. 有個案報導，注射靈芝注射液 10 分鐘後發生過敏反應而死亡。

【主要參考文獻】

① 余傳隆，黃泰康，丁志遵等．中藥辭海（第 2 卷）．北京：中國醫藥科技出版社，1993. 430

② 桂杰，張素蘭．靈芝煎劑致十二指腸潰瘍復發 1 例．中國藥事，1996, 10（3）：211

③ 李廣勛．中藥藥理毒理與臨床．天津：天津科技翻譯出版公司，1992. 460

④ 達麗卿，鄒鎔魁，劉瑾雲．靈芝注射液過敏試驗及其方法的探討．陝西新醫藥，1981, 10（7）：54

【26 畫】

蠶蛹（Canyong）

PUPA BOMBYCIS

蠶蛾科昆蟲家蠶蛾 *Bombyx mori* L. 的蛹。甘、辛、鹼，溫。和脾胃，去風濕，長陽氣。用於小兒疳熱，消瘦，消渴。

【主要成分】

含亞油酸、亞麻酸、蛋白質、游離氨基酸。又含細胞色素C、變態激素α－脫皮松（α－Ecdysone）。

【不良反應】

1. 過敏反應：

（1）藥疹：多呈蕁麻疹樣，或伴有口唇腫脹，雙眼瞼水腫。

（2）過敏性休克。

2. 毒性反應：主要表現為神經系統症狀，如頭暈頭痛，眼球震顫，肌肉震顫，輕者為四肢肌震顫，重者自四肢肌開始逐漸延及軀幹肌、面肌、口輪匝肌、舌肌、眼外肌；不能做精細動作，站立不穩，醉酒步態，不能維持固定姿勢，語言障礙，張口困難。並可出現精神症狀：嗜睡，躁動不安，譫妄，定向力障礙，哭鬧，罵人，動作行為異常；甚至視物模糊，復視，呈現急性視神經炎的症狀。部分患者可出現尿失禁或尿瀦留。

【備考】

1. 蠶蛹含有大量蛋白質，作為致敏原進入體內，可引起工型過敏反應；並跟患者體質有關。

2. 蠶蛹引起神經系統病變，其作用機制不詳。

【主要參考文獻】

① 謝家梅．食炸蠶蛹致急性蕁麻疹 3 例．中國皮膚性病學雜誌，1997, 11（3）：187

② 孫梅．松蠶蛹致過敏性休克 1 例．山東醫藥，1998, 38（1）：61

③ 孫香英，匡小明．柞蠶蛹中毒 58 例臨床觀察分析．遼寧醫學雜誌，1997, 11（3）：128

④ 夏麗坤，高殿文．蠶蛹中毒致急性視神經炎 1 例．中國實用眼科雜誌，1998, 16（1）：56

中藥製劑

【2畫】

十滴水（Shidishui）

【組成】

大黃、樟腦、丁香、薄荷冰，鮮薑，辣椒。

【功效】

祛暑散寒。

【不良反應】

（1）過敏性休克。

（2）有報導，一新生兒（24天）因外塗十滴水而導致血小板減少性紫癜。

（3）另外有十滴水誤入眼睛導致眼結膜損傷的報導。

【備考】

1. 十滴水所致的不良反應可能與丁香有關。

2. 外用也一定要注意劑量，特別是新生兒，由於皮膚角化層薄，利於藥物吸收，大量外塗容易引起中毒。

【主要參考文獻】

① 楊佳，傅天真．十滴水過量引起新生兒血小板減少性紫癜1例．中華兒科雜誌，1984（1）：39

② 陳和，王端俊，陳靜．中藥「十滴水」致眼損傷1例．眼外傷職業病雜誌，1996，18（2）：108

七厘散（Qilisan）

【組成】

血竭、乳香、沒藥、紅花、兒茶、冰片、麝香、朱砂。

【功效】

化瘀消腫、止痛止血。

【不良反應】

過敏反應：皮膚瘙癢，腫脹，藥疹呈點狀紅斑，皰疹或蕁麻疹。

【相互作用】

與含有溴化物的藥物同服，可與朱砂反應產生有刺激作用的溴化汞，產生腸道毒副反應。

與青霉素、去甲腎上腺素、碳酸鋰、吩噻嗪類、磺胺類等藥物合用可能對心血管毒、副作用加強，尤其是對心肌的損害。

【備考】

1. 對七厘散過敏反應可出現在口服和外用後。

2. 有由斑貼試驗證明血竭是主要致敏原的報導。

3. 過敏後再用酒精敷療會引起過敏反應加劇，嚴重的導致皮膚壞死。

【主要參考文獻】

① 張麗華，張雲霞，楊麗 · 遼源七厘散過敏反應 7 例 · 中國現代應用藥學，1997, 14（4）：61

② 方彰林，楊曉慧 · 七厘散外敷引起過敏性皮炎 2 例 · 遼寧中醫雜誌，1982（2）：12

丁公藤注射液（Dinggongtengzhusheye）

【組成】

丁公藤。

【功效】

驅風、消腫、止痛。

【不良反應】

過敏反應：引起剝脫性皮炎，全身皮膚潮紅，刺癢，大小不等的水疱，繼而破潰、糜爛。

【備考】

丁公藤的主要成分有包公藤甲素，呈膽鹼樣作用，可致汗出不止，唾液分泌增加，氣喘，腹痛，腹瀉，四肢麻痺，瞳孔縮小，血壓下降，心搏減慢，臨床上過敏反應較少見。

【主要參考文獻】

① 梁靄湄，陳業芳．丁公藤注射液引起剝脫性皮炎 1 例報告．廣西中醫藥，1984, 7（3）：36

② 楊倉良．毒藥本草．北京：中國中醫藥出版社，1998.426

丁香油（Dingxiangyou）

【組成】

丁香油。

【功效】

暖胃、溫腎。

【不良反應】

1. 過敏反應：

（1）藥疹：呈麻疹樣藥疹或猩紅熱樣藥疹，伴皮膚瘙癢，遍布粟米樣大小丘疹。

（2）關節疼痛：出現於掌指關節及四肢關節，呈對稱性疼痛，並伴有關節腫脹。

（3）腹瀉：小腹隱痛，腹瀉黏液樣便，下墜感明顯，肛門燒灼感。

（4）血管性水腫：上唇麻木，腫脹，微癢，逐漸加重，上唇明顯增厚，黏膜腫脹發亮。牙齦、軟腭黏膜充血、腫脹也比較常見。

（5）過敏性休克：出現於首次使用或再次使用後。

2. 毒性反應：

（1）神經系統：呈中樞抑制，嗜睡，甚至昏迷不省人事。

（2）呼吸系統：呼吸肌麻痺，呼吸減弱。

（3）消化系統：消化道黏膜損傷、出血。肝功能損害，血清轉氨酶顯著升高，血清白蛋白降低。

（4）心血管系統：心肌損害，心肌缺血，血壓下降。

（5）泌尿系統：BUN 升高，蛋白尿，主要累及腎小管。

（6）隨意肌麻痺，肌力減弱，呈軟癱狀。

【備考】

1. 丁香油酚是丁香油的主要成分，它是一種原漿毒，極容易經皮膚和黏膜吸收而使蛋白質變性與沉澱，又容易從已破壞的蛋白質中分離，進而透入深部組織，引起全身中毒。

2. 動物實驗表明，丁香油酚能抑制血管舒縮中樞，直接損害心肌極小血管，同時可以抑制呼吸中樞，導致呼吸中樞麻痺。

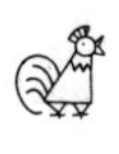

3. 丁香油引起的不良反應，多因為外用或齲齒洞填塞所致。口服引起中毒的個案，是由於一次超量（150 毫升）所致。

【主要參考文獻】

① 解岩紅．丁香油酚過敏致關節疼痛 1 例報告．華西口腔醫學雜誌，1994, 12（1）：75

② 陳建新．藥物性變態反應 4 例．實用口腔醫學雜誌，1988（1）：11

③ 繆其平．丁香油引起嗜睡 1 例．中華口腔醫學雜誌，1987（4）：250

④ 趙佩瑤．丁香油酚引起繼發性過敏性休克 1 例．中華口腔醫學雜誌，1987（2）：128

⑤ 張改華，李靜，趙寬丁．香油中毒搶救成功 1 例．人民軍醫，1996（5）：60

⑥ 于秋玲，段維淨．丁香油致皮膚過敏 1 例．時珍國藥研究，1998, 9（2）：167

八寶油（Babaoyou）

【組成】

大黃、地黃、薄荷油、甘草、厚朴、梔子、乾薑、丁香等。

【功效】

驅風祛濕，活血通竅。

【不良反應】

毒性反應：噁心、嘔吐、腹脹、心悸、四肢抽搐、言語不清、大小便失禁、昏迷。

【備考】

該藥由 52 種中藥組成，引起毒性反應的原因不清，但該例患者是由於過量服用（6ml）引起的，內服僅限 3～5 滴。

【主要參考文獻】

賀中式，王平信．內服八寶油過量引起中毒．新醫學，1984（1）：30

人參生命源口服液（Renshenshengmingyuankoufuye）

【組成】

人參、大棗等。

【功效】

扶正固本，增強免疫力。

【不良反應】

口服常規用量 45 分鐘後出現頭暈、頭痛、腹痛，繼而陰道出血。

【主要參考文獻】

虞惠康，王汝春．人參生命源口服液致嚴重不良反應 1 例．藥物流行病學雜誌，1995, 4（1）：54

人參蜂皇漿（Renshenfenghuangjiang）

【組成】

人參、蜂皇漿、蜂蜜。

【功效】

益氣健脾，滋補強盛。

【不良反應】

1. 過敏反應：

（1）藥疹：出現紅斑、蕁麻疹或多型性紅斑，伴瘙癢。

（2）過敏性紫癜：局部紅斑、紫癜，或伴有口腔糜爛、潰瘍。

2. 毒性反應：胃腸道絞痛、嘔吐，嚴重的出現消化道出血。

【主要參考文獻】

①劉金華，江友田．人參蜂王漿引起腹痛1例．實用內科雜誌，1988, 8（11）：601

②李來春．口服蜂王漿引起藥疹2例報告．臨床皮膚科雜誌，1985（5）：277

九分散（Jiufensan）

【組成】

馬錢子，麻黃，乳香，沒藥。

【功效】

活血散瘀，消腫止痛。

【不良反應】

過敏反應：外敷1天後敷藥部位出現瘙癢，紅斑，丘疹，水疱。繼而全身出現瘙癢及紅斑，伴有胸悶，噁心，陣發性呼吸困難。

【主要參考文獻】

紀偉仕．九分散外敷引起藥疹1例報告．臨床皮膚科雜誌，1985（2）：107

【3畫】

三九胃泰（Sanjiuweitai）

【組成】

三椏苦、九里香、白芍、生地、木香等。

【功效】

和胃止痛、理氣消痞。

【不良反應】

過敏反應：

（1）過敏性藥疹：①麻疹樣藥疹：全身皮膚潮紅瘙癢，密布針尖大小的密集的紅色丘疹，壓之褪色。②固定型藥診：圓形暗紫色斑塊，上有水疱，破潰後形成糜爛面，伴有瘙癢。③蕁麻疹型藥疹：全身皮膚瘙癢潮紅，出現大小不等，形狀不一的散在風團。可伴有口唇或咽部血管神經性水腫。④大疱性表皮鬆解型藥疹：皮膚突然出現片狀紅斑，伴有瘙癢及疼痛，隨後出現大小不等的鬆弛性水疱，疱液黃色，表皮脫落，呈現鮮紅糜爛面。伴有高熱，雙眼結膜充血。

（2）過敏性鼻炎：服藥後即時出現鼻塞流涕，連續噴嚏。

（3）過敏性休克：服藥後頭暈、面熱、胸悶心悸、氣短，隨後暈倒昏迷、意識喪失，大小便失禁。

【主要參考文獻】

① 杜軍，溫宏偉．三九胃泰引起的過敏反應 1 例．藥物流行病學雜誌，1997, 6（3）：184

② 高永富．三九胃泰致蕁麻疹型藥疹 1 例．臨床皮膚科雜誌，1994, 23（5）：291

③ 林桂榮．三九胃泰膠囊致過敏反應 2 例．中國臨床藥理學雜誌，1994, 10（1）：64

④ 董萍雲，韓秀君，劉強等．三九胃泰致大疱性表皮鬆解型藥疹 1 例．中國中藥雜誌，1997, 22（12）：757

三品一條槍（Sanpinyitiaoqiang）

【組成】

白砒、雄黃、明礬。

【功效】

蝕癰疽腐肉。

【不良反應】

毒性反應：用本藥插入瘻管或腫塊後，可以出現腹痛、噁心、嘔吐、腹瀉、頭痛、頭昏、抽搐、昏迷。嚴重的急性砷中毒導致腎功能衰竭，甚至死亡。

【相互作用】

參考「砒霜」。

【備考】

1. 該藥物的主要成分為三氧化二砷，使用不當極其容易引起砷中毒。

2. 嬰幼兒、孕婦、肝腎功能不全者禁用。

3. 血液循環豐富的部位由於容易吸收，最好不用或慎用。

【主要參考文獻】

張恩麟，陳開業．三品一條槍急性中毒致死 2 例．四川中醫，1985（11）：22

三黃片（Sanhuangpian）

【組成】

大黃、黃芩、鹽酸黃連素。

【功效】

瀉火解毒，燥濕清熱。

【不良反應】

長期使用可導致腸易激綜合徵，表現為腹瀉，每日 3～5 次，腹痛，腸鳴亢進，矢氣，X 線鋇劑灌腸見腸管激惹現象。另有報導同一患者在 20 天內 2 次口服三黃片均出現肉眼血尿，尿分析示紅細胞（++++），上皮細胞（++），蛋白少許，停藥後自癒。

【備考】

大黃、黃芩、黃連均為苦寒之物，易傷脾胃之氣。過頻或過長時間使用，可導致胃腸平滑肌舒縮功能異常，及胃腸道神經內分泌調節障礙，引起胃腸功能紊亂。

【主要參考文獻】

① 郭龍．長期服用三黃片引起腸易激綜合徵 2 例．中國中西醫結合脾胃雜誌，1997, 5（！）：13

② 崔文則．服三黃片致血尿 1 例．中國中藥雜誌，1990, 15（2）：118

三黃珍珠膏（Sanhuangzhenzhugao）

【組成】

珍珠、麝香、藤黃、雄黃、硫黃。

【功效】

燥濕、解毒、活血化瘀、消腫止痛、去腐去肌。

【不良反應】

過敏反應：引起接觸性皮炎，局部皮膚發紅、瘙癢，出粟粒樣水疱，糜爛滲出。

【主要參考文獻】

常紅梅。三黃珍珠膏致接觸性皮炎 1 例．中國皮膚性病學雜誌，1997, 11（1）：59

大青根注射液（Daqinggenzhusheye）

【組成】

大青根（馬邊草科植物路邊青 *Clerodendron cyrtophyllum* Turcz. 的根）。

【功效】

清熱，解毒，消炎，抗病毒。

【不良反應】

過敏反應：肌肉注射本品 10～20 分鐘後皮膚瘙癢，出現蕁麻疹，眼結膜充血，喉頭水腫，呼吸困難，嚴重的出現休克。

【主要參考文獻】

① 李志權，羅艷，徐林英．肌注大青根注射液發生嚴重過敏性休克 1 例報告．新醫學，1985（1）：576

② 林蔓菁．肌注大青根注射液致嚴重過敏反應 2 例．海南醫學院學報，1996, 2（4）：175

大活絡丹（Dahuoluodan）

【組成】

人參、麝香、地龍、大黃、川芎、牛黃、冰片、乳香、茯苓、朱砂、天麻、當歸等。

【功效】

祛風除濕，舒筋活絡，理氣豁痰。

【不良反應】

1. 過敏反應：

（1）頭面浮腫，眼眶煩癢，眼結膜充血，伴有頭暈，胸悶，心慌等。

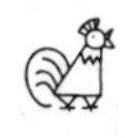

（2）藥疹：四肢、頭面出現散在紅色斑丘疹，伴有瘙癢、灼熱。另有服藥後口唇周圍密布大小不一疱疹的報導。

2. 毒性反應：表現為上腹部不適，泛酸，頭暈眼花，心慌，出冷汗，暈厥倒地，解柏油樣便，因急性胃黏膜損傷出血所致。

【相互作用】

本品含有麝香、牛黃，與含有馬錢子（士的寧）、苯巴比妥的藥物合用，可增加其毒性。

【備考】

1. 本品含有較多動物藥，如地龍、犀角、烏蛇等，過敏反應可能與較多的異性蛋白含量有關。

2. 該藥朱砂含量較多，服用一定要慎重，避免長期使吊。

【主要參考文獻】

① 汪錫堯．服大活絡丹引起口唇疱疹 2 例．中國中藥雜誌，1992（1）：54

② 楊玉珍．服大活絡丹致過敏反應 1 例．中國中藥雜誌，1996, 21（5）：310

③ 朱瑞華．口服大活絡丹致消化道出血 1 例．中成藥，1999, 21（6）：

④ 任曉雲．口服大活絡丹引起過敏反應 1 例．臨床醫學，1998, 18（6）：45

大黃藤素注射液（Daihuangtengsuzhusheye）

【組成】

氫化巴馬汀，注射用葡萄糖，大黃藤素。

【功效】

清熱解毒，利濕。

【不良反應】

用藥後 2～10 分鐘出現過敏反應，可見發熱，皮膚瘙癢、蕁麻疹或米粒大小的小紅疹，部分融合成片，伴有心慌、頭暈、怕冷、噁心等症狀，嚴重者出現過敏性休克，或急性肺水腫。

【主要參考文獻】

① 張天斌，李占奎．大黃藤素注射液過敏 2 例．雲南中醫中藥雜誌，1996, 17（2）：26

② 張春蓉．大黃藤素注射液致過休克 1 例．中西醫結合實用臨床急救，1996, 3（12）：572

③ 游麗華，張蘊輝．大黃藤針致過敏性休克急性肺水腫 1 例．中國醫院藥學雜誌，1999, 19（7）：436

山海丹（Shanhaidan）

【組成】

三七、山羊血、海藻、靈芝、丹參、何首烏、葛根等。

【功效】

益氣養血，活血化瘀，宣脈通絡。

【不良反應】

1. 毒性反應：

（1）上消化道出血：長期服用山海丹膠囊後，自覺上腹部飽脹，噁心，醬色稀便，內有柏油樣血塊，血壓降低，面色蒼白，出冷汗。

（2）肝區疼痛：服藥後周身乏力，腹部不適，肝區疼痛，心悸，口乾，症狀逐漸加重，肝區疼痛難忍，伴有周身肌肉酸痛無力。

2. 過敏反應：全身瘙癢，出現散在的紅色斑丘疹。

【備考】

該藥物為臨床常用藥物，廣泛用於心血管疾病的治療，不良反應較少，長期服用是否會引起凝血功能的變化需要進一步研究，臨床使用要根據中醫理論辨證施治，合理選用。

【主要參考文獻】

① 趙光榮．服山海丹後出現藥疹 1 例．新藥與臨床，1994, 13（3）：186

② 張亞茹．山海丹致上消化道出血 1 例．西北藥學雜誌，1997, 12（5）：206

③ 黃玉蘭，徐昌遠，於少青。山海丹膠囊致不良反應 1 例．前衛醫藥雜誌，1995, 12（4）：202

千里光注射液（Qianliguangzhusheye）

【組成】

千里光。

【功效】

清熱解毒、涼血消腫、清肝明日。

【不良反應】

過敏反應：肌注 3 分鐘後出現過敏性休克導致死亡。

【相互作用】

與抗癲癇藥苯妥英鈉、丙戊酸鈉、卡馬西平，抗抑鬱藥丙咪嗪、異丙肼，抗焦慮藥安定，麻醉藥氟烷、甲氧氟烷，解熱消炎鎮痛及抗痛風藥保泰松、辛可芬、吲哚美辛、醋氨酚、丙磺舒等合用，有可能加劇對肝臟的損害。

【備考】

千里光含有有毒成分 Pyrrolizidine 生物鹼，可引起肝細胞壞死，為纖維組織代替，導致肝功能衰竭。

【主要參考文獻】

① 劉明宣，王川東．肌注千里光過敏致死 1 例．四川醫學，1983, 4（4）：246

② Pearson EG. Clinical manifestations of tansy ragwort poisoning. Mod Vet Pract l997, 58（5）：421

千柏鼻炎片（Qianbaibiyanpian）

【組成】

千里光，卷柏，羌活，決明子，麻黃，川芎，白芷。

【功效】

清熱解毒，活血祛風。

【不良反應】

有報導服用千柏鼻炎片後出現左胸疼痛，2 小時後症狀消失，再次服藥後出現整個胸部、雙肩、頸部疼痛，伴出汗、咽乾。

【主要參考文獻】

曹石麟．服用千柏鼻炎片引起副反應 1 例．中成藥研究，1986（11）：46

川芎嗪注射液（Chuangxiongqinzhusheye）

【組成】

川芎嗪。

【功效】

活血化瘀。

【不良反應】

過敏反應：

（1）過敏性休克：發熱，腰痛，腹瀉水樣便，煩躁，嘔吐，面色蒼白，血壓測不出。有報導可誘發重症哮喘，胸悶，氣喘，雙肺布滿哮鳴音，伴咳嗽，咳痰，端坐呼吸，發紺，頻發房性早搏，血壓下降而死亡。亦有報導腦栓塞患者靜注川芎嗪後出現腦疝，突然頭痛，嘔吐，昏迷，瞳孔散大，甚至死亡。

（2）局部血管神經性水腫：顏面及頸部充血，水腫，頸部有壓迫感，伴聲嘶，輕度呼吸困難。

（3）藥疹與過敏性皮炎：猩紅熱樣皮疹，全身瘙癢；或見手足瘙癢起疱，彌漫性紅斑，伴有輕度腫脹，邊界不清。

【相互作用】

1. 有報導川芎嗪與低分子右旋糖酐合用可引起過敏性休克。

2. 與當歸、丹參等活血化瘀藥合用，其抗凝作用有協同或相加作用，用藥後少數病例發生出血時間和凝血時間延長，故出血性腦病病人不宜過早應用此類藥物。

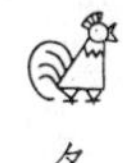

【主要參考文獻】

① 徐重白．川芎所致過敏性皮炎 1 例報告。江蘇中醫雜誌，1986（9）：20

② 賈玫．川芎嗪致過敏性休克 1 例．河北中醫學院學報，1996, 11（2）：6～7

③ 曹靈，王澤衛．川芎嗪致過敏反應及處理方法：附 5 例報告．中國中西醫結合雜誌，1995, 15（12）：757

④ 田衛衛，陳世國．川芎嗪合低分子右旋糖酐靜脈滴注致過敏性休克 1 例報告．新中醫，2000, 32（1）：37

⑤ 童啟進．腦栓塞靜滴川芎嗪後出現腦症 4 例報告．新醫學，1982（2）：72

川楝素片（Chuanliansupian）

【組成】

川楝素。

【功效】

驅殺蛔蟲。

【不良反應】

毒性反應：過量服用可以引起視物模糊、吞咽困難、舌頭麻木、全身痙攣、發音困難、心跳加快、呼吸困難、口吐白沫，甚至死亡。

【備考】

1. 川楝素對肝臟毒性較大，導致死亡的原因可能是該藥引起血管壁通透性增加，導致內臟出血，產生急性循環衰竭引起死亡。

2. 該藥用來驅蛔是不安全的，由於它的中毒劑量與有效劑量比較接近，而且對肝臟的毒性很大，在有效驅蛔藥眾多的情況下，應該盡量避免使用。

【主要參考文獻】

李顯垠．川楝素片臨床中毒死亡 2 例的探討．藥學通報，1986, 21（4）：211

小兒速效感冒片（Xiaoersuxiaoganmopian）

【組成】

朱砂、牛黃、冰片、川貝母、生石膏。

【功效】

清熱祛痰、止咳定喘。

【不良反應】

毒性反應：引起急性腎功能衰竭，無尿伴全身水腫。

【相互作用】

1. 與含有溴化物的藥物同服，可能與朱砂產生有刺激作用的溴化汞，產生腸道毒副反應。

2. 朱砂與青霉素、去甲腎上腺素、碳酸鋰、吩噻嗪類、磺胺類藥物合用可能對心血管的毒副作用加強，尤其是對心肌的損害。

【備考】

1. 牛黃含有膽酸，膽酸與胃黏膜接觸後，可增加酸性水解酶的活力，破壞溶酶體膜，損害胃黏膜屏障，從而引起急性胃黏膜出血病變。

2. 因含有朱砂，不要長期或過量服用，以免造成慢性中毒。肝、腎功能損害患者嗅用。

【主要參考文獻】

游玉潔．小兒速效感冒片引起急性腎衰1例．湖南醫學，1989（5）：293

小兒速效感冒沖劑（Xiaoersuxiaoganmochongji）

【組成】

撲熱息痛、咖啡因、撲爾敏、人工牛黃。

【功效】

清熱、鎮痛。

【不良反應】

過敏反應：皮膚紅腫、瘙癢，出現斑丘疹。

【備考】

本品雖然含有抗組織胺藥撲爾敏，但是，撲爾敏也可以引起過敏反應，因此，對兒童用藥應引起足夠的重視，隨時觀察不良反應。

【主要參考文獻】

解金嶺，張浩岩．小兒感冒沖劑致過敏反應1例．中國藥事，1996, 10（1）：58

小青龍湯（Xiaoqinglongtang）

【組成】

麻黃、白芍、細辛、乾薑、甘草、桂枝、半夏、五味子。

【功效】

解表散寒、溫化寒飲、止咳平喘。

【不良反應】

1. 毒性反應：

（1）引起假性巴特綜合徵，全身水腫，四肢近端疼痛、麻木，頸部、四肢肌力下降，深部腱反射低下，低血鉀，心電圖出現U波。

（2）消化道症狀：胃部不適，噯氣，腹瀉。

2. 過敏反應：出現皮膚瘙癢。

【相互作用】

與抗驚厥藥酰胺咪嗪（carbamazepine）同時服用，可以緩解其吸收。

【備考】

1. 引起假性巴特綜合徵的原因是小青龍湯的組成藥物之一甘草所含的甘草酸引起鉀的腎性丟失，出現低血鉀、代謝性鹼中毒，以及腎上腺皮質的功能不全所致。

2. 本方為治療外寒內飲之劑，故凡是風熱咳喘及正氣不足的虛喘不宜用、陰虛乾咳無痰者禁用。

【主要參考文獻】

① 金航·小青龍湯引起假性巴特綜合徵 1 例·國外醫學（中醫中藥分冊），1996, 18（1）：22

② 陳奇·中成藥名方藥理及臨床應用·深圳：海天出版社，1991. 45

③ Ohnishi N, Yonekawa Y, Nakasako S, et al. Studies on interactions between traditiopnal herbal and Western medicines. I. Effects of Sho–seiryu–to on the phar–macokinetics of carbamazpine in rats. *Biol Pharm Bull* 1999, 22（5）：527

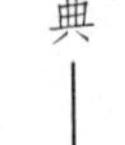

小活絡丸（Xiaohuoluowan）

【組成】

膽南星、制川烏、制草烏、地龍、乳香、沒藥。

【功效】

祛風除濕、活絡通痺。

【不良反應】

1. 毒性反應：手足麻木，頭暈心慌，面色蒼白，冷汗肢厥，突然暈倒，失去知覺，伴有嘔吐、腹瀉。心電圖示：心房纖顫、頻發早搏、交界性非陣發性心動過速。另外，有服用小活絡丹後引起急性胃黏膜損害的報導。

2. 過敏反應：皮膚瘙癢，軀幹、四肢出現風團。

【相互作用】

與雪上一枝蒿合用，可加劇毒性反應。與半夏、瓜蔞、白及、白蘞、麻黃等藥併用，可增強烏頭鹼的毒性。

含有川烏、草烏，與利多卡因、異搏停、心得安、西蘿芙木鹼、吩噻嗪類、卡巴咪嗪、左旋多巴、安妥敏、地塞米松、速尿等併用可能對心血管毒、副作用增強。

【備考】

1. 川烏、草烏為小活絡丹的主要成分，服用不當引起中毒後主要為神經系統和心血管系統的表現。

2. 本品含有烏頭鹼，臨床使用一定要謹慎，嚴格掌握劑量，老人、兒童、孕婦忌用。

【主要參考文獻】

① 張欣．「小活絡丸」致心律失常 17 例臨床分析．石家莊地區醫藥，1988（2）：21

② 劉俊慶．小活絡丹中毒 1 例報告．中原醫刊，1995, 22（5）：38

③ 盧國珍．服小活絡丸出現心律失常 1 例．中國中藥雜誌，1995, 20（6）：375

④ 朱久珍．小活絡丹致頻發室性早搏 1 例報導．甘肅中醫，1998, 11（5）：28

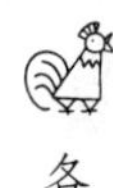

小柴胡湯（Xiaochaihutang）

【組成】

柴胡，黃芩，法半夏，人參，生薑，大棗，甘草。

【功效】

和解少陽。

【不良反應】

1. 毒性反應：

（1）間質性肺炎：發熱，乾咳，呼吸困難，並呈進行性加重，有下肺捻發音體徵，X 光胸片常見磨玻璃狀陰影和浸潤陰影。支氣管肺泡灌洗液中可見大量淋巴細胞和中性白細胞，偶見嗜酸性細胞。

（2）藥物性肝損害：黃疸，血膽紅素、GOT、GPT 升高。肝組織學檢查顯示膽汁鬱積，肝小葉中心融合性壞死或點狀壞死，小泡狀脂肪變性，嗜酸變性及肉芽腫。

（3）藥物性膀胱炎：排尿困難，尿頻，尿痛，膿尿，血尿，嗜酸細胞增多等膀胱炎症狀。

（4）類腎上腺皮質功能亢進綜合徵：長期服用小柴胡湯可致血壓升高，水鈉貯留，浮腫，體重增加等醛固酮增加症。

（5）消化系統：胃部不快感，食慾不振，噁心，嘔吐，腹痛，下痢，胃腸道出血等。

2. 過敏反應：蕁麻疹，瘙癢等。

【相互作用】

與干擾素（IFN-α）合用易引起間質性肺炎。

【備考】

資料來源於日本。有一報導 94 例使用小柴胡湯後，有 72 例發生藥物性肺性炎，並有 8 例死於呼吸衰竭。本藥常用於慢性肝炎及肝硬化患者，故肝功能障礙產生藥物代謝障礙可能是藥物性肺炎發生的原因之一。國內尚未見同類報導，在日本發生的不良反應可能與忽視中醫辨證論治，服用時間過長有關。

【主要參考文獻】

① Sato A, Toyoshima M, Kondo A, et al. Pneumonitis induced by the herbal medicine, Sho-saiko-to in Japan.（Article in Japarese）*Nihon Kyobu Sinkkan Gakkai Zasshi* 1997, 35（4）：391

② Hatakeyama S. Tachibana A, Morita M, et al. Five cases of pheumonitis in-duced by sho-saiko-to.（Article in Japanese）*Nihon Kyobu Shikkan Cakkai Zasshi* 1997, 35（5）：505

③ Itoh S, Marutani K, Nishijima T, et al. Liver injuries induced by herbal medicine, Sho-saikoto（xiao-chai-hu4ang）. *Dig Dis Sci* 1995, 40（8）：1845

④ Tojima H, Yamazaki T, Tokudome T. Two cases of pneumonia caused by Sho-saiko-to.（Article in Japanese）*Nihon Kyobu Shikkan Gakkai Zasshi* 1996, 34（8）：904

⑤ 吳中平．小柴胡湯毒副作用探討．中醫雜誌，1997, 38（7）：442

⑥ 張玉琢，陳士勇．小柴胡湯及類方的嚴重副作用．北京中醫，1995.（5）：54

【4畫】

天王補心丹（Tianwangbuxindan）

【組成】

丹參、當歸、石菖蒲、黨參、茯苓、五味子、麥冬、遠志、朱砂、酸棗仁等。

【功效】

滋陰，養血，補心安神。

【不良反應】

過敏反應：表現為蕁麻疹型藥疹，皮膚潮紅，劇烈搔癢，伴有發熱惡寒，皮膚劃痕試驗陽性。

【相互作用】

不要與含有溴化物的藥物同服，避免與朱砂的反應產生有刺激作用的溴化汞，產生腸道毒副反應。

含有朱砂，與青霉素、去甲腎上腺素、碳酸鋰、吩噻嗪類、磺胺類等藥物合用可能對心血管毒、副作用加強，尤其是對心肌的損害。

【備考】

臨床上有用此方加減治癒慢性蕁麻疹的報導，又見過敏體質患者服用此藥後出現蕁麻疹型藥疹。該藥物為複方成藥，具體由何味中藥引起過敏反應尚難以確定。

因含有朱砂，不要長期服用，以免造成慢性中毒。肝、腎功能損害患者慎用。

【主要參考文獻】

申海明，楊繼軍．天王補心丹引起蕁麻疹1例．中醫藥研究雜誌，1985, 4（5）：28

天花粉蛋白注射液（Tianhuafendanbaizhusheye）

【組成】

天花粉蛋白。

【功效】

殺胚胎，用於婦產科引產。

【不良反應】

1. 過敏反應：表現為全身皮疹，或蕁麻疹，血管神經性水腫，眼球結膜水腫，呼吸困難，不能發音，全身紫紺，發熱，寒顫，關節痛。嚴重者出現神志不清，面色蒼白，血壓、脈搏消失，雙肺滿布哮鳴音等過敏性休克症狀。

2. 毒性反應：表現為中性血細胞增高，蛋白尿，腦出血，急性肺水腫，心肌損害，肝脾腫大，牙齒脫落，子宮破裂等，並有因腦水腫而死亡的報導。

【備考】

1. 天花粉蛋白注射液為大分子植物蛋白，其抗原性強，很容易引起炎症反應、過敏反應，臨床應用必須有足夠的重視，要求詳細詢問過敏史，嚴格掌握適應症和禁忌症。

2. 子宮破裂可能與天花粉導致化學炎症，直接造成子宮組織水腫、壞死有關。

【主要參考文獻】

① 趙芹，孟憲華・天花粉致重度過敏性休克搶救成功 1 例報告・中國計劃生育學雜誌，1996, 4（4）：229

② 譚運紅・天花粉蛋白注射液致過敏反應 12 例・中國醫院藥學雜誌，1992，12（11）：516

③ 鄭萍，晏媛・天花粉不良反應綜述・時珍國醫國藥，1999, 10（2）：142

④ 廖幫忠・實用中醫內科雜誌，1991, 5（3）：48

⑤ 趙鳳榮等・佳木斯醫學院學報，1992, 15（5）：90

天麻丸（Tianmawan）

【組成】

地黃，羌活，當歸，杜仲，天麻，淮牛膝，萆薢，玄參，獨活，附子。

【功效】

祛風除濕，舒筋活絡，活血止痛。

【不良反應】

過敏反應：皮膚瘙癢，出現瘀點、瘀斑，或暗紅色斑丘疹，壓之褪色，顏面部發紅，雙上下眼瞼輕度浮腫，或面部浮腫，球結膜輕度充血。

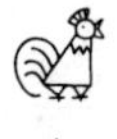

【主要參考文獻】

① 劉安祥．天麻丸引起過敏性紫癜1例．新藥與臨床，1993, 13（7）：332

② 賈素華，高遠征．天麻丸致藥疹1例．中國醫院藥學雜誌，1999, 19（1）：64

③ 蒲昭和．有關天麻毒副作用的臨床報導及認識．中國中醫藥信息雜誌，1997, 4（3）：12

天麻注射液（Tianmazhusheye）

【組成】

天麻。

【功效】

鎮驚祛風。

【不良反應】

過敏反應：皮膚瘙癢，出現散在性蕁麻疹，伴胸悶氣促，頭暈心慌，乏力，面色蒼白，手足並發展到全身麻木，煩躁不安，出冷汗，腹部絞痛，甚至出現過敏性休克。

【主要參考文獻】

① 晏興榮．天麻注射液致過敏性休克1例報告．臨床皮膚科雜誌，1987（4）：215

② 陳林金．肌注天麻注射液致嚴重過敏反應 1 例報告．四川醫學，1983, 4（3）：188

③ 蒲昭和．有關天麻毒副作用的臨床報導及認識．中國中醫藥信息雜誌，1997, 4（3）：12

天麻蜜環菌片（Tianmamihuanjunpian）

【組成】

天麻蜜環菌粉。

【功效】

益氣定驚，養肝止暈，祛風濕，強筋骨。

【不良反應】

1.固定性藥疹：表現為眼瞼局部瘙癢，紅腫熱痛，損害處中央發紫，界限清楚。

2.脫髮：一般可見輕度脫髮，嚴重者表現為用藥 3 天後見頭髮散在脫落，1 週後大量脫髮，停藥後脫髮慢慢停止，再用藥又見脫髮。

【備考】

本品由白蘑科植物蜜環菌，經液體發酵培養的產物製成，與天麻有類似的藥理作用。

【主要參考文獻】

① 吳樹忠．口服天麻蜜環菌片引起雙眼瞼固定性藥疹 1 例報告．北京中醫藥雜誌，1987（3）：45

② 高健杰．口服天麻蜜環菌片引起嚴重脫髮 1 例報告．中成藥研究，1986（6）：42

元胡止痛片（Yuanhuzitongpian）

【組成】

元胡、白芷。

【功效】

活血祛瘀、行氣止痛。

【不良反應】

過敏反應：皮膚瘙癢，出現大小不一的蕁麻疹，伴有眼結膜充血，噁心欲吐，口苦口乾，小便少黃。

【相互作用】

1. 與馬錢子或含有士的寧的藥物同用，元胡可以增強其毒性。

2. 與氯丙嗪同用，可產生震顫麻痺。

【主要參考文獻】

① 仝征軍．口服元胡止痛片引起過敏反應 1 例報告．河北中西醫結合雜誌，1996, 5（2）：141

③ 賈公孚，謝慧民．中西藥相互作用與聯合用藥。長沙：湖南科學技術出版社，1987．36

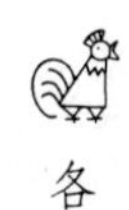

木瓜丸（Muguawan）

【組成】

木瓜、當歸、川芎、白芷、威靈仙、制狗脊、牛膝、雞血藤、海風藤、人參、川烏、制草烏。

【功效】

祛風散寒、活絡止痛。

【不良反應】

1. 過敏反應：全身突發性瘙癢，頭、頸、胸、四肢出現淺紅色斑塊，呼吸加快，煩躁不安。

2. 毒性反應：

（1）循環系統：心悸、氣悶、頭昏、噁心、出冷汗。心電圖示：室性心動過速、陣發性室上性心動過速、頻發多源性期前收縮、結性心律。

（2）消化系統：引起紫癜性胃炎，上腹飽脹、隱痛、噁心。胃鏡檢查：胃黏膜腫脹、充血，點片狀出血糜爛面，密集的大小不一的紫癜。

【相互作用】

1. 與麻黃鹼類、強心苷、奎尼丁、普魯卡因胺、利多卡因、西蘿芙木鹼、異搏停、乙胺碘呋酮、心得安、吩噻嗪類、卡巴咪嗪、左旋多巴、安妥明、碳酸鋰、氟烷、速尿、地塞米松等合用有可能對心血管的毒、副作用加強。

2. 與白消胺、環磷醯胺、氨甲喋呤、爭光霉素、肼苯噠嗪、六烴季胺、美加明、呋喃妥因、麥角新鹼、口服避孕藥、氯噻嗪、保泰松等合用，有可能對呼吸系統的毒、副作用加強。

3.不可與雪上一枝蒿合用，避免加劇毒性反應。不要與半夏、瓜蔞、白及、白蔹、麻黃等藥併用，避免增強烏頭鹼的毒性。

【備考】

木瓜丸中含有川烏、草烏，心律失常可能與之有關，臨床應用要嚴格注意劑量，對老年人尤應慎重。

【主要參考文獻】

① 趙亞東．木瓜丸致心律失常 5 例報告．江蘇醫藥，1995, 21（10）：657

② 劉超群．木瓜丸致紫癜性胃炎 1 例．內鏡，1995, 12（4）：254

③ 劉立華．木瓜丸致過敏反應 1 例．中成藥研究，1987（6）：43

五虎丹（Wuhudan）

【組成】

當歸、紅花、防風、制南星、白芷。

【功效】

活血散瘀、消腫止痛。

【不良反應】

過敏反應：外敷該藥後皮膚灼熱、瘙癢，出現與敷藥部位一致的、邊界清楚的浮腫性紅斑，紅斑上有丘疹、水疱，水疱破潰後糜爛、滲出。

【相互作用】

因含有紅花，與青霉素、鏈霉素、氯霉素、磺胺類、新霉素、苯唑咔因等合用可能會加重對皮膚的影響。

【備考】

五虎丹為常用的外敷中成藥，臨床上有多例因扭傷後用白酒調敷患處而致接觸性皮炎的報導。五虎丹斑貼試驗結果表明：防風的乙醇浸出液是主要的致敏原，其次是紅花乙醇浸出液。因此，即使是外用中藥，對過敏體質的患者也應該慎用。

【主要參考文獻】

張建明，邊二堂，朱學駿．五虎丹所致接觸性皮炎 11 例．中華皮膚科雜誌，1986, 19（1）：60

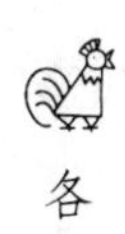

五味子糖漿（Wuweizitangjiang）

【組成】

五味子、蔗糖、苯甲酸鈉。

【功效】

益氣補腎、寧心安神。

【不良反應】

過敏性反應：服用後出現舌頭癢，皮膚潮紅瘙癢，藥疹呈蕁麻疹樣。

【主要參考文獻】

① 宋紅旗，王飛霞．服五味子糖漿致過敏反應．中國中藥雜誌，1990, 15（4）：51

② 于克冉，王岩飛，劉富蓮．五味子糖漿致過敏反應 1 例．菏澤醫專學報，1996, 8（3）：68

止咳喘熱參片（Zhikechuanreshenpian）

【成分】

華山參提取物。

【功效】

溫中、安神、定喘。

【不良反應】

毒性反應：表現為口乾，咽部充血，聲音嘶啞，煩躁不安，面色緋紅，驚恐，譫語，頭昏，視物模糊，瞳孔擴大，心率加快，腱反射消失，嚴重者甚至昏迷，呼吸衰竭。

【備考】

止咳喘熱參片主要成分為華山參，其毒性反應與華山參相同，詳見相關條目。

【主要參考文獻】

① 李向廷．止咳喘熱參片中毒伴呼吸衰竭 1 例．寧夏醫學雜誌，1988（5）：313

② 陸祥興，孫順珍．止咳喘熱參片中毒 1 例報告．第四軍醫大學學報，1986（1）：38

中風回春片（Zhongfenghuicunpian）

【組成】

全蝎、白花蛇、僵蠶、雞血藤。

【功效】

活血化瘀，舒筋通絡。

【不良反應】

不良反應較少見報導，有 10 例中風患者恢復期服該藥後出現不同程度的頭暈目眩症狀，或伴有噁心，活動後加重。

【備考】

該藥引起眩暈的具體機理有待進一步研究，有人認為該藥說明書所標示的劑量不是適用於所有的患者，特別是腦血栓伴有血壓偏低的患者。使用時宜從小劑量開始，逐步增加用量。

【主要參考文獻】

傅文錄．服中風回春片引起眩暈 10 例．中國中藥雜誌，1994, 19（9）：569

中華跌打丸（Zhonghuadiedawan）

【組成】

金不換、兩面針、鵝不食草、田基黃、過江龍、丟了棒、穿破石、紅杜仲、半邊蓮、大力王、假蒌葉、丁蘇根、鑽朗風、牛尾厥、山橘葉。

【功效】

舒筋活絡、消腫止痛、止血生肌、活血祛風。

【不良反應】

服藥後出現頭昏，心悸，全身奇癢，腰部酸脹、疼痛，尿量減少等症狀。兩側腎區明顯叩擊痛。尿常規顯示尿蛋白（++），紅細胞（++），白細胞少許。

【備考】

本例報導擬診斷為過敏性腎炎，過去有藥物過敏史。本品由 15 味中藥組成，因無進行驗證，過敏原難以確定，使用時對有藥物過敏史的患者應該注意。

【主要參考文獻】

盧國玲，杜順英．服中華跌打丸致過敏性腎炎 1 例．中國中藥雜誌，1992, 17（7）：434

牛黃上清丸（Miiuhuangshangqingwan）

【組成】

大黃、牛黃、黃芩、菊花、薄荷等。

【功效】

清熱瀉火，散風止痛。

【不良反應】

過敏反應：皮膚瘙癢，出現紅色斑疹，顏面上肢浮腫，心慌，胸悶，暈厥。

【主要參考文獻】

張如鴻．牛黃上清丸致藥疹及過敏性休克 1 例．藥物流行病學雜誌，

1996, 5（4）：242

牛黄蛇膽川貝液（Miuhuangshedanchuanbeiye）

【組成】

人工牛黃，蛇膽，川貝母等。

【功效】

清熱化痰，止咳。

【不良反應】

過敏反應：全身紅色皮疹，瘙癢，頭暈，胸悶。

【主要參考文獻】

① 馬鳳林．服牛黃蛇膽川貝液出現過敏反應 1 例．中國中藥雜誌，1992, 17（12）：753

② 程兆勝等．現代中成藥．南昌：江西科學技術出版社，1997. 910

牛黃解毒丸（片）〔Niuhuangjieduwan（pian）〕

【組成】

牛黃、雄黃、石膏、大黃、黃芩、桔梗、冰片、甘草。

【功效】

清熱解毒。

【不良反應】

1. 過敏反應：

（1）過敏性休克：見面色蒼白、頭暈眼花、噁心欲嘔、胸悶氣短、呼吸困難、四肢濕冷、口唇紫紺；重者出現煩躁不安、神志昏迷、四肢抽搐，甚至呼吸停止。少數病人伴有全身瘙癢、周身皮疹。

（2）過敏性藥疹：表現為蕁麻疹型藥疹、固定型藥疹、疱性藥疹、過敏性單狀疱疹、多形紅斑型藥疹。分布於全身或軀幹或固定於某一部位。

（3）其他：變態反應性喉水腫、過敏性紫癜。

2. 毒性反應：

（1）消化系統：上消化道黏膜損害，表現為上腹疼痛不適、腹脹、噁心、嘔吐。嘔吐物呈咖啡樣，大便柏油樣。部分病人經胃鏡檢查見胃黏膜充血、水腫，點片狀出血及糜爛面。有的病人有嚴重腹瀉，甚至出現肝功能損害。

（2）泌尿系統：表現為出血性膀胱炎、急（慢）性腎炎、腎功能損害。證見：尿頻、尿急、尿痛、血尿，或僅見血尿，或伴有腰部酸痛、衄血、頭暈噁心等。

（3）血液系統：表現為血小板減少症（鼻衄，口腔黏膜潰瘍，舌兩側緣有血皰，牙齦緣有血痂，皮膚有出血點）；藥物性溶血性貧血；單純紅細胞再生障礙性貧血。

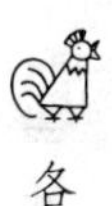

（4）呼吸系統：出現支氣管哮喘症狀，胸悶、氣急，喉頭堵塞感，隨即喘息，咳嗽，咯白色泡沫稀痰，面色蒼白，額部冷汗，口唇發紺，心慌不能平臥。

（5）神經系統：表現為神志失常，語無倫次，精神萎靡，躁擾不寧，答非所問，語言唐突。

（6）酸中毒，嗜睡，嘔吐，面色發灰，氣急，皮膚彈性差，肢端發涼等。

3. 其他：出現依賴性，表現為藥物成癮，戒斷後出現咽痛加重，口周、鼻翼起皰疹，全身不適，興奮失眠，食慾降低，上腹燒灼感等不適症狀。

【相互作用】

1. 不宜與硝酸鹽、硫酸鹽類藥物同服，可因胃中產生微量的硝酸、硫酸，使雄黃所含的硫化砷氧化而毒性增強。

2. 牛黃解毒丸（片）與水合氯醛、嗎啡、苯巴比妥等合用，可能出現後者的急性中毒，如：昏睡、呼吸中樞抑制、低血壓等。

【備考】

1. 引起牛黃解毒片（丸）不良反應的主要成分是雄黃，它主含二硫化二砷，毒性成分為砷。砷的毒性作用在腎臟可致慢性腎炎、急性腎功能衰竭。在腎外可致胃腸炎、中樞、脊髓和周圍神經炎、肝損害、皮疹。使用不慎或超量服用牛黃解毒片（丸）容易引起不良反應。

2. 其中的牛黃含有膽酸，膽酸與胃黏膜接觸後，可增加酸性水解酶的活力，破壞溶酶體膜，損害胃黏膜屏障，從而引起急性胃黏膜出血病變。

3. 臨床應用牛黃解毒片（丸）時，應嚴格按藥典規定量使用，《中華人民共和國藥典》（一部）2000 年版規定其用法用量為：大片，1 次 2 片；小片，1 次 3 片，1 日 2～3 次。不可長期服用。新生兒禁用，嬰幼兒、孕婦慎用。

【主要參考文獻】

① 余立彬．牛黃解毒片引起過敏性休克 1 例報告．廣西中醫，1986, 9（3）：30

② 趙國興．牛黃解毒片致單純紅細胞再生障礙性貧血 1 例．實用兒科臨床雜誌，1988, 3（1）：48

③ 劉金祥．牛黃解毒片成癮 1 例．中國醫院藥學雜誌，1991, 11：516

④ 袁惠南．牛黃解毒丸（片）所引起的不良反應．中醫藥研究，1990（4）：26

⑤ 劉小平．牛黃解毒丸（片）的不良反應及治療．中國醫院藥學雜誌，1989（2）：60

毛冬青注射液（Maodongqingzhusheye）

【組成】

毛冬青。

【功效】

擴張血管、抗菌消炎。

【不良反應】

過敏反應：本品肌肉注射後皮膚瘙癢，出現綠豆大小疱疹，頸部及眼瞼血管神經性水腫。

【主要參考文獻】

王躍鋼．毛冬青注射液過敏 1 例報告．中西醫結合雜誌，1987, 7（4）：

月見草油膠囊（Yuejiancaoyoujiaonang）

【組成】

月見草油。

【功效】

降血脂、降膽固醇。

【不良反應】

性功能減退：服藥期間男性性功能出現減退，停藥後恢復。

【備考】

該藥物引起的不良反應報導少見，通過臨床觀察，男性患者，在連續服用月見草油膠囊期間，出現性功能減退症狀，停藥後自行恢復。其具體機理有待進一步研究。

【主要參考文獻】

鄒瑾芳．月見草油的副作用．中成藥，1994, 16（5）：57

月白珍珠散（Yuebaizhenzhusan）

【組成】

青黛、輕粉、珍珠。

【功效】

解毒、化腐、生肌。

【不良反應】

過敏反應：肛腸科患者局部用藥後出現肛門周圍瘙癢、灼熱、肛門傷口充血、水腫、潮濕，並有黃色滲出液。伴有全身皮膚潮紅，瘙癢劇烈，可見散在小紅丘疹，發熱惡寒，煩躁不安。

【主要參考文獻】

陳漢生．月白珍珠散致重度過敏性皮炎 1 例報告．中國肛腸病雜誌，1987（1）：25

丹皮酚注射液（Danpifengzhusheye）

【組成】

丹皮酚（Paeonol）。

【功效】

祛風止痛。

【不良反應】

過敏反應：肌注後立即出現或5～6分鐘出現突然胸悶，頭暈，噁心，眼前發黑，手足麻木，冷汗淋漓，呼吸急促，血壓下降等過敏性休克表現，伴有皮膚潮紅及蕁麻疹。

【主要參考文獻】

① 吳潤德，周安邦．肌肉注射丹皮酚引起過敏反應1例報告．上海醫藥，1981, 4（2）：28

② 楊丙辛，張士順，劉厚儉．丹皮酚注射液致過敏性休克1例．臨床皮膚科雜誌，1984（5）：44

六君子湯（Liujunzitang）

【組成】

四君子湯（人參、茯苓、白朮、炙甘草）加陳皮、半夏。

【功效】

健脾止嘔。

【不良反應】

乾咳，勞力性呼吸困難，肺部可聞及細捻發音，胸部照片發現雙側肺野彌漫性網狀結節性陰影。支氣管鏡下肺組織活體組織檢查顯示間質性肺炎。

【備考】

本例為一79歲婦女的個案報導，經淋巴細胞刺激試驗和淋巴細胞移行抑制試驗對六君子湯呈陽性，故擬診斷為六君子湯誘發的肺炎。

【主要參考文獻】

Maruyama Y, Maruyama M, Takada T, et al. A case of pneumonitis due to Rikkunshi-to.（Article in Japanese）*Nihon Kyobu Sikkan Gakkai Zasshi* 1994, 32（1）：84

六味地黃丸（Liuweidihuangwan）

【組成】

熟地黃、山茱萸、牡丹皮、山藥、茯苓、澤瀉。

【功效】

滋陰補腎。

【不良反應】

過敏反應：頭昏加重，面部發熱，瘙癢，繼而水腫，以雙眼瞼、口唇為甚。

【備考】

六味地黃丸為常用中成藥，很少有不良反應的報導，患者在多次服藥後才出現過敏反應。

【主要參考文獻】

汪為平，張學雲．口服六味地黃丸引起藥疹 1 例報告．臨床皮膚科雜誌，1986（6）：333

六神丸（Liushenwan）

【組成】

人工牛黃、珍珠、蟾酥、冰片、明雄黃、麝香。

【功效】

清熱解毒，利咽消腫止痛。

【不良反應】

1. 毒性反應：

（1）消化系統：上腹部不適、噁心、嘔吐、腹痛、腹瀉。偶見心慌乏力、腹瀉黑褐色水樣便等上消化道出血症狀，或見全身軟弱無力、飲食減退、小便黃如濃茶，全身皮膚黃染、肝大、谷丙轉氨酶升高等藥物性肝炎症狀。

（2）心血管系統：胸悶、心悸、氣短、脈弱緩、竇性心動過緩、束支傳導阻滯、房室傳導阻滯。嚴重者出現心房纖顫，個別患者出現陣發性心動過速。

（3）神經系統：煩躁不安、嗜睡、痙攣、驚厥等。個別出現軟腭麻痺、吞咽困難、嗆咳。

（4）呼吸系統：氣急、呼吸增快、表淺或不規則，痰鳴音，甚則呼吸衰竭，死亡。

（5）泌尿系統：有報導1次服用30粒六神丸引起急性腎功能損害，見腰痛、肉眼血尿、血液生化檢查尿素氮，24毫摩爾／升，肌酐280毫摩爾／升。

（6）有報導口服六神丸出現陰莖持續異常勃起，女童乳腺異常發育，血小板減少。

2. 過敏反應：

（1）過敏性休克：內服六神丸出現皮膚奇癢、煩躁不安；繼而口唇及四肢麻木、面色蒼白、四肢濕冷、噁心、嘔吐、心悸、昏睡。

（2）藥疹：表現為蕁麻疹、固定性藥疹、藥物性皮炎。

（3）局限性血管神經性水腫：表現為面部或喉頭等部位出現水腫。

（4）過敏性紫癜。

（5）全身脫毛。

（6）接觸性皮炎：外用藥部位出現瘙癢、紅斑、丘疹、水腫、水疱等皮疹。

【相互作用】

1. 六神丸與下列藥物合用，可導致或加重強心苷中毒：腎上腺素及擬腎上腺素類藥、排鉀利尿劑（雙氫克尿噻、速尿、利尿酸等）、鈣劑、洋地黃類、抗膽鹼藥（阿托品、普魯苯辛、胃瘍平等）、消炎痛、甲氰咪胍、皮質激素類、抗生素、奎尼丁、乙胺碘呋酮、異搏停、硝苯吡啶、雙異丙吡胺、心律平、心可定、潘生丁。

2. 與利血平、胍乙胺等降壓藥合用，可引起心動過緩及傳導阻滯，並可誘發異位節律。

3. 與司可林合用，可導致心律不整，甚至心搏停止。

【備考】

1. 引起毒性反應的成分主要是蟾酥及雄黃。蟾酥中的蟾酥毒類結構與強心苷元相似，可直接作用於心肌，興奮迷走神經，刺激消化道。雄黃化學成分為硫化砷，砷為巰黃毒物，與體內酶蛋白的巰基親和力很強，使酶失去活性，影響細胞氧化和呼吸以及正常代謝，甚至導致細胞死亡。損害神經細胞，並可引起肝、腎、脾及心肌脂肪變性及壞死。

2. 六神丸應在醫生的指導下使用，不宜長期或大量應用。新生兒禁用，嬰幼兒慎用為好。肝腎功能不全者應禁用。體質虛弱，過敏素質者慎用。

【主要參考文獻】

① 袁惠南，譚德講．六神丸所引起的不良反應．中成藥，1990（9）：24

② 胡明燦．六神丸的不良反應及其探討．中西醫結合雜誌，1991（9）：563

③ 姜晶，單健夫．六神丸臨床應用的不良反應：附 26 例報告．工企醫刊，1996, 9（2）：56

④ 魏平．服六神丸中毒死亡教訓分析．中國鄉村醫生，1997, 13（11）：37

⑤ 王厚眷．新生兒六神丸中毒 10 例教訓．中級醫刊，1997, 32（2）：54

⑥ 韓秀絨．小兒應慎用六神丸．遼寧中醫雜誌，1994, 21（2）：88

⑦ 劉進．六神丸的不良反應．河南中醫藥學刊，1998，13（6）：53

⑧Lee Ty, Lam TH. Irritant contact dermatitis due to a Chinese herbal medicine Lu–Shen–Wan. Contact Dermatitis 1987, 17：59

心可舒（Xinkeshu）

【組成】

三七、丹參、木香、葛根、山楂等。

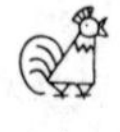

【功效】

活血散瘀、舒心降壓、擴張冠脈。

【不良反應】

連續口服 1 週以上，出現排尿困難、膀胱充盈、尿瀦溜等症狀。

【主要參考文獻】

楊國民，邢世洪，宋洪臣等．心可舒致尿瀦溜 4 例．中國醫院藥學雜誌，1995, 15（12）：570

心腦舒通膠囊（Xinnaoshutongjiaonang）

【組成】

蒺藜皂苷。

【功效】

擴張冠狀動脈，改善心肌供血。

【不良反應】

過敏反應：皮膚瘙癢，出現斑丘疹或紫癜，伴有乏力，嗜睡。

【主要參考文獻】

① 楊偉明．心腦舒通膠囊致過敏性紫癜 1 例．中成藥，1996, 18（11）：50

② 周玉蓮，劉寶田，周玉秀．心腦舒通引起藥疹 1 例．濱州醫學院學報，1996, 19（5）：518

【5 畫】

正天丸（Zhengtianwan）

【組成】

川芎、當歸、紅花、防風、獨活、細辛、附子、氨基比林、咖啡因、非那西丁、苯巴比妥。

【功效】

活血化瘀，祛風勝濕。

【不良反應】

1. 過敏反應：服藥後皮膚搔癢，灼熱，甚或腫脹，出現紅斑，大小不等的水疱或蕁麻疹，部分患者的過敏性皮炎可呈固定型，並伴有惡寒，發熱，心慌，嗜睡，冷汗，或腹瀉等。

2. 毒性反應：有個案報導服藥後引起胃黏膜出血。

【備考】

文獻報導的案例中，有患者服正天丸後出現的過敏反應與過去服去痛片後出現的過敏反應表現相同，故認為正天丸成分中的過敏原可能是氨基比林或非那西丁。

【主要參考文獻】

① 張如鴻，徐玲君，唐榮福等．正天丸致固定型藥疹病例分析．華西藥學雜誌，1997, 12（2）：114

② 張榮，臧書德．口服正天丸致過敏 1 例．江蘇藥學與臨床研究，1997, 5（3）：57

③ 張英雙．正天丸致急性胃黏膜出血 1 例　開封醫專學報，1997, 16（3）：70

④ 崔東斌，張青遷，孫建國等．口服正天丸致大疱性表皮壞死鬆解型藥疹 1 例．中國中藥雜誌，1997, X（12）：758

正骨水（Zhenggushui）

【組成】

五馬巡城、大力王、丟了棒、碎骨木、薄荷腦、白芷、細辛等。

【功效】

活血祛瘀，舒筋活絡。

【不良反應】

過敏反應：表現為頭昏，心慌，胸悶，神志不清，皮膚蒼白，口唇青紫，四肢厥冷。血壓下降，脈搏變慢等過敏性休克症狀。

【備考】

本製劑為單位自備，並非《中華人民共和國藥典》所載的同名製劑。

【主要參考文獻】

皮先明．正骨水致過敏性休克 1 例．中華皮膚科雜誌，1989（1）：51

正清風痛寧（Zhengqingfengtongning）

【組成】

青藤鹼（Sinomine）。

【功效】

鎮痛、抗風濕。

【不良反應】

1. 過敏反應：

（1）皮疹：口服後皮膚瘙癢，出現紅斑及丘疹。亦可見皮膚紅腫灼熱、發硬，繼而脫屑。

（2）過敏性休克：肌注後即時出現或注射 20 次以上出現典型的過敏性休克症狀。

2. 毒性反應：

（1）血小板減少性紫癜：服用本藥 10 餘天後遍身出現小出血點，血中血小板減少，骨髓檢查符合特發性血小板減少性紫癜的改變。

（2）粒細胞缺乏症：口服本藥 16 天後出現發熱，頭昏，全身乏力，口腔潰瘍，腹脹等症狀，周圍血中白細胞僅得 0.4×10^9 ／L；骨髓像檢查符合粒細胞缺乏症（成熟障礙）。此例已連續應用強的松一年多。

【備考】

清風痛寧主要成分為青藤鹼，是從傳統抗風濕中藥青風藤中提取的有效成分。其免疫抑制作用可能導致粒細胞減少症，過敏性休克多係其注射劑引起，片劑多引起皮疹。

【主要參考文獻】

① 張桂鳳，楊秀萍．正清風痛寧致不良反應1例．中成藥，1997, 19（9）：49

② 郭利華．正清風痛寧致過敏性休克1例．雲南中醫學院學報，1996, 17（2）：27

③ 冉超蓉，羅發樞．正清風痛寧引致粒細胞缺乏症1例．重慶醫學，1998, 27（4）：289

④ 董全達，王志敏，張紀庭．正清風痛寧致過敏反應1例．中國中藥雜誌，1997, 22（10）：630

⑤ 朱靜華．服正清風痛寧片引起特發性血小板減少性紫癜1例．中國中藥雜誌，1996, 21（12）：754

甘草粉蜜湯（Gancaofenmitang）

【組成】

甘草、鉛粉、蜜糖。

【功效】

驅蛔止痛。

【不良反應】

毒性反應：有報導用於集體驅蟲而致集體中毒事件，主要表現為鉛中毒的症狀。表現為心煩、輕微嘔吐，胃中嘈雜不適，繼而頭昏頭痛，身軟無力，懶言，嗜睡，口臭，流涎，口腔糜爛，食慾下降，胸腹脹滿，四肢及眼泡浮腫。齒齦邊緣可見藍灰色鉛線。

中毒者初起面色灰白少華，大便秘結，繼而面色發黃，甚至全身發黃，大便由秘結轉溏瀉，小便深黃量少。中毒初、中期舌淡紅、苔白滑或厚膩。中後期有出現舌絳少苔。脈象多虛弦、滑數無力或見有濡弱之脈。中毒嚴重者可致死亡。

【備考】

「甘草粉蜜湯」為《金匱要略》方，關於「粉」的認識，有以尤在涇、黃元御為代表的「鉛粉」說，有以孫思邈、王熹為代表的「米粉」說。對《金匱要略》原文所載「蚘蟲……心病發作有時，毒藥不止，甘草粉蜜湯主之」有不同理解。一種觀點認為蛔蟲病上腹痛發作，已用過殺蟲藥不見效時，可用鉛粉峻藥殺蟲；另一種觀點則認為殺蟲藥不見效，則應當安蛔和胃，此方中的「粉」應是米粉。本報導是用鉛粉致集體中毒的嚴重事件。

【主要參考文獻】

徐中賢，「甘草粉蜜湯」中用鉛粉致 74 人中毒的教訓．成都中醫學院學報，1988（1）：18

甘草甜素（Gancaotiansu）

【組成】

甘草次酸單鉀鹽。

【功效】

抗炎，抗病毒，抗過敏。

【不良反應】

（1）血壓升高：長期用藥（28～60 天）後出現頭痛，脹痛，視物模糊，血壓升高，血漿醛固酮升高。

（2）全身浮腫：藥後 3 天出現雙下肢浮腫，並進行性發展到全身和顏面。

（3）精神症狀：表現為興奮，無故發笑，不由自主，但無幻聽、幻視、妄想及思維障礙。

（4）乳腺發育和泌乳：兒童長期服用可見乳房脹痛，乳腺腫大及觸痛。非哺乳期婦女服藥後 4～5 天可見雙乳憋脹，溢乳，擠壓有射乳。

（5）低血鉀：藥後 1 個半月感覺全身疲乏，兩下肢酸軟，繼而出現四肢麻痺，不能站立甚至跌倒，抬舉困難，胸悶，氣促，心率加快，肌力、握力減退，膝反射明顯減弱，血鉀降低。

（6）有個案報導，用藥後全身乏力，尿多口渴，血壓升高，血鉀降低，肌力下降，但血管緊張素、血腎素和醛固酮降低，呈假性醛固酮增多症。

【備考】

甘草甜素係中藥甘草中提取的甘草酸再經半合成而得，主要成分為甘草次酸單鉀鹽。該藥的化學結構與皮質酮相類似，具有腎上腺皮質激素樣作用，故可引起低血鉀及血壓升高，又能影響水、電解質代謝，促進水鈉瀦留，引起浮腫。不良反應多由口服本藥所致，文獻報導的精神症狀及婦女泌乳的案例為靜脈滴注引起。

【主要參考文獻】

① 王清圖，張益榮．甘草甜素致高血壓症 8 例報告．中藥新藥與臨床藥理，1995, 6（3）：43

② 尹偉．大劑量應用甘草甜素片致全身浮腫 2 例．中國醫院藥學雜誌，1999, 19（5）：317

③ 陳光輝，許邦福，高波．甘草甜素片致假性醛固酮增多症 1 例報告．江蘇醫藥，1997, 23（5）：366

④ 高希齋，劉後勤，田常亮．甘草甜素引起精神症狀 1 例．新藥與臨床，1994，重 3（1）：54

⑤ 孫明．甘草甜素致兒童乳腺發育 1 例．江西醫藥，1995, 30（4）：255

⑥ 石維福，田素香．甘草甜素致非哺乳期婦女泌乳 2 例．新藥與臨床，1994, 13（2）：123

⑦ 曹禮寶，武宗導．甘草甜素口服引起低血鉀麻痺 1 例報告．上海第二醫科大學學報，1992, 17（4）：69

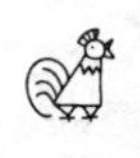

平消膠囊（Pingxiaojiaonang）

【組成】

馬錢子、火硝、鬱金、白礬、五靈脂、枳殼。

【功效】

活血散瘀、止痛散結、清熱解毒、扶正祛邪。

【不良反應】

毒性反應有個別病例報導，引起視力下降和便秘。

【主要參考文獻】

宋曉坤．服平消膠囊致視力下降及便秘 1 例．中國中藥雜誌，1996, 21（7）：444

生脈注射液（Shengmaizhusheye）

【組成】

人參、麥冬、五味子。

【功效】

益氣復脈，養陰生津。

【不良反應】

1. 過敏反應：皮膚瘙癢難忍，出現蕁麻疹或丘疹，伴有高熱，寒戰，胸悶，心慌氣短，煩躁，口乾，嘔吐等。

2. 毒性反應：

（1）消化系統：嚴重腹脹，腹痛，飲食不下，便秘等。

（2）心血管系統：紫紺，心悸，心律失常呈頻發室性早搏，多形性室性心動過速等。

（3）其他：偶見意識喪失，呼吸困難。

【備考】

有多例報導注射本藥後導致嚴重腹脹，多次大劑量注射本藥可致中焦氣滯不行而腹脹滿，甚至不得食不得眠。每次用量在 40 毫升以下，或合併口服行氣導滯藥，可避免此不良反應。

【主要參考文獻】

① 劉月亮，滕莉，李成建．生脈注射液的不良反應．醫藥導報，1999, 18（2）：131

② 周小琳，楊運清．大量生脈注射液致嚴重腹脹 4 例．國醫論壇，1996, 11（2）：36

③ 趙新力，李建遠，王勇．生脈注射液誘發多型性心動過速 1 例．中華心血管病雜誌，1995, 23（4）：295

④ 張亞萍，阿提卡．生脈注射液致過敏 3 例報告．新疆中醫藥，1998, 16

(2):19

⑤ 吳春華·生脈注射液引起低血壓 1 例·中成藥,1997, 19(11):49

仙鶴草素注射液(Xianhecaosuzhusheye)

【組成】

仙鶴草素(Agrimonine)。

【功效】

止血。

【不良反應】

過敏反應:肌注後出現胸悶氣促,心悸,煩躁,面色蒼白,頭暈眼花,大汗淋漓,四肢冰冷,脈搏弱,心音弱,心率加快。

【主要參考文獻】

樓為人·肌注仙鶴草素引起過敏反應 2 例報告·四川醫學,1981, 2(1):50

瓜蔞皮注射液(Gualoupizhusheye)

【組成】

瓜蔞皮(Pericarpium Trichosanthis)。

【功效】

清化熱痰,利氣寬胸。

【不良反應】

過敏反應:靜脈滴注本藥後皮膚瘙癢,出現紅色斑丘疹,頭暈、心慌。

【備考】

個案報導,在連續用藥後 3 週始出現過敏反應,為遲發性變態反應。

【主要參考文獻】

蕭繼祖·瓜蔞皮注射液靜脈點滴引起過敏性反應 1 例報告·江西中醫藥,1982(3):18

瓜蒂散（Guadisan）

【組成】

瓜蒂（焙乾）、赤小豆。

【功效】

吐風熱痰涎、膈上宿食，除頭目濕熱。

【不良反應】

毒性反應：表現為胃部灼熱難忍，躁狂，繼而神志昏沉，脈搏微弱，口角流血樣物，大便亦排泄血樣物，最後死亡。

【備考】

瓜蒂苦寒有小毒，瓜蒂中含噴瓜毒（Elaterin）係一種苦味質，犬及家兔注射少量即劇烈嘔吐，呼吸中樞抑制而死亡。

本例應用導致患者死亡為藥證不符，服用不當（禁食兩次），藥劑超量（為常用量的10～30倍）所致。

【主要參考文獻】

① 李文碩·1例服用「瓜蒂散」死亡的情況報導·遼寧中醫，1978（3）：50

② 余天泰·超量服瓜蒂液致中毒性休克1例·中國中藥雜誌，1994, 19（1）：51

半夏瀉心湯（Banxiaxiexintang）

【組成】

半夏、黃芩、乾薑、人參、炙甘草、黃連、大棗。

【功效】

和胃降逆，開結除痞。

【不良反應】

呼吸困難，X光胸部顯示雙側肺野彌漫性網狀和斑狀陰影。支氣管灌洗液中淋巴細胞增多，CD4／CD8比值降低。肺活體組織的顯微鏡檢查顯示肺炎的改變，支氣管周圍及，肺泡間質有大量淋巴細胞浸潤。

【備考】

本例為一 72 歲婦女的個案報導，經白細胞移行抑制試驗，顯示對半夏瀉心湯呈陽性反應。淋巴細胞刺激試驗亦顯示對半夏呈陽性反應，故擬診斷為半夏瀉心湯誘發的肺炎。

【主要參考文獻】

Oketani N, Saifo H, Ebe T. Pneumonitis due to Hangeshastin–to. *Nihon Kyobu Sikkan Gakkai Zasshi* 1996, 34（9）：983

加味平胃散（Jiaweipingweisan）

【組成】

厚朴、陳皮、茯苓、木香、甘草、蒼朮、大腹皮、谷芽。

【功效】

燥濕運脾，行氣和胃。

【不良反應】

過敏反應：面色潮紅、全身紅色風團、瘙癢煩躁、胃脘部絞痛。

【主要參考文獻】

李瓊鋒，趙風雲．加味平胃散致過敏反應 1 例報導．雲南中醫學院學報，1995, 18（3）：39

加味逍遙散（Jiaweixiaoyaosan）

【組成】

柴胡、當歸、白芍、白朮、茯苓、甘草、牡丹皮、梔子。

【功效】

疏肝健脾，和血調經。

【不良反應】

表現為呼吸窘迫綜合徵的臨床症狀，支氣管肺泡的灌洗液可見大量的淋巴細胞、中性白細胞及嗜酸性細胞。

【備考】

本例為一 59 歲婦女的個案報導，經淋巴細胞刺激試驗，顯示對加味逍遙散呈陽性反應，故擬診斷為加味逍遙散誘發的肺炎。

【主要參考文獻】

Shita Y, Wilson JG, Matsumoto H, et al. Adult respiratory distress syndrome induced by a Chinese medicine, Kamisyoyo–sam. *Intern Med* 1996, 35（6）：494

加味癒癇丸（Jiaweiyuxianwan）

【組成】

硫化鉛、生赭石、芒硝、朱砂、白礬、青黛、黃丹、山藥、蜈蚣、天麻、全蝎、膽南星、當歸、炙甘草、蜂蜜。

【功效】

治療癲癇。

【不良反應】

主要是急性鉛中毒。表現為面色蒼白，食慾下降，流涎，失眠，頭昏，噁心，嘔吐腹脹，臍部及下腹部持續性脹痛，陣發性絞痛（一般解痙止痛劑不能緩解）。大便稀，暗紅色。齒齦緣有紫藍色線，臍周有壓痛。血色素下降，轉氨酶升高，尿鉛及尿一氨基乙酰丙酸升高，尿糞卟啉陽性，便潛血陽性。

【備考】

此方為民間偏方，除鉛外還含有重金屬汞（朱砂）。雖為個案報導，但原因確切，表現也為鉛中毒的特異表現。

【主要參考文獻】

劉吉生，楊素華．中藥「加味癒癇丸」致急性鉛中毒 2 例．重慶醫藥，1983（6）：61

【6 畫】

西黃丸（Xihuangwan）

【組成】

牛黃、麝香、沒藥、乳香。

【功效】

清熱解毒，化痰散結，活血祛瘀。

【不良反應】

過敏反應：表現為四部、面部、頸部暴露部位皮膚瘙癢，潮紅，輕度腫脹，灼熱感，出現粟粒樣大小丘疹。

【備考】

為個案報導，致敏藥物未明。

【主要參考文獻】

王克勤．服西黃丸致藥物性皮炎1例．中國中藥雜誌，1996, 21（5）：289

百寶丹（Baibaodan）

【組成】

未公布。

【功效】

消瘀散腫，止血止痛。

【不良反應】

毒性反應：

（1）消化系統：噁心、嘔吐。

（2）神經系統：精神不振，頭暈眼花，舌麻，全身電擊樣麻木，四肢不自主顫抖。

（3）心血管系統：心悸，心動過緩或過速，或呈房室交界性心律，面色蒼白，大汗：淋漓，血壓下降。

【備考】

為雲南白藥的同效異名品，成分保密，該廠提示有草烏成分。

【主要參考文獻】

① 常敏毅．中藥方劑引起的不良反應．藥學通報，1984, 19（7）：56
② 王敬武．百寶丹中毒1例報告．青海醫藥，1983, 61（3）：48
③ 彭海棠．服百寶丹引起血壓降低1例報告．中成藥研究，1984（7）：46

各論

地奥心血康（Di´aoxinxuekang）

【組成】

黃山藥總皂苷。

【功效】

活血化瘀、宣痺通陽、芳香溫通。

【不良反應】

1. 過敏反應：表現為皮膚瘙癢，出現麻疹樣或蕁麻疹樣皮疹，個別出現龜頭紅腫、疼痛，包皮糜爛。並伴有口渴難忍，不思飲食，困倦，注意力不集中，嗜睡或失眠，大便秘結等。

2. 毒性反應：

（1）肝損害：肝臟腫大，或伴叩擊痛，尿濃茶色，甚至皮膚與鞏膜呈肉眼黃疸，有關血清酶（如 ALT、AST、rGT 等）均可增高。

（2）月經紊亂：育齡婦女突然出現陰道大量出血，或月經提前 1 週以上，甚至每 10 餘天來潮一次，經量多，質稀，挾少量血塊。

（3）血尿：尿液呈淺紅色並帶有小血塊。

【備考】

地奥心血康為中藥提取物製劑，含 8 種甾體皂苷。其不良反應的表現也較多和複雜，引起血尿、月經失調可能與活血化瘀功能或減少血小板聚集作用有關。其有效成分有 K—皂苷（原纖細薯蕷皂苷）、原薯蕷皂苷，薯蕷皂苷可致肝損害。

【主要參考文獻】

① 徐小軍，張雪花．地奥心血康的不良反應。醫藥導報，1997, 16（5）：246

② 鄧麗雲，孟桂鳳．地奥心血康致血尿 1 例．首都醫藥，1996, 5（6）：27

③ 王惠媛．口服地奥心血康發現口渴與失眠 1 例．新藥與臨床，1995, 14（6）：353

④ 郭鳳文．地奧心血康致皮膚瘙癢 2 例報告．藥學實踐雜誌，1997, 15（6）：371

⑤ 黃樹森．口服地奧心血康發現嗜睡 1 例．新藥與臨床，1995, 14（6）：353

⑥ 劉昌青，許國英．地奧心血康可致育齡婦女月經失調．中成藥，1995, 17（11）：50

⑦ 楊麗英．地奧心血康臨床不良反應．中國藥物濫用防治雜誌，1998（5）：45

⑧ 李素民，楊文昌，田彩鎖．地奧心血康的少見不良反應及防治．醫藥導報，1998, 17（3）：186

⑨ 周穎，魯雲蘭，車文璽．地奧心血康引起 2 例肝損害．中國藥事，1999, 13（2）：132

芒果止咳片（Mangguozhikepian）

【組成】

芒果葉乾浸膏、合成魚腥草素。

【功效】

宣肺化痰、止咳平喘。

【不良反應】

過敏反應：口服後皮膚瘙癢、潮紅。出現針尖大小紅丘疱疹，分布密集。

【備考】

為個案報導，患者因同時服用黃連素片後出現猩紅熱樣藥疹，不排除藥物相互作用的因素。魚腥草有引起過敏反應及藥疹的報導。

【主要參考文獻】

郭正學，陸映雄．芒果止咳片致猩紅熱樣藥疹 1 例．中國皮膚性病學雜誌，1997, 11（4）：253

回天再造丸（Huitianzaizaowan）

【組成】

虎骨、麝香、廣角、牛黃、朱砂、蘄蛇、天麻、全蝎、黃連、冰片、僵蠶、血蝎子、細辛、玄羊血等55味藥材。

【功效】

祛風散寒，通經活絡。

【不良反應】

過敏反應：表現為皮膚瘙癢，出現粟粒狀紅疹或蕁麻疹，伴有腹痛、腹瀉等表現。

【備考】

為個案報導，首次應用與通脈養心丸同用，出現過敏，再次單用回天再造丸時出現同樣症狀。

【主要參考文獻】

唐麗．回天再造丸引起過敏反應1例．天津中醫，1987（4）：42

血栓心脈寧膠囊（Xueshuanxinmainingjiaonang）

【組成】

人參、牛黃、麝香、蟾蜍、川芎、丹參、水蛭等。

【功效】

開竅醒神、活血化瘀、補氣安神。

【不良反應】

過敏反應：

（1）藥疹：皮膚瘙癢，出現針帽大淡紅色丘疹，部分融合成片。一組報導100例服用本藥後有2例出現藥疹，個別在藥後20天和4週出現。

（2）過敏性休克：除出現藥疹外，服藥2次後同時伴有胸悶氣喘、頭暈、心悸、血壓下降等症狀。

（3）急性腹瀉。

【主要參考文獻】

① 李雅杰，楊宏，王洪英·血栓心脈寧治療冠心病血液流變學變化及不良反應·數理醫藥學雜志，1997, 10（2）：181

② 夏春梅·服血栓心脈寧膠囊致過敏反應 1 例·中國中藥雜誌，1996, 21（12）：755

③ 李艷梅，陳曉·血栓心脈寧膠囊致急性腹瀉 3 例·實用心腦肺血管病雜誌，1997, 5（4）：63

血栓通注射液（Xueshuantongzhusheye）

【組成】

三七總皂苷。

【功效】

活血祛瘀，擴張血管，改善血液循環。

【不良反應】

過敏反應：靜滴 2～10 分鐘後出現皮膚瘙癢潮紅，出現散在的大小不等的斑丘疹或蕁麻疹，全身發熱，聲音嘶啞，氣促胸悶，血壓下降，乾咳，咽喉瘙癢等。

【主要參考文獻】

① 廖任宏·血栓通過敏反應 2 例報告·中國中醫眼科雜誌，1997, 7（1）：56

② 李望霞，王明華·靜脈注射血栓通致過敏反應 1 例·中醫藥研究，1996（5）：36

血脂康膠囊（Xuezhikangjiaonang）

【組成】

紅曲。

【功效】

活血化瘀，健脾消食，調整血脂。

【不良反應】

有報導同一患者兩次使用血脂康膠囊均出現眼部熱感，雙眼瞼結膜、球結膜充血。亦有極個別短暫輕度胃腸不適的報導。

【主要參考文獻】

何渝煦．血脂康膠囊引起眼結膜充血 1 例．中國新藥雜誌，1999, 8（3）：149

血塞通注射液（Xuesaitongzhusheye）

【組成】

三七總皂苷。

【功效】

活血祛瘀，通脈活絡。

【不良反應】

過敏反應：

（1）過敏性皮疹：皮膚瘙癢，出現散在的紅色斑丘疹。

（2）過敏性休克：頭暈，頭痛，胸悶，氣短，大汗淋漓，面色蒼白，四肢濕冷，表情淡漠，意識模糊，尿失禁，血壓下降甚至測不到。

【備考】

血塞通注射液為靜脈用藥，過敏性休克可於注射 10 分鐘內出現，而過敏性藥疹則可在注射後 3、4 天出現。

【主要參考文獻】

① 徐心，王德生，李國霖等．應用血塞通注射液發生皮膚過敏 3 例．哈爾濱醫科大學學報，1995,（30）：312

② 張憲秀，張曉耀．血塞通注射液致過敏休克 1 例．西北藥學雜誌，1998, 13（5）：214

③ 張霞．血塞通過敏 3 例．河北醫學，1998,4（9）：101

④ 郝立志．靜點血塞通致不良反應 3 例．首都醫藥，1998, 5（10）：30

延生護寶液（Yanshenghubaoye）

【組成】

雄蠶蛾、人參、鹿茸、驢腎、肉桂、韭菜子、淫羊藿等。

【功效】

溫補腎陽，填精補髓。

【不良反應】

1. 過敏反應：表現為全身皮膚灼熱，瘙癢，並見黃豆大小的淡紅色丘疹。

2. 毒性反應：可誘發腦血管病，表現為頭暈、頭脹，四肢沉重麻木，活動不便，言語不清，吞咽嗆咳，並見口角偏斜，鼻唇溝變淺，霍夫曼氏症陽性，巴彬斯奇氏症陽性。

【備考】

延生護寶液是以雄蠶蛾為主要原料的酒劑，可致血中去甲腎上腺素含量增加，又可使血鈣水平降低，血管平滑肌細胞 Ca^{2+} 濃度升高，從而使血管收縮加強，這可能是腦血管病的誘因之一。

延生護寶液能促進垂體及腎上腺等分泌激素，引起血糖、血脂增高、血壓上升，加重糖尿病，高血壓及動脈粥樣硬化，因此糖尿病及腦血管病者慎用此藥。

【主要參考文獻】

① 楊樹先，原力，史惠芬．服延生護寶液出現過敏反應 1 例．中國中藥雜誌，1995, 20（12）：758

② 吳志堅．延生護寶液口服致藥疹 1 例．藥物流行病學雜誌，1994, 3（2）：98

③ 于桂琴，劉淑華，王曉丹．服用延生護寶液後出現腦血管疾病 3 例．藥物流行病學雜誌，1995, 4（1）：55

冰硼散（Bingpengsan）

【組成】

冰片，硼砂（煅），朱砂，玄明粉。

【功效】

清熱解毒，消腫止痛。

【不良反應】

1. 過敏反應：冰硼散吹喉可出現皮膚散在性大小不等的蕁麻疹，瘙癢，伴腹痛，關節痛。

2. 毒性反應：新生兒外用冰硼散 7 天後致嬰兒夜啼，煩躁，糞便呈西紅柿樣，皮疹，大便潛血陽性，繼續用藥 3 天後出現咳嗽，呼吸加快，口吐白沫，並因循環衰竭致休克死亡。

【備考】

本品含朱砂、冰片，可能產生與其相關藥物的相互作用，參見各條。

【主要參考文獻】

① 張海露．冰硼散吹喉致蕁麻疹 1 例。湖南中醫藥雜誌，1985（2）：22

② 楊成林．冰硼散引起新生兒中毒死亡 1 例報告．中西醫結合雜誌，1991, 11（3）：146

安宮牛黃丸（Angongniuhuangwan）

【組成】

牛黃、水牛角、麝香、珍珠、朱砂、雄黃、黃連、黃芩、梔子、鬱金、冰片。

【功效】

清熱解毒，鎮驚開竅。

【不良反應】

過敏反應：用藥後 10 分鐘突然出現憋氣心慌，上腹部隱痛不適，有恐懼感，煩躁不安，顏面部明顯浮腫，口唇發青，繼之全身皮膚漸發青，皮疹增多。心率加快，呼吸急促，雙肺聞及少許乾羅音。亦有過敏性哮喘的報告。

【相互作用】

不宜與新霉素同用，因為新霉素硫酸鹽在胃腸道分解產生少量硫酸，使安宮牛黃丸中雄黃所含的硫化鉀氧化，增加藥物的毒性。

【備考】

本品含雄黃、朱砂等有毒藥物，使用時宜注意劑量。

【主要參考文獻】

① 臧青運．安宮牛黃丸致過敏反應1例．中國中藥雜誌，1991（11）：692

② 朱建華．中西藥物相互作用．北京：人民衛生出版社，1994.55

安神補心丸（Anshenbuxinwan）

【組成】

丹參、墨旱蓮、夜交藤、女貞子、五味子、菟絲子、石菖蒲、合歡皮、珍珠母、生地。

【功效】

養心安神。

【不良反應】

過敏反應：用藥後頭昏，心慌氣促，欲吐，全身瘙癢，皮膚潮紅，可見玫瑰色片狀斑疹，脈搏加快。

【備考】

方中丹參有引起過敏反應的報導。

【主要參考文獻】

周景利．安神補心丸致過敏反應5例．河南中醫，1984（4）：12

【7畫】

赤芍甘草湯（Chishaogancantang）

【組成】

赤芍，生甘草。

【功效】

涼血化瘀，消癰解毒。

【不良反應】

有報導哺乳期婦女服用該方16劑後導致乳汁全無。

【主要參考文獻】

周建雄．服用赤芍甘草湯致乳汁全無 1 例．中藥通報，1986, 11（8）：56

坎離沙（Kanlisha）

【組成】

當歸、川芎、防風、透骨草、鐵屑。

【功效】

祛風散寒，活血止痛。

【不良反應】

過敏反應：外敷 2 小時後局部有痛癢感，繼而皮膚紅腫，全身出現蕁麻疹，停藥後 6 小時痛癢及皮疹消失。

【備考】

坎離沙為外敷用藥，此為個案報導，致敏藥物未明，停藥後自行消失。

【主要參考文獻】

張潔，馬建林，龐寵．坎離沙引起過敏反應 1 例．中醫外治雜誌，1997（2）：185

克銀丸（Keyinwan）

【組成】

土茯苓、白鮮皮等。

【功效】

驅風止癢。

【不良反應】

1. 過敏反應：表現為全身皮膚灼熱、瘙癢，繼而出現皮疹。呈彌漫性紅腫，表面附有鱗屑，軀幹部鱗屑呈落葉狀，皺褶部位糜爛、滲出。手足部脫屑似手套狀或襪狀。口唇和口腔黏膜潮紅、糜爛，有滲出物。

2. 毒性反應：可致噁心、嘔吐、乏力、厭油食，皮膚、鞏膜黃染，尿色深黃，肝大，肝區壓痛和叩痛，轉氨酶升高等中毒性肝炎表現。

【主要參考文獻】

① 何世全．口服克銀丸引起剝脫性皮炎型藥疹 1 例．臨床皮膚科雜誌，1994, 23（6）：310

② 劉瑞英．克銀丸致中毒性肝炎 1 例．中國皮膚性病學雜誌，1995, 9（2）：127

杞菊地黃丸（Qijudihuangwan）

【組成】

熟地黃、山藥、山茱萸、牡丹皮、茯苓、澤瀉、枸杞子、菊花。

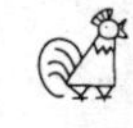

【功效】

滋腎養肝，補氣明目。

【不良反應】

過敏反應：表現為四肢及全身出現瘙癢，輕度蟻咬感，並伴輕度發熱，雙手出現較多細小疱疹，略高出皮膚，呈半透明狀。

【主要參考文獻】

胡文達．內服杞菊地黃丸引起過敏．四川中醫，1987,（11）：50

壯骨關節丸（Zhuangguguanjiewan）

【組成】

狗脊、淫羊霍、獨活、骨碎補、熟地黃、續斷、雞血藤、木香、桑寄生、乳香、沒藥。

【功效】

補益肝腎，養血活血，舒筋活絡，理氣止痛。

【不良反應】

1. 過敏反應：藥物性皮疹，呈大小不等的紅斑、丘疹、蕁麻疹，或點片狀充血及紫紅色出血斑。可伴有嗜酸白細胞升高。

2. 毒性反應：

（1）肝損害：多呈肝內膽汁瘀滯性黃疸的表現。常有乏力，皮膚瘙癢，上腹部脹滿，食慾減退，噁心，厭油，肝區痛，肝腫大，黃疸等症狀。血清膽紅素增高，其中直接膽紅素增高的比例多超過 80%，血清丙氨酸轉氨酶、天冬氨酸轉氨酶、鹼性磷酸酶等均增高，尿膽紅素陽性，B 超檢查顯示肝臟呈彌漫性病變，經肝活體組織檢查者可見肝細胞輕度水樣變性，胞漿內輕度瘀膽，血竇內有膽栓形成，枯否細胞增生並吞噬膽色素，提示肝臟非特異性炎症反應，肝內瘀膽。

（2）血尿：個別患者出現肉眼血尿，尿液檢查除大量紅細胞外，尚有蛋白及白細胞。

（3）血壓升高：有一組報導發現有 38 例發生這一異常變化。

【備考】

壯骨關節丸導致肝損害的報導頗多，多在服藥一個月後（最短 19 天）出現，有一組（39 例）病人肝損害的發生率高達 20%，且以老年高齡女性患者多見。動物實驗發現獨活所含的歐芹屬乙素、異補骨質素、花椒毒素可致小鼠肝壞死；淫羊藿可致小鼠肝脂肪變性。壯骨關節丸的肝損害是可逆的，停藥經對症治療可恢復，預後較好。但臨床應用時應密切注意肝功能。

【主要參考文獻】

① 曹淑芬，陳一九，程經華．壯骨關節丸致肝損害 15 例．藥物流行病學雜誌，1995, 4（4）：213

② 陳孝貞．壯骨關節丸的不良反應．福建醫藥雜誌，1997, 19（1）：77

③ 巫朝倫，張宇霞．壯骨關節丸的不良反應．中成藥，1997, 19（8）：28

④ 鄧培媛，蔡皓東，程經華等．壯骨關節丸致肝損害 30 例報告．中國新藥雜誌，1996, 5（3）：212

⑤ 齊荔紅，康魯平．壯骨關節丸致高血壓患者血壓升高 38 例．海峽藥學，1996, 8（2）：46

⑥ 羅迎青．壯骨關節丸引起血尿 1 例．中國中藥雜誌，1994, 8（2）：373

⑦ 李軍，施一帆．壯骨關節丸致肝臟損害 8 例報告，中國骨傷，1999, 12（2）：73

壯腰健腎丸（Zhuangyaojianshenwan）

【組成】

狗脊、黑老虎、千斤拔、桑寄生、女貞子、雞血藤、金櫻子、牛大力、菟絲子。

【功效】

壯腰健腎，養血，祛風濕。

【不良反應】

過敏反應：表現為外陰瘙癢，出現水腫性紅斑，以後中央呈紫黑色，出現水疱、糜爛及滲液。

【備考】

為個案報導，致敏藥物未明。

【主要參考文獻】

曾昭訓．壯腰健腎丸引起固定性藥疹 1 例報告．臨床皮膚科雜誌，1985（5）：273

肝炎靈注射液（Ganyanlingzhusheye）

【組成】

山豆根、苦參鹼。

【功效】

清熱，解毒，消炎。

【不良反應】

過敏反應：

（1）過敏性休克：表現為頭暈，目眩，煩躁，呼吸困難，噁心嘔吐，面色蒼白，冷汗淋漓，四肢乏力或震顫、厥冷，步態不穩，大小便失禁，脈細數，血壓下降或測不到。

（2）藥物性皮炎：表現為蕁麻疹、麻疹樣皮疹或大面積紅色斑丘疹，上覆蓋銀白色鱗屑，並可見少量膿疱疹。

【備考】

注射本藥的過敏反應可在注射後即時出現，而過敏性藥疹則可延至一周後才出現。

【主要參考文獻】

① 蕭玉琴，黃玉輝．肝炎靈注射液致過敏反應 2 例．中成藥，1994, 16（1）：54

② 楊敏珠，許如璋．肝炎靈注射液引起虛脫樣反應 5 例報告．中國廠礦醫學，1995, 8（5）：317

③ 鄧初樹，黃家雄，魏燕橋等．肝炎靈注射液致重症藥物性皮炎 1 例．藥物流行病學雜誌，1999, 8（3）：139

④ 劉軍健．朱秀琴肌注肝炎靈注射液出現中毒反應 4 例．中國中藥雜誌，1996, 21（3）：186

⑤ 高素珍．肝炎靈致過敏性休克 1 例．人民軍醫，1999, 42（9）：556

附子理中丸（Fuzilizhongwan）

【組成】

制附子、黨參、炒白朮、乾薑、甘草。

【功效】

溫中健脾。

【不良反應】

1. 過敏反應：表現為面部浮腫。

2. 毒性反應：

（1）表現為口舌麻辣，口乾舌燥，咽喉不適，舌頭捲縮，舌體不能旋轉及向口外伸出，舌頭失去味覺。

（2）心律失常：表現為胸悶，氣短，頭暈，甚至暈厥，面色蒼白，口唇輕度紫紺，心率減慢或增快，房室傳導阻滯，心電圖為竇性心律過緩。

【備考】

附子理中丸中附子含烏頭鹼，所報導的毒性反應均屬烏頭齜中毒現象，但附子理中丸的用量均未超過常規用量。

【主要參考文獻】

① 楊星輝．服附子理中丸致面部浮腫 2 例．黑龍江中醫藥，1999（4）：39

② 張自力，張麗萍，王小霞．附子理中丸中毒致心律失常 1 例．中國中醫藥信息雜誌，1996, 3（4）：37

③ 李克洲．附子理中丸中毒致舌捲曲 1 例報告．中藥通報，1981（6）：37

【8 畫】

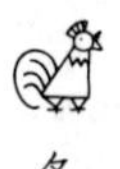

青黛散（Qingdaisan）

【組成】

薄荷，硼砂，青黛，黃連，兒茶，人中白，甘草，冰片。

【功效】

清熱解毒，止痛消腫。

【不良反應】

毒性反應：有報導用青黛散加生理鹽水保留灌腸導致腸麻痺，出現腹脹，嘔吐，排便停止，腹部可見腸型等症狀。

【主要參考文獻】

王遂生．青黛散保留灌腸引起腸麻痺 1 例．中國肛腸病雜誌，1997, 17（1）：5

苦木注射液（Kumuzhusheye）

【組成】

苦木。

【功效】

抗菌消炎，祛濕解毒。

【不良反應】

過敏反應：

（1）藥疹：皮膚瘙癢，出現紅色丘疹，呈蕁麻疹樣。

（2）過敏性休克：出現面色蒼白，心慌氣促，呼吸困難，口唇紫紺，四肢厥冷，出汗，脈搏細弱，血壓下降等症狀。

【備考】

有2例報導肌注本藥引起過敏性休克，其中1例為首次應用，1例為第二次應用。

【主要參考文獻】

① 趙和雲，高風雲．肌注苦木注射液致過敏性休克1例．中國中藥雜誌，1998,（1）：58

② 和雙林．苦木注射液致過敏性休克1例．新醫學，1985（11）：576

苦黃注射液（Kuhuangzhusheye）

【組成】

苦參、大黃、茵陳、柴胡、大青葉等。

【功效】

清熱利濕，疏膽退黃。

【不良反應】

過敏反應：有報導於靜脈滴注10分鐘後出現煩躁不安，呼吸困難，不能說話，四肢冰涼，瞳孔對光反應遲鈍，血壓測不清，心率加快等過敏性休克表現。

【主要參考文獻】

① 王春霞．苦黃注射液致過敏性休克1例．廣東藥學院學報，1998, 14（1）：71

② 王世民．大劑苦參致痙攣1例報告．河南中醫，1995, 15（4）：225

板藍根注射液（Banlangenzhusheye）

【組成】

板藍根，吐溫 −80，苯甲醇。

【功效】

清熱，解毒，涼血。

【不良反應】

1. 過敏反應：表現為皮膚瘙癢，出現散在性粟粒狀充血性皮疹，麻疹樣紅斑或大片玫瑰疹，蕁麻疹。四肢、面部、眼瞼明顯水腫，眼結膜充血，噴嚏，咳嗽，顏面潮紅，發熱，胸悶不適，噁心嘔吐，咽部塞感，聲音嘶啞，氣促，頭暈，心悸，煩躁，呼吸心跳驟停。過敏性休克較多見，也有因此致死的報導。多次肌注後臀部注射部位可出現多發性肉芽腫。

2. 毒性反應：偶見上消化道出血，表現為黑便，嘔吐咖啡樣物。藥物性腎損害，表現為血尿，蛋白尿，BUN 上升。鏡檢紅細胞滿視野，白細胞（++），顆粒管型（++）。

【相互作用】

1.與聚肌胞、柴胡注射液合用易導致過敏反應或過敏性休克。

2.與抗菌藥物：青霉素、頭孢菌素、鏈霉素、慶大霉素、紅霉素、潔霉素、新生霉素、四環素類、氯霉素、灰黃霉素；抗結核藥：異煙肼、紫霉素；解熱消炎鎮痛藥：阿司匹林、非那西汀、消炎痛；鎮靜催眠藥：巴比妥類；抗精神失常藥：氯丙嗪、丙咪嗪；抗癲癇藥：酰胺咪嗪；降血糖藥：胰島素、磺酰脲類、雙胍類；利尿藥：噻嗪類；抗心律失常藥：奎尼丁、普魯卡因酰胺等合用可能導致蕁麻疹型藥疹。

【主要參考文獻】

① 曹靜康，黃純．板藍根過敏致呼吸心跳驟停 1 例報告．江蘇醫藥，1997, 23（4）：229

② 魏漢勇．板藍根與聚肌胞合用致過敏性休克 1 例．重慶醫學，1997, 26（2）：133

③ 馬壽剛，毛彩香。板藍根製劑引起的過敏反應．中成藥，1995, 17（5）：25

④ 司鳳仙．板藍根注射液致蕁麻疹型藥疹 1 例．中國皮膚性病學雜誌，1994, 8（4）：264

⑤ 袁菊生．肌注板藍根注射液引起過敏反應 3 例．報告現代應用藥學，1991（2）：34

⑥ 李景華．板藍根注射液引起多發性肉芽腫 1 例．臨床皮膚科雜誌，1984（1）：38
⑦ 胡明燦，賈遇春．板藍根注射液的不良反應及探討．光明中醫，1998, 13（5）：36

松節油（Songjieyou）

【組成】

松科松屬數種植物滲出的樹脂，經蒸餾或提取得到的揮發油。

【功效】

祛風燥濕，活絡止痛。

【不良反應】

1. 過敏反應：外用可致接觸性皮炎。

2. 毒性反應：

（1）消化系統：燒心，噁心，嘔吐，腹痛。

（2）神經系統：頭暈，頭痛，畏光，煩躁不安，嚴重者可致平衡失調，四肢痙攣性抽搐，甚至昏迷。

（3）呼吸系統：嗆咳，胸痛，吸入者可導致呼吸道損傷，吸入性肺炎，肺水腫。

（4）泌尿系統：膀胱刺激症狀，血尿，蛋白尿，管型尿，酸中毒，甚至腎功能衰竭。

（5）其他：尚可見面色蒼白，紫紺，心率加快，血壓增高，血小板減少性紫癜等。

【備考】

松節油為外用藥，中毒者均為口服或吸入高濃度松節油蒸氣所致，已有中毒致死的案例。

【主要參考文獻】

① 陳美英．小兒松節油中毒的處理．中國鄉村醫生，1997, 13（4）：24
② 林日淵．松節油中毒致死 1 例．中國實用內科雜誌，1997, 17（12）：735
③ 唐倩．1 例嚴重松節油中毒患者的護理．中華護理雜誌，1994, 29

（2）：116

④ 張維恆等·急性中毒診療手冊·北京：人民衛生出版社，1997.177

⑤ 張春林等·急性中毒診斷與急救·北京：化學工業出版社，1996.166

⑥ Treudler R, Richter G, Feier J, et a1. Increase in sensitization to oil of turpentine：recent data from a muhicenter study on 45, 005 patients. *Contact Dermatitis*, 2000, 4（292）：68

⑦ Klein FA, Hack RH. Hemorrhagic cystitis associated with turpentine ingestion. *Urology* 1980, 16（20）：187

⑧ Wahlberg P, Nyman D. Turpentine and thrombocytopenic purpura. *Lancet*, 1969, 2（7613）：215

刺五加注射液（Ciwujiazhusheye）

【組成】

刺五加。

【功效】

益氣健脾，補腎安神。

【不良反應】

過敏反應：

（1）皮疹：皮膚潮紅，瘙癢，出現廣泛性紅斑或蕁麻疹、水疱。伴有寒戰，高熱，咽痛，口腔黏膜糜爛，眼結膜、鞏膜充血水腫。

（2）過敏性休克：嚴重者血壓測不到，出現昏迷，呼吸、心跳驟停，甚至死亡。

（3）其他：可伴有嚴重視物不清，兩眼視網膜呈彌漫性水腫，黃斑區界限不清；心悸及心前區短暫性針刺樣疼痛；噁心，嘔吐，腹瀉等胃腸反應；非孕婦女乳房脹滿，泌乳。及頭痛，頭暈，血壓升高，胸悶，氣促，呼吸心跳加快等。

【備考】

刺五加注射液係刺五加全草提取物的滅菌水溶液，主要含有異嗪皮定、β- 谷甾醇丁香苷、金絲桃苷、葡萄糖苷、齊墩果酸苷元等多種皂苷和黃酮化合物。有擴張血管，增加冠脈血流量，減少心肌耗氧量，改善血液循環的作用。該藥引起的毒副作用報導較多，主要以過敏反應多見，過敏性休克發病急且凶險，臨床應密切注意。

【主要參考文獻】

① 劉月亮，滕莉，李成建等．刺五加注射液的不良反應．醫藥導報，1999, 18（1）：57

② 朱本浩，胡敏．靜滴刺五加注射液致過敏反應 3 例報告．中國鄉村醫生雜誌，1998, 14（10）：45

③ 龍家衡．刺五加注射液致過敏反應 2 例．中國醫院藥學雜誌，1994, 14（10）：469

④ 杜華輝，鮑百麗，王世偉．刺五加注射液引起過敏性休克 2 例．錦州醫學院學報，1996, 17（5）：62

⑤ 龔家斌．靜滴刺五加注射液出現蕁麻疹 3 例．中國中藥雜誌，1998, 23（11）：701

⑥ 武桂梅．靜滴刺五加致育齡婦女泌乳 2 例報導．中成藥，1998, 20（2）：48

⑦ 趙咏娥，聶金蓉．刺五加針劑致腸道過敏 1 例．中國中西醫結合脾胃雜誌，1995, 3（4）：225

和合丸（Hehewan）

【組成】

生川烏、生草烏等。

【功效】

祛風除濕，溫經止痛。

【不良反應】

毒性反應：表現為口麻，繼而面部及周身麻木感，伴有頭暈心悸。心電圖檢查可見結性心律、房室脫節、室性停搏、頻發早搏等心律紊亂。

【備考】

1. 和合丸為著名醫學家傅山製方，已有數百年歷史。本個案報導符合烏頭鹼中毒表現。

2. 本藥不宜與烏頭類藥物同用，以免增加毒必性。

【主要參考文獻】

楊超慧，樊志文．和合丸致心律失常 1 例報告．中成藥，1989,（9）：46

金水寶膠囊（Jinshuiaonang）

【組成】

冬蟲夏草中蟲草菌—蝙蝠蛾擬青霉 Cs-4 菌株。

【功效】

補腎保肺、補精益氣。

【不良反應】

過敏反應：表現為大小不一的紅色皮疹，瘙癢，並伴有胸悶氣喘、頭暈、心悸、腹痛腸鳴等。

【備考】

為個案報導。該製劑是從新鮮冬蟲草中分離所得的菌株經人工發酵培養、加工而成。

【主要參考文獻】

許尤琪，口服金水寶膠囊出現過敏反應 1 例．中國中藥雜誌，1994, 19（8）：503

金雞沖服劑（Jinjichongfuji）

【組成】

金櫻花、十大功勞、穿心蓮、雞血藤、兩面針。

【功效】

清熱解毒，健脾除濕，通絡活血。

【不良反應】

過敏反應：服藥後皮膚瘙癢，出現小米粒樣的紅丘疹，並逐漸密集，面積漸大，瘙癢。

【主要參考文獻】

魏香榮，徐常本．金雞沖服劑致藥疹1例．中國中藥雜誌，1994, 19（11）：693

金嗓散結丸（Jinsangsanjiewan）

【組成】

桃仁、紅花、浙貝母、雞內金、金銀花、蒲公英、麥冬、木蝴蝶等。

【功效】

清熱解毒、活血化瘀、健脾利濕化痰。

【不良反應】

過敏反應：服藥後皮膚瘙癢，出現紅色丘疹。

【備考】

本品為多種藥物組成，本例出現的過敏反應，因未作藥貼試驗，故對何種藥物過敏尚難以確定。

【主要參考文獻】

金立玲，金立丹．金嗓散結丸致皮膚過敏1例．現代應用藥學，1997, 14（3）：58

【9畫】

茵陳蒿湯（Yinchenhaotang）

【組成】

綿茵陳、梔子、大黃、柴胡、黃芩、木通、滑石。

【功效】

清熱利濕，退黃。

【不良反應】

毒性反應：有報導服用茵陳蒿湯後出現胃脘灼熱疼痛，脹滿，胃鏡示：胃黏膜充血。

【主要參考文獻】

周建芽．服茵陳蒿湯劑出現急性胃炎 1 例．中國中藥雜誌，1997, X（5）：314

茵陳酮（Yinchentong）

【組成】

茵陳酮。

【功效】

利膽，護肝，解熱，抗真菌，抗病毒，抗腫瘤，鎮痛。

【不良反應】

長期服用或大劑量誤服可致頭暈，頭痛，心慌，眼花，噁心，上腹飽脹有灼熱感，輕度腹瀉，全身乏力。

【備考】

茵陳二炔酮的慢性毒性實驗僅在大劑量時對大鼠胃腸道有輕微刺激作用。

【主要參考文獻】

范志莘．大劑量茵陳酮引起副反應 1 例報告．臨床皮膚科雜誌，1982（1）：49

茵梔黃注射液（Yinzhihuangzhusheye）

【組成】

茵陳提取物、梔子提取物、大黃、黃芩苷、葡萄糖、葡甲胺、注射用水。

【功效】

解毒，清熱燥濕，消退黃疸，除濕利尿，降低谷丙轉氨酶。

【不良反應】

1. 毒性反應：

（1）消化系統：咽喉部不適，噁心，嘔吐，口唇發紺，腹痛，便意頻繁或腹瀉；口周、口唇疱疹，口周、口腔潰瘍，舌面出血，咽部充血。

（2）心血管系統：眩暈，胸悶，憋氣，煩躁不安，胸部堵塞感，心慌，心前區不適，四肢冰冷，心音低沉，頑固性低血壓，嚴重心動過緩或心動過速。

（3）呼吸系統：呼吸困難，呼吸急促，呼吸音粗，哮喘。

（4）運動系統：皮膚出現花紋，胸部、面部、雙上肢麻木；全身肌肉關節疼痛，腰部疼痛，四肢末梢發紺。

（5）發熱，寒戰，劇烈頭痛，眼球結膜重度充血，視物模糊，眼瞼、面部皮膚出血點，鼻軟骨溶解，紅細胞溶解，急性腎功能衰竭；男性雙側乳房增大，淡黃色乳汁分泌，局部脹痛。

2. 過敏反應：

（1）過敏性休克：全身不適，全身冷汗，額頭癢，唇麻木，畏寒，寒戰，面色蒼白，全身針錐刺感，胸悶，胸部不適，喉頭水腫，心悸，氣急，頭昏，頭暈，眼花，視物模糊，神志不清，意識不清，雙眼凝視，口吐白沫，噁心，嘔吐（可為噴射性），腹痛，腹瀉，口唇紫紺，四肢抽搐，四肢厥冷，呼吸不勻，呼吸困難，呼吸減慢，呼吸急促微弱，血壓下降（甚至為零），雙肺聞及痰鳴音，哮鳴音，心動過速，心跳減慢，竇性心律，心音低鈍，甚至死亡。

（2）藥疹：發熱，頭暈，喉癢，躁動不安，全身皮膚瘙癢，蕁麻疹，皮膚紅腫，胸悶，軀幹、四肢蒼白色風團樣皮疹，靜脈穿刺部位腫脹、疼痛、奇癢。

（3）局限性血管神經性水腫：口唇腫脹，喉頭水腫。

（4）血清病樣反應：噴嚏，流淚，聲嘶，咳嗽，胸悶，呼吸困難，球結膜充血，口唇發紺，皮膚潮紅，粟粒樣丘疹。

【主要參考文獻】

① 黃月容．應用茵梔黃注射液出現過敏和精神症狀．藥物流行病學雜誌，1995, 4（1）：49

② 邵柏松．茵梔黃注射液引起嚴重過敏反應．中國醫院藥學雜誌，1995,

15（3）：142

③ 宋銀霞．茵梔黃注射液致蕁麻疹、皮疹 15 例．醫藥導報，1994, 13（5）：230

④ 王佩珍，周亞萍．茵梔黃注射液致過敏性休克 5 例．寧波醫學，1998, 10（5）：239

⑤ 張建良．茵梔黃引起乳房增大 3 例．現代應用藥學，1995, 12（2）：60

⑥ 俞祖福．靜滴「茵梔黃」引起嚴重血清病樣反應 1 例報告．江蘇中醫雜誌，1985.（2）：9

胃得安（Weide´an）

【組成】

蒼朮、白朮、紫河車、砂仁、厚朴、香附、黃芩、川芎、澤瀉、瓜蔞、麥芽、神曲、甘草。

【功效】

和胃止痛，健脾消食。

【不良反應】

過敏反應：表現為蕁麻疹樣藥疹，先見身軀瘙癢，繼之四肢，包括手掌、腳掌均出現扁平隆起皮面局限性風團，色白，周圍有紅暈，灼熱劇癢。

【主要參考文獻】

① 林秋英等．胃得安治蕁麻疹樣藥疹 1 例．江西中醫藥，1995, 26（3）：49

② 程兆勝等．現代中成藥．南昌：江西科學技術出版社，1997. 1015

香連丸（Xianglianwan）

【組成】

黃連（吳茱萸製）、木香。

【功效】

清熱燥濕，行氣止痛。

【不良反應】

過敏反應：服藥後乏力，皮膚瘙癢，出現散發性蕁麻疹及環形紅斑。

【主要參考文獻】

浦東聲．服香連丸致紅斑治驗．上海中醫藥雜誌，1984（1）：32

追風透骨丸（Zhuifentouguwan）

【組成】

制川烏、制草烏、茯苓、白芷、制香附、川芎、麻黃、地龍、紅小豆、羌活、赤芍、細辛、天南星、炒白朮、乳香、沒藥、秦艽、當歸、桂枝、天麻、甘松、防風、甘草。

【功效】

通經絡，祛風濕，鎮痛祛寒。

【不良反應】

過敏反應：表現為固定型藥疹：包皮水腫、滲液，龜頭瘙癢、紅斑。

【主要參考文獻】

① 王哲，陳淑明．追風透骨丸致固定性藥疹 2 例．中級醫刊，1997, 32（1）：63

② 李學文．新特藥手冊．北京：科學技術文獻出版社，1993. 47

③ 俞長芳．中成藥實用手冊，北京：人民衛生出版社，2000. 709

急支糖漿（Jizhitangjiang）

【組成】

魚腥草、金蕎麥、四季青、麻黃、紫菀、前胡、枳殼、甘草。

【功效】

清肺化痰，宣肺止咳。

【不良反應】

過敏反應：

（1）藥疹：表現為全身皮膚潮紅，瘙癢，有灼燒感，出現密集紅斑及針頭大小的丘疹。伴噁心欲吐。

（2）局限性血管神經性水腫：眼瞼及口唇腫脹。

【主要參考文獻】

① 沈烈行，池兆萍．服用急支糖漿出現藥疹1例。中國中藥雜誌，1995, 20（10）：643

② 韓謹．服急支糖冰致小兒過敏反應1例．中國中藥雜誌，1999, 24（1）：59

③ 程兆勝等．現代中成藥．南昌：江西科學技術出版社，1997. 971

活力蘇口服液（Huolisukoufuye）

【組成】

何首烏、淫羊藿、枸杞子。

【功效】

益氣補血，滋養肝腎。

【不良反應】

毒性反應：表現為腹脹，尿黃，全身乏力，納差，厭食油膩，並見鞏膜黃染，肝區叩擊痛，血清總膽紅素和谷丙轉氨酶升高。

【主要參考文獻】

① 張文芳．活力蘇口服液引起肝損害1例報導．實用中醫藥雜誌，1997（2）：41

② 俞長芳．中成藥實用手冊．第3版．北京：人民衛生出版社，2000. 743

活血壯筋丹（Huoxuezhuangjindan）

【組成】

制烏頭、桂枝、制沒藥、全蝎、制乳香、人參、血竭花、地龍、川牛膝等。

【功效】

祛風活血，壯筋強腰。

【不良反應】

毒性反應：口唇紫紺，舌、口唇、周身麻木，眩暈，頭痛，頭暈，上腹疼痛，噁心，流涎，四肢發涼，四肢不能活動，呼吸困難，呼吸急促，神志模糊，心音低鈍，頻發性早搏，昏迷，譫語，雙側瞳孔擴大，血壓下降。

【主要參考文獻】

① 李相黎．活血壯筋丹中毒2例．中醫醫刊，1982（6）：281

② 俞長芳．中成藥實用手冊．第3版．北京：人民衛生出版社，2000. 746

穿琥寧注射液（Chuanhuningzhusheye）

【組成】

穿心蓮葉提取物，穿心蓮酯琥珀酸半酯單鉀鹽的滅菌水溶液。

【功效】

清熱解毒消炎。

【不良反應】

1. 毒性反應：有報導，靜滴穿琥寧後引起小兒肝功能損害，ALT升高。

2. 過敏反應：

（1）肌注或靜注穿琥寧後出現頭暈，煩躁，口唇四周麻木感，心慌，胸悶，心悸，喉部阻塞感甚至呼吸困難，或出現腹瀉。

（2）過敏性休克。

（3）過敏性紫癜：表現為全身皮下紫癜，血小板減少。

（4）藥疹：皮膚瘙癢，出現紅色斑丘疹，甚至融合成片，尤其以面部與眼瞼更為嚴重。

【主要參考文獻】

① 陳春永．用穿琥寧注射液引起皮下紫癜1例．中國新藥雜誌，1998, 7

（6）：471

② 王國強．靜點穿琥寧引起小兒泄瀉32例臨床分析．浙江中醫雜誌，1995, 30（8）：377

③ 古京紅，施萍．穿琥寧靜滴副作用12例報導．中成藥，1998, 24（3）：177

④ 姚越，李俊．穿琥寧注射液過敏反應2例報導．北京中醫藥大學學報，1998, 21（2）：65

⑤ 王靜，逮文巧．穿琥寧注射液致過敏性休克1例．山東中醫雜誌，1995, 14（1）：11

⑥ 韋怡，劉昌玉．穿琥寧注射液引起肝功能損害1例．中西醫結合雜誌肝病雜誌，1997, 7（2）：95

冠心無憂片（Guangxinwuyoupian）

【組成】

黃楊木、射干、細辛、川芎、青木香、丹參、黃楊鹼D。

【功效】

活血散瘀，理氣止痛。

【不良反應】

毒性反應：

（1）消化系統：納差，噁心，便秘等。

（2）心血管系統：有報導長期服藥後出現心源性猝死。

（3）造血系統：貧血，骨髓檢查多呈增生低下性骨髓象。

（4）泌尿系統：眼瞼及下肢浮腫，並有腎功能損害：血清尿素氮（BUN）升高，血肌酐（Cr）升高，酚紅（PSP）排泄試驗異常。

【備考】

亞急性毒理試驗發現本品對造血系統及腎臟有一定毒性。

【主要參考文獻】

① 甘智誠，劉嵐．冠心無憂片致慢性腎功能衰竭和貧血5例．新藥與臨床，1990, 9（6）, 375～376

② 趙玉鳳，歐英賢。冠心無憂片致純紅細胞再生障礙性貧血1例．新藥與臨床，1990, 9（6）：350

③ 溫朝旭．黃楊與心血管疾病．杭州：浙江科學技術出版社，1988. 117

冠心蘇合丸（Guanxinsuhewan）

【組成】

蘇合香、檀香、青木香、乳香、冰片。

【功效】

理氣寬胸，止痛。

【不良反應】

1. 毒性反應：

（1）消化系統：表現為口乾舌燥，咽乾便秘，胃脘不適，胃痛，上腹部不適，噁心嘔吐，胸腹憋悶等。

（2）心血管系統：有報導冠心病、心絞痛服用冠心蘇合丸月餘，血壓升高，目赤，便秘，口舌疼痛。

（3）神經系統：表現為心煩，氣短，乏力。

（4）其他：舌下腺管藥源性堵塞性炎症，有報導服用本品後出現舌腺口周圍明顯紅腫，觸痛，附近組織黏膜潰瘍。久服易耗氣傷陰，引起咯血、鼻衄、頭痛、兩頷抽掣、目赤、面生癤腫、便秘等。

2. 過敏反應：皮膚瘙癢，皮疹為蕁麻疹，或麻疹樣紅色點狀丘疹，伴有神疲乏力，周身不適，噁心，面部浮腫等症狀。

【備考】

孕婦禁用。

【主要參考文獻】

① 魏香榮，徐常本．冠心蘇合膠囊致過敏反應 1 例．現代應用藥學，1994, 11（4）：57

② 李錫岩．冠心蘇合丸的服用禁忌．藥物與人，1997, 10（1～2）：15

③ 周素榮．服冠心蘇合丸出現過敏性皮疹 1 例．中國中藥雜誌 1995, 20（6）：375

④ 許柏泉．冠心蘇合丸致過敏皮疹 1 例．中成藥研究，1987（4）45

⑤ 汪廣泉．冠心蘇合丸含服致舌下腺堵塞 1 例．中西醫結合雜誌，1987（2）：125

⑥ 胡亞軍．冠心蘇合丸致藥物反應 1 例報告．臨床皮膚科雜誌，1986, 15（5）：275

⑦ 張力群．中西醫臨床用藥正誤大全．太原：山西科學技術出版社，1998. 67, 71

祛痰靈（Qutanling）

【組成】

鮮竹瀝、魚腥草、枇杷葉、半夏。

【功效】

清熱化痰，宣肺止咳。

【不良反應】

過敏反應：服藥後皮膚瘙癢，起較大的紅斑，撓後紅斑部位起小米粒樣密集丘疹。再次用藥後出現同樣的大小紅斑，瘙癢，微腫，紅斑主要出現在軀幹、四肢部位。停藥後紅斑逐漸消失。

【備考】

祛痰靈又稱複方鮮竹瀝。雖為個案報導，但因採用藥貼試驗，證明是過敏反應。該方中魚腥草有引起過敏性反應的記載，過敏症狀也相似。

【主要參考文獻】

楊平．口服祛痰靈出現過敏反應 1 例．中國中藥雜誌，1992（12）：753

祖師麻注射液（Zusimazhusheye）

【組成】

祖師麻、苯甲醇、注射用水。

【功效】

祛風除濕，抗炎鎮痛，活血消腫。

【不良反應】

過敏反應：全身皮膚瘙癢，出現大小不等的水腫性紅斑，水疱，潮紅，灼痛，可伴發熱，嗜睡。

【主要參考文獻】

① 馬守澤．「祖師麻」所致過敏反應 2 例報告．臨床皮膚科雜誌，1988（6）：335

② 趙新先．中藥注射劑．北京：人民衛生出版社，1998, 339

③ 丁濤．中草藥不良反應及防治．北京：中國中醫藥出版社，1992. 439

神奇止咳沖劑（Shengqizhikechongji）

【組成】

枇杷葉、桔梗、罌粟殼、白前、百部、桑白皮、薄荷。

【功效】

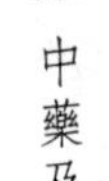

祛痰鎮咳，清熱消炎，利咽止痛。

【不良反應】

毒性反應：表現為精神差，多睡，少哭，少吃，口唇和面色發青，呼吸淺慢、不規則，並可伴陣發性呼吸暫停。瞳孔縮小，對光反應遲鈍。

【備考】

本品引起的毒性反應，與罌粟殼所含的嗎啡等生物鹼有關。

【主要參考文獻】

① 李啟先．新生兒口服神奇止咳沖劑中毒 4 例．小兒急救醫學，1999, 6（2）：94

② 李永申．神奇止咳沖劑致嬰兒呼吸抑制 1 例．中國醫院藥學雜誌，1997, 17（6）：283

③ 雲斌．神奇止咳沖劑致頻繁呵欠 1 例．中國藥物濫用防治雜誌，1996（1）：43

④ 程兆勝等．現代中成藥．南昌：江西科學技術出版社，1997. 927

風油精（Fengyoujing）

【組成】

薄荷腦、丁香油、樟腦酯、香料等。

【功效】

驅風、祛邪、止癢。

【不良反應】

1. 過敏反應：多因外用引起，偶有因口服所致，表現為皮膚粟粒樣蕁麻疹，口腔、尿道外口及陰唇黏膜糜爛出血、瘙癢、灼熱，可伴有高熱、惡寒、咽痛等，偶見過敏性休克。

2. 有因為誤用風油精入眼而導致眼瞼結膜燒傷，角膜穿孔，全眼球炎的病例報導。

【主要參考文獻】

① 李軍．風油精致接觸性皮炎 1 例報告．中國廠礦醫學，1995, 8（1）：63

② 劉甌蘭．外用風油精致過敏性休克 1 例．福建醫藥雜誌，1995, 17（5）：68

③ 栗德敏．風油精致傷眼部 1 例報告．眼外傷職業眼病雜誌，1995, 17（1）：41

④ 王雷，劉海燕．外用風油精致接觸性皮炎 1 例．中草藥，1999, 30（3）：212

風痛靈（Fengtongling）

【組成】

薄荷腦、香精油、丁香羅勒油、冰片、樟腦、氯仿、乳香、沒藥、麝香草腦、血竭、水楊酸甲酯。

【功效】

活血散瘀，消腫止痛。

【不良反應】

過敏反應：外用可致局部皮膚瘙癢，出現邊界清晰、大小不等的紅斑，表面有集簇的小水疱。或用風痛靈滴鼻致氣急，口唇發紫，腹痛等症狀。

【主要參考文獻】

① 朱麗君．風痛靈引起接觸性皮炎 1 例．上海中醫藥雜誌，1988（9）：34

② 項錫林．風痛靈致嚴重過敏 1 例．重慶醫藥，1990, 19（2）：59

風濕液（Fengshiye）

【組成】

獨活、羌活、紅花、川芎、續斷、鹿角膠、鱉甲膠等。

【功效】

祛風除濕，舒筋活絡。

【不良反應】

過敏反應：

（1）過敏性休克：口服該藥後感覺胸悶，出現哮喘，出冷汗，呼吸困難，雙肺滿布哮鳴音。

（2）過敏性藥疹：皮膚潮紅瘙癢，出現大小不一的斑丘疹。

【主要參考文獻】

① 高金平，朱瑞萍．風濕液致過敏反應 1 例．中國醫院藥學雜誌，1997, 17（6）：283

② 于有祥，李建英，蔣曉琴．風濕液致過敏 2 例．西北藥學雜誌，1996, 11（6）：265

紅花油（Honghuayou）

【組成】

白油、白樟油、桂葉油、桂醛、松節油、冬青油、血竭等。

【功效】

活血化瘀、舒筋活絡。

【不良反應】

1. 過敏反應：

（1）接觸性皮炎：局部應用後皮膚瘙癢，紅腫、疼痛。皮疹可呈紅斑、丘疹、蕁麻疹、疱疹、銀屑樣或紫癜，甚至滲液、糜爛、壞死；少數出現大疱性表皮鬆解症，亦有繼發日光性皮炎，個別在皮疹處殘留沉著斑，其上毛發增生，變粗色黑。

（2）過敏性休克：有報導 1 例嗅到紅花油氣味後突然暈倒，意識不清，全身抽搐，大小便失禁。

（3）其他：外用後亦有出現胃腸道反應，如噁心、嘔吐、腹痛、腹瀉等，亦可見發熱，頭昏眼花，關節紅腫、疼痛。

2. 毒性反應：

（1）神經系統：頭暈，躁動，譫妄，抽搐，昏迷，多汗，肢體濕冷。

（2）心血管系統：面色蒼白或潮紅，發紺，心悸，脈搏增快，血壓降低或增高。心電圖可顯示心律不整、傳導阻滯及心肌勞損的改變。嚴重者可因急性肺水腫而死亡。

（3）呼吸系統：喉頭燒灼感，聲嘶廣呼吸急促，鼻翼扇動。

（4）消化系統：口腔黏膜充血，潰瘍，嘔吐，上腹部疼痛。

（5）泌尿系統：小便失禁或尿瀦留。尿中出現蛋白、管型和紅細胞，血尿素氮升高，二氧化碳結合力下降。

（6）其他：血中紅細胞輕度增高，個別病例可見谷丙轉氨酶升高。因誤入眼內而致眼結膜充血，腫脹，角膜混濁，瞳孔散大，對光反射遲鈍。亦有孕婦誤服，致胎死腹中。

【備考】

上述毒性反應均為口服後出現。

紅花油或／正紅花油主要來源於新加坡，其主要成分有白油、白樟油、桂葉油、桂醛、松節油、冬青油等，有的品牌有血竭和未知成分。松節油、血竭有致過敏反應的報導，桂醛也是已知變應原之一。近年有多篇紅花油不良反應的報導，其毒副作用以皮膚過敏反應多見，紅花油中毒多為誤服或服毒，成人的中毒致死量大多超過 30 毫升，但亦有個案口服 15 毫升而死亡。紅花油的主要成分水楊酸甲酯（冬青油）的致死量為

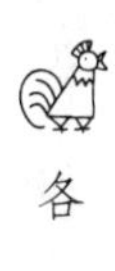

4～30克，對神經系統有明顯的抑制作用，可致腦水腫。病理學檢查發現其對多器官、多系統可造成損害，故臨床表現也複雜多樣。

【主要參考文獻】

① 林陽．正紅花油的不良反應．中國藥學雜誌，1999, 34（3）：193

② 羅國輝．紅花油中毒152例臨床報告．新醫學，1989, 20（2）：75

③ 李虹，李振化．正紅花油所致接觸性皮炎25例（附斑貼試驗結果）．中國皮膚性病學雜誌，1998, 12（11）：359

④ 周偉閣，魏雲杰，劉軍．正紅花油致嚴重全身泛發性大炮疱性表皮鬆解症1例．藥物流行病學雜誌，1996, 5（4）：211

⑤ 王桂琴，李惠萍．紅花油眼損傷3例報告。眼外傷職業眼病雜誌，1995, 17（1）：19

⑥ 喻富強，崔志高．外用正紅花油引起急性胃腸道反應1例．華西藥學雜誌，1995，10（2）：121

⑦ 鄒德明．正紅花油所致接觸性皮炎後繼發日光性皮炎1例．中國皮膚性病學雜誌，1996, 10（5）：183

⑧ 李建勤，汪加琮．小腿外傷處外用正紅花油等出現毛發增生1例．臨床皮膚病學雜誌，1998, 27（1）：68

⑨ 鄭曉玲．正紅花油致銀屑病1例．臨床皮膚性病學雜誌，1999, 13（2）：116

⑩ 李東曉，李坦春。紅花油中毒18例臨床報告．廣東醫學，1984, 5（7）：27

⑪ Chan TH, Wong KC, Chan JC. Severe salicylate poisoning associated with the intake of Chinese medicinal oil（'red flower oil'）. *Aust N Z J Med* 1995, 25（1）：57

【10畫】

莪朮揮發油注射液（Fzhuhuifayouzhusheye）

【組成】

莪朮揮發油、二甲基亞碸、無水乙醇、苯甲醇、注射用水。

【功效】

活血破瘀，消腫止痛，抑制癌細胞。

【不良反應】

1. 過敏反應：靜脈注射可致過敏性休克。

2. 其他：注射部位紅腫，疼痛，並可致靜脈炎或靜脈閉塞。

【備考】

1. 孕婦禁用。

2. 有資料表明，莪朮油長期使用可導致漸進性肝細胞壞死，腎臟充血及腎小管上皮細胞明顯腫脹。

【主要參考文獻】

① 劉國慶．莪朮油葡萄糖注射液致過敏性休克 1 例．現代中西醫結合雜誌，2000, 9（1）：67

② 王紅衛，薛秋萍．莪朮油葡萄糖注射液引起過敏反應 1 例莪朮油．時珍國醫國藥，1999, 10（10）：775

③ 楊學義，楊文穎．莪朮油致靜脈炎 3 例．中國鄉村醫生，1994（5）19

④ 張貴卿等．藥物應用與毒理數據．鄭州：河南醫科大學出版社，1999. 550

根痛平片（Gentongpingpian）

【組成】

牛膝、伸筋草、紅花、沒藥、乳香、白芍。

【功效】

活血祛瘀，舒筋活絡，消腫止痛。

【不良反應】

過敏反應：表現為皮膚瘙癢，出現粟粒狀紅疹。

【主要參考文獻】

吳清，呂復紅，根痛平致變態反應 1 例報告．濟寧醫學院學報，1996, 19（3）：27

速效救心丸（Suxiaojiuxinwan）

【組成】

川芎提取物、冰片、聚乙二醇$_{-6000}$。

【功效】

芳香溫通，活血通脈。

【不良反應】

1. 毒性反應：可引起口腔潰瘍。亦有導致一過性失明的報導。

2. 過敏反應：表現為皮膚瘙癢，出現蕁麻疹，面部浮腫。

【主要參考文獻】

① 李夢杰，崔淑燕．速效救心丸致過敏反應1例．藥物流行病雜誌，1995, 4（2）：123

② 朱波剛．速效救心丸引起過敏反應1例報告．中成藥，1988（8）：45

③ 張仁安，卡丙亮．速效救心丸致口腔潰瘍1例．中成藥，1992（8）：48

④ 葉卯祥，袁琴．速效救心丸的臨床應用及過敏反應．時珍國藥研究，1996, 7（2）：80

⑤ 徐軍．速效救心丸致一過性失明．皖南醫學院學報．1996, 15（1）：85

速效感冒膠囊（Suxiaoganmaojiaonang）

【組成】

撲熱息痛、咖啡因、撲爾敏、非那西丁及人工牛黃等。

【功效】

解熱鎮痛。

【不良反應】

1. 毒性反應：

（1）消化系統：主要為納差，噁心，嘔吐，胃脘疼痛，嘔吐咖啡樣胃內容物。也有報導服用本品後引起肝功能損害，嚴重時可發生中毒性肝炎等。

（2）心血管系統：心慌，氣短，胸悶，EKG 檢查異常，出現傳導阻滯。

（3）精神神經系統：意識模糊，多言多語，言語雜亂，不能正確回答問題，躁動不安，定向力障礙，甚則出現突然暈倒，神志不清，四肢震顫。

（4）血液系統：肌衄、鼻衄，牙齦出血，經骨髓穿刺檢查確診為再生障礙性貧血；尚有報導併發彌漫性血管內凝血（DIC），表現有便血，皮膚出血點或瘀斑，針眼及創口滲血，凝血時間延長。

（5）泌尿系統：腰痛，乏力，納差，實驗室檢查見腎功能損害，出現蛋白尿，甚至發生腎功能不全，腎活檢病理報告為急性間質性腎炎。還有報導服用小兒速效感冒片後，突然出現無尿，腹脹，面部四肢中度水腫，B 超檢查疑雙腎彌漫性實質病變，診斷為急性腎功能衰竭。

（6）其他：致哺乳期閉乳（4 例）服藥期間自覺頭暈，精神倦怠，雙乳發空，乳汁分泌驟減至點滴皆無。

2. 過敏反應：

（1）過敏性休克：有報導服用本品半小時後突然氣促，呻吟，昏睡，大汗淋漓，面色蒼白，呼吸困難，四肢冰涼，脈搏細弱，口唇發紺，心率增快。

（2）藥疹：大疱型紅斑性藥疹，服用本品 4～5 天後引起紅皮病型藥疹，表現為全身皮膚發紅，表皮大片剝脫、糜爛、滲液，劇烈瘙癢和疼痛；甚至出現中毒性表皮壞死鬆解型藥疹並多器官衰竭。也有報導服用小兒速效感冒沖劑後出現患兒手、腳心紅腫、瘙癢，繼而從手、腳向上，四肢逐漸出現丘疹。出血性瘀斑：全身皮膚發花，並可見小如蠶豆，大如胡桃，大小不等，形狀各異的出血性瘀斑，瘀斑壞死、結痂脫落，脫落部位有色素沉著。

（3）過敏性紫癜：有報導服藥兩週後可出現頸胸背腰或雙上肢內側出現對稱性出血疹或斑點，紫紅色，壓不褪色，略高出皮膚，呈點片狀，漸波及全身，微癢，伴四肢大關節疼痛，兩手背腫脹，周身無力，食慾減退等。亦有報導自服速效感冒丸後引起血小板減少性紫癜，表現為肢體與顏面自發大量瘀斑，口腔黏膜血疱破潰，牙齦腫脹出血，尿血，嘔吐咖啡樣胃內容物。實驗室檢查：血小板減少，尿常規紅細胞（+++），凝血酶原時間延長。

（4）免疫性溶血性貧血：有報導服用本品 1 個月後出現持續黃疸、貧血，實驗室檢查見血紅蛋白 63 克／升，網織紅細胞 10.5%，血小板 184×10^9 升，黃疸指數 18 單位，血清膽紅質 29.07 微摩爾／L，1 分鐘膽紅質 50.13 微摩爾／L，血紅蛋白電泳未見異常區帶，冷凝集試驗 1：16，異丙醇、高鐵血紅蛋白還原、蔗糖溶血、Ham 試驗皆正常。Coombs 試驗直接法 1：4 陽性，間接陰性。骨髓增生明顯活躍，粒：紅 =00.7：1，紅系 51.6%，以晚幼紅細胞為主，成熟紅細胞大小不一。紅細胞低滲脆性試驗開始溶血：病人 0.40%，對照試驗 0.44%；完全溶血：病人 0.24%，對照 0.28%。

【相互作用】

有報導本品與 ATP 併用引起蕁麻症，表現為皮膚潮紅，有散在性丘疹，全身奇癢，以上身為甚。臨床診斷試驗中發現，單用 ATP 或速效傷風膠囊不能引起蕁麻疹狀反應，僅在兩種並用時蕁麻疹狀反應方才出現。

【備考】

1. 有人對速效感冒膠囊及其 4 種成分撲熱息痛、撲爾敏、咖啡因、牛黃作藥物抗體檢查，結果加入木瓜酶處理「O」型紅細胞均能與病人血清發生凝集反應，而藥物加入未處理紅細胞，則僅速效感冒膠囊液呈凝集反應，病人血清與撲爾敏、咖啡因、牛黃皆呈陰性反應，檢查證實速效感冒膠囊所致免疫性溶血性貧血同時出現吸附機理及免疫複合機理的混合機理，推測撲熱息痛在速效感冒膠囊的溶血中起主要作用。

也有人報導撲熱息痛誘發血小板減少症中，發現移行抑制因子試驗陽性，故推測撲熱息痛在速效感冒膠囊引起的血小板減少性紫癜中起主要作用。

2. 有過敏史者慎用。

【主要參考文獻】

① 壅致嘉．速效感冒膠囊引起過敏性紫癜合併高度房室傳導阻滯 1 例報告．甘肅醫藥，1989（3）：183

② 劉玉杰．嬰兒口服速效感冒膠囊致嚴重過敏性休克皮膚壞死性瘀斑 1 例報告．實用兒科臨床雜誌，1987（3）173

③ 張曉峰，朱起之，童俊容．速效感冒膠囊致急性間質性腎炎腎功能衰竭 1 例．中華腎臟病雜誌，1997, 13（6）：384

④ 宋麗芳，李文支等．速效感冒膠囊引起粒細胞減少 1 例．中國現代應用藥學，1998, 15（3）72

⑤ 于晉國，江良生．速效傷風膠囊致中毒性表皮壞死鬆解型藥疹 1 例．中華皮膚科雜誌，1992, 25（3）：157

⑥ 方選勝．速效感冒膠囊引起紅皮病型藥疹 1 例報告．臨床皮膚科雜誌，1986（6）：334

⑦ 馬柯．ATP 與速效傷風膠囊併用引起蕁麻疹 1 例．中國醫院藥學雜誌，1990, 10（5）：234

⑧ 林星，魏和平，林惠添．速效感冒丸引起血小板減少性紫癜 1 例．新藥與臨床，1990, 9（6）377

⑨ 劉隆其，王國琪，于淑芬．速效感冒丸引起藥物中毒性肝炎 1 例報告．臨床皮膚科雜誌，1988（5）277

柴胡注射液（Chaihuzhusheye）

【組成】

柴胡、吐溫-80 等。

【功效】

退熱解表。

【不良反應】

1. 過敏反應：

（1）過敏性休克：面色蒼白，皮膚濕冷，血壓和脈搏測不清，全身抽搐，昏迷等。

（2）過敏性皮疹：皮膚灼熱，瘙癢。皮疹呈蕁麻疹；散在性丘疹，直徑約 1～2 毫米；或固定性藥疹。

2. 毒性反應：有報導肌注後引起體溫驟降，心率減慢和血壓暫時下降，亦可致急性肺水腫。

【相互作用】

與板藍根注射液、慶大霉素混合注射易產生過敏反應，甚至過敏性休克。與安痛定混合注射可引起心動過速伴心律不整。

【備考】

1. 肌注柴胡注射液導致過敏性休克已有多例報導，使用時應嚴密觀察。

2. 本藥禁止靜脈給藥，有因誤用本藥靜滴導致過敏性休克和急性腎功能衰竭而死亡的報導。

【主要參考文獻】

① 李淑文．柴胡注射液的不良反應．中成藥，1996, 18（7）：24

② 馮楚才，趙樹森，吳緒祥等．柴胡注射液致急性肺水腫 1 例報告．綜合臨床醫學，1997, 13（3）：225

③ 時彥紅，陳雲麗，王艷霞．靜滴柴胡注射液致死亡 1 例．河北中西醫結合雜誌，1999, 8（5）：794

④ 蔣明廉．板藍根注射液、柴胡注射液混合注射致過敏反應．1 例．中國中藥雜誌，1990（2）54

⑤ 周洮生，米蘭．慶大霉素與柴胡注射液混合注射引起過敏性休克 1 例中國醫院藥學雜誌，1996, 16（7）：331

⑥ 張雪梅．柴胡注射液引起固定性藥疹 1 例．福建醫藥雜誌，1987, 9（6）：64

逍遙丸（Xiaoyaowan）

【組成】

柴胡、當歸、白芍、茯苓、甘草、薄荷。

【功效】

舒肝解鬱，養血健脾。

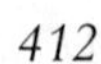

【不良反應】

毒性反應：表現為白帶分泌量增多，陰癢，大汗不止（頭面為主），面色蒼白，心慌，心動過速，頭昏，身倦，疲乏無力，嗜睡。

【主要參考文獻】

① 黃發榮，洪國棟·逍遙丸致嗜睡反應 1 例·吉林中醫藥，1998（2）49

② 胡東雲等·逍遙丸致白帶過多 2 例報告·實用中醫藥雜誌，1996（6）：33

③ 王桂榮等·逍遙丸致大汗出 1 例·濰坊醫學院學報，1995，重 7（3）：180

④ 陳奇·中成藥名方藥理與臨床·北京：人民衛生出版社，1998. 654

骨刺消痛液（Gucixiaotongye）

【組成】

川烏、木瓜、威靈仙、烏梅、牛膝、桂枝等。

【功效】

祛風散寒，除濕通絡，活血止痛。

【不良反應】

1. 毒性反應：口、舌、面麻，四肢麻木，全身發麻，眩暈，心慌，噁心嘔吐，不能言語，行走不便，全身乏力，暈倒，昏迷，雙側瞳孔等大或縮小，對光反射遲鈍或消失，痛覺消失，四肢攣急，心跳加快，心律不整，面色蒼白。

2. 過敏反應：面色潮紅，皮膚濕冷，牙關緊閉，口唇輕度紫紺，神識不清。

【備考】

本品組成藥物烏頭毒性極強，其主要有毒成分為烏頭鹼，也是其有效成分。據文獻記載，川烏中毒量為 3～30 克，草烏為 1～9 克，烏頭鹼為口服 0.2 克。

【主要參考文獻】

① 趙媛華·口服骨刺消痛液致休克 1 例·安徽中醫學報學報，1997, 16（5）：183

② 陸得安．服「骨刺消痛液」過量致中毒 1 例．中西醫結合實用臨床急救，1996, 3（1）：46
③ 曹維珍．口服「骨刺消痛液」中毒 1 例．陝西中醫，1994, 15（6）282
④ 程兆勝等．現代中成藥．南昌：江西科學技術出版社，1997. 754
⑤ 丁濤．中草藥不良反應及防治．北京：中國中醫藥出版社，1992. 430

豹骨壯筋丸（Baoguzhuangjinwan）

【組成】

馬錢子、白芍、乳香、沒藥、川牛膝、杜仲、麻黃、千年健、防風、豹骨、鑽地風、甘草、羌活、桂枝、伸筋草、獨活、當歸、木瓜。

【功效】

祛風濕，壯筋骨。

【不良反應】

毒性反應：表現為頭暈，眩暈，周身無力，身發抖，面肌強拘，口噤，自咬舌頭，噁心，心慌，心悸汗出，四肢緊拘，肢體強直，行動不便等。

【主要參考文獻】

① 霍忠懷．豹骨壯筋丸引起中毒 4 例．陝西中醫，1990, 12（4）：181
② 俞長芳．中成藥實用手冊．北京：人民衛生出版社，2000. 813

烏雞白鳳丸（Wujibaifengwan）

【組成】

烏雞、鹿角膠、鱉甲、牡蠣、桑螵蛸、人參、黃芪、當歸、白芍、香附、天門冬、甘草、熟地黃、川芎、丹參、山藥、芡實、鹿角霜。

【功效】

補氣養血，調經止帶。

【不良反應】

過敏反應：皮膚潮紅灼熱，全身瘙癢，頭面、四肢有密集甚至成片的斑丘疹，伴有兩目紅赤，納呆，便溏。

【主要參考文獻】
王會英·服烏雞白鳳丸出現過敏反應 1 例·中國中藥雜誌，1997, X（8）：505

脈絡寧注射液（Mailuoningzhusheye）

【組成】

玄參，牛膝，金銀花，石斛等。

【功效】

養陰清熱，活血化瘀。

【不良反應】

1. 毒性反應：有報導靜滴脈絡寧出現心前區憋悶，誘發右室梗塞性心絞痛；亦有致腰部劇烈疼痛，伴寒戰，高熱，還可出現頭痛。

2. 過敏反應：

（1）過敏性休克：表現為煩躁，口唇發紺，面色蒼白，出冷汗，四肢厥冷，噁心嘔吐，氣短，呼吸困難，意識不清，血壓下降。

（2）有表現為急性呼吸窘迫過敏症。

（3）藥疹：表現為多形紅斑，面部、頸部皮膚潮紅，迅速擴展到胸背部及雙上肢，亦有出現雙手掌劇癢，出現針頭大小丘疹，伴淡紅色的水腫紅暈。

【備考】

本品具有擴血管，改善微循環，增加血流量及抗凝血，降低血液黏稠度及溶栓等作用，故廣泛用於血栓性脈管炎，動脈硬化性閉塞症，腦血栓形成及後遺症，多發性大動脈炎，四肢急性動脈閉塞症，糖尿病壞疽，靜脈血栓形成及血栓性靜脈炎等。

【主要參考文獻】
① 張俊·脈絡寧靜滴致多形紅斑樣皮疹 1 例報告·臨床皮膚科雜誌，1996（5）：304

② 吳力，李登平．脈絡寧誘發右室梗塞心絞痛 4 例報告．臨床薈萃，1995, 10（6）：278

③ 閻春雷，閻英旺．脈絡寧致過敏性休克 1 例．河北醫藥，1997, 19（2）：108

④ 王星火．脈絡寧致腰痛高熱 1 例．黑龍江醫藥，1997, 10（4）：252

⑤ 程兆勝等．現代中成藥．南昌：江西科學技術出版社，1997. 131

益母草流浸膏（Yimucaoliujingao）

【組成】

益母草、乙醇。

【功效】

化瘀養血。

【不良反應】

過敏反應：皮膚發紅、胸悶心慌、呼吸加快。

【主要參考文獻】

陸學娅．口服益母草流浸膏出現過敏反應 1 例．中國中藥雜誌，1995, 20（12）：758

消石素膠囊（Xiaoshisujiaonang）

【組成】

歐茜草根、一枝黃花、松果菊草水提取物、山金車花、山金車根、磷酸鎂、鈴蘭乙醇提取物（相當於天然鈴蘭糖苷）。

【功效】

溶解尿石和排出結石，防止尿石形成。

【不良反應】

過敏反應：

（1）藥疹：全身皮膚灼熱，奇癢，出現散在風團樣皮疹，散在疱疹，全身乏力。

（2）過敏性紫癜：全身皮膚瘙癢，頸、胸、背、腹部紫紅色斑塊。

【備考】

本品中茜根酸—歐茜草與鎂離子在一起可增加由於鈣鹽所引起的結石在尿中的溶解度；鈴蘭糖苷及其他天然植物成分對易患尿結石者，能改進其排尿功能和增進腎血液循環，刺激排尿，且具有一定的抗炎作用。

【主要參考文獻】

① 卡德爾別克，吐蘭古力・消石素致全身過敏性紫斑 1 例。醫藥導報，1997, 16（4）：186

② 努爾古麗，卡德爾・消石素致全身過敏性紫斑 1 例・中國醫院藥學雜誌，1997, 17（10）：478

③ 梁啟偉・消石素致皮膚過敏 1 例・臨床泌尿外科雜誌　1990, 5（2）：74

消腫片（Xiaozhongpian）

【組成】

制楓香脂、制草烏、制地龍、炒馬錢子、五靈脂、制沒藥、當歸、制乳香、香墨。

【功效】

消腫拔毒。

【不良反應】

過敏反應：表現為皮膚瘙癢，出現針尖樣紅疹，伴有頭暈目眩，欲吐，胸悶脈促，煩躁不安等。

【主要參考文獻】

王廣見，李升三・口服消腫片致過敏反應 1 例・中國中藥雜誌，1990, 15（3）：53

消炎利膽片（Xiaoyanlidanpian）

【組成】

穿心蓮、苦木、溪黃草等。

【功效】

消炎，利膽。

【不良反應】

1. 毒性反應：表現為胃腸道不適，出現脘腹痞滿，納呆便溏，清涎多，口淡乏味，厭油噁心。亦可出現全身陣發性抽搐，角弓反張，四肢關節僵直，伴咳嗽，喘促氣粗，煩躁不安，口乎吸和心率加快。

2. 過敏反應：全身皮膚瘙癢，潮紅，皮疹、丘疹及水疱，水疱周圍有暗紅色斑疹，皮疹邊緣不規則。

【主要參考文獻】

① 梁斌元。消炎利膽片引起固定性藥疹 1 例．現代應用藥學，1996, 13（2）62

② 吳敏，劉洪超．消炎利膽片致全身抽搐、劇烈咳嗽 2 例．陝西中醫，1996, 17（9）：424

③ 程立海，嚴順子．消炎利膽片引起固定性藥疹 1 例．佳木斯醫學院學報，1997, 20（2）：8

④ 張菊蓮．消炎利膽片致嚴重過敏性皮疹 1 例．陝西中醫，1993, 14（3）：109

消咳寧（Xiaokening）

【組成】

麻黃鹼、杏仁、甘草、石膏。

【功效】

止咳祛痰。主治感冒、咳嗽、氣管炎、支氣管哮喘等。

【不良反應】

毒性反應：表現為頭痛，心悸，煩躁，中上腹隱痛，噁心。

【主要參考文獻】

① 馮平．消咳寧急性中毒 1 例．中華護理雜誌，1989, 24（2）：100

② 俞長芳．中成藥實用手冊．第 3 版．北京：人民衛生出版社，2000. 857

消咳喘糖漿（Xiaokechuantangjiang）

【組成】

滿山紅製成的糖漿。

【功效】

止咳，祛痰，平喘。

【不良反應】

1. 毒性反應：

（1）消化系統：噁心，嘔吐，腹痛，腹瀉，可伴全身乏力，眩暈，頭痛，倦怠，顏面潮紅等；實驗室檢查可有肝功能異常。

（2）心血管系統：心慌、胸悶，出冷汗，心律失常，可見竇性心動過速，頻發房性早搏伴室內差異傳導等。

（3）呼吸系統：哮喘，見面赤氣粗，胸膈痞悶，喉中痰鳴，哮鳴氣促。

（4）泌尿系統：肉眼血尿或小便常規檢查發現紅細胞。

2. 過敏反應：

（1）過敏性休克：面色蒼白，大汗，四肢厥冷，呼吸變淺，呼吸困難，脈搏捫不清，心音弱，血壓低，反射消失，神志不清，後四肢抽搐，嘔吐，呼吸二心跳停止，甚至死亡。

（2）藥疹：口服後 20 分鐘，可出現患者全身瘙癢，出現散在粉紅色丘疹，壓之不褪色，伴口唇紫紺，眼瞼顏面潮紅、水腫，呼吸加快，煩躁不安，或出現固定性藥疹，口唇、龜頭及冠狀溝處見硬幣大圓形水腫性紅斑，局部還見水疱，糜爛及滲液。

【相互作用】

同時服用心得安片和消咳喘，加重支氣管哮喘，因心得安係 β–受體阻滯劑，使支氣管平滑肌收縮，導致黏膜出血水腫，管腔變窄，從而加重支氣管哮喘。

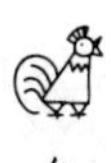

【備考】

本品的毒性反應與滿山紅內含杜鵑酮及少量有毒性作用的梫木毒素有關，內服過量可引起中毒。

【主要參考文獻】

① 宗志國等．「消咳喘」引起心律失常 1 例．上海中醫藥雜誌，1982（1）：30

② 侯欽臣．消咳喘 3 例不良反應報告．中成藥，1986（4）：43

③ 姜援朝，梅炳勛．消咳喘致尿血 1 例．中成藥，1989, 11（7）：47

④ 惠忠道．消咳喘中毒 1 例報告．新醫學，1984, 15（6）：301

⑤ 馬薔薇．消咳喘糖漿引起藥物性皮炎 2 例報告．陝西新醫藥，1985, 14（6）：48

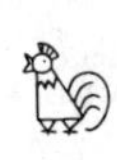

消疣靈注射液（Xiaoyoulingzhusheye）

【組成】

土貝母皂、葡萄糖、鹽酸利多卡因、注射用水。

【功效】

清熱解毒。

【不良反應】

毒性反應：可致粒細胞缺乏，實驗室與骨髓塗片檢查示血色素、紅細胞降低，白細胞缺乏，骨髓增生活躍；伴有乏力，頭痛，全身關節酸痛，高熱，腹瀉。

【主要參考文獻】

① 黃福廣，黃昌亮．消疣靈致粒細胞缺乏症 1 例．陝西醫學雜誌，1997, 26（7）：432

② 趙新先．中藥注射劑．北京：人民衛生出版社，1998. 421

消栓靈注射液（Xiaoshuanlingzhusheye）

【組成】

白眉蝮蛇蛇毒中提取的以精氨酸酯酶為主要成分，含類凝血酶、纖溶酶和激肽酶等的複合酶製劑。

【功效】

活血化瘀，消栓。

【不良反應】

1. 毒性反應：

（1）心腦血管系統：有腦梗死和短暫腦缺血發作者使用消栓靈靜滴後出現再發腦梗死，加重病情。

（2）泌尿系統：有腎毒性，靜滴後出現全程肉眼血尿，以及雙眼瞼浮腫，尿量明顯減少。

2. 過敏反應：皮疹可呈狼瘡樣改變，並融合成片，呈紫色，壓之不褪色。早期出現寒戰，輕度憋悶，顏面部及胸部可見散在斑點狀皮疹，繼則可見全身皮疹增多，雙耳部皮膚、結膜、口唇充血水腫，咽部充血，伴有吞咽困難，聲音嘶啞，繼續發展可見咽痛，憋氣，呼吸困難，不能進食。

【備考】

使用本品治療腦梗死和短暫腦缺血發作後可引發腦梗死可能是由於消栓靈的藥理作用，使動脈壁上形成的血栓鬆散脫落後，堵塞遠端的動脈所致。

【主要參考文獻】

① 田家運．消栓靈致血尿蛋白尿 1 例．中華內科雜誌，1995, 34（8）：570

② 楊紅．靜滴消栓靈期間發生再發腦梗死 3 例．中國臨床藥學雜誌，1997, 6（4）：181

③ 郭東立，張新玲．注射用消栓靈致急性腎衰 1 例．首都醫藥，1998, 5（10）：30

④ 黎娟，曾紀中等．消栓靈致過敏反應 1 例．山西護理雜誌，1996, 10（6）：269

消銀片（Xiaoyingpian）

【組成】

生地、苦參、金銀花、大青葉、赤芍、防風等。

【功效】

清熱涼血，養血潤燥，祛風止癢。

【不良反應】

1. 毒性反應：表現為男子性功能障礙，起初患者自覺性慾淡漠，能性交，但無性高潮，無射精動作，亦無精液流出，繼則出現陽痿。

2. 過敏反應：表現為身體暴露部位較其他部位顯著變黑，顏面、雙手等深褐色色素沉著。

【主要參考文獻】

① 崔秀蘭．長期服用消銀片引起光感性皮炎 1 例．中國皮膚發病學雜誌，1995, 9（3）：189

② 仝敏，王霞．口服消銀片出現男子性功能障礙 2 例．新藥與臨床，1995, 14（1）：56

③ 李學文．新特藥手冊．北京：科學技術文獻出版社，1993. 219

消痔靈注射液（Xiaozhilingzhusheye）

【組成】

五倍子提取物、明礬等。

【功效】

消除內痔，收斂消炎，抑菌止血，產生纖維硬化作用。

【不良反應】

1. 毒性反應：發熱，便意強烈，排便困難，肛門墜脹，出血，肛門括約肌緊張，直腸下端肛管直腸環狀硬索，直腸肛門狹窄，痔周組織壞死破潰，創口滲血不止，若合併腸壁感染，炎症可使黏膜潰爛累及直腸下血管導致嚴重出血。

2. 過敏反應：頻繁乾咳，頭暈，繼之全身風團樣皮疹，瘙癢。

【備考】

外痔及合併急性腸炎者忌用。

【主要參考文獻】

① 邱平久·「消痔靈」內痔注射致大出血 2 例·江蘇中醫雜誌，1985（5）：47

② 王朝光·消痔靈注射術後致肛門狹窄 2 例，遼寧中醫雜誌，1987（8）：34

③ 葉世堂·消痔靈治療內痔引起直腸狹窄 3 例報告·新醫學，1987, 18（12）：634

④ 張寶金·消痔靈注射液治療內痔引起出血原因的分析·中級醫刊，1988, 23（7）：19

消渴丸（Xiaokewan）

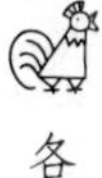

【組成】

黃芪、天花粉、生地黃、優降糖。

【功效】

滋陰清火，益氣生津。

【不良反應】

1. 毒性反應：

（1）內分泌系統：反應性低血糖，表現為服用消渴丸後出現饑餓感，心慌，煩躁不安，或神志恍惚，面色蒼白，極度疲乏，雙上肢震顫，或噁心，視物不清，出虛汗，多汗，四肢抽搐或四肢骨肉鬆弛無力，心跳加快。血糖低於正常，當血糖低於 2.8 毫摩爾／升時出現低血糖昏迷；血糖過低還可致死亡。

（2）精神神經系統：服用本品後因血糖降低而出現行為異常，輕者可神志恍惚，痴呆不語，兩眼發直，吃飯不知饑飽等，重者可見狂躁不安，性格變態，幻聽，幻視，妄想等；亦可出現偏癱。

2. 過敏反應：

（1）過敏性休克：胸悶，煩躁，噁心嘔吐，臉色蒼白，口唇青紫，皮膚濕冷，呼吸急促，心動過速，心音低鈍，脈搏細數無力，血壓下降等。

（2）藥物性皮炎：全身不適，面部潮紅，灼熱感，煩躁，氣喘，出現淡紅色、片狀充血性丘疹，瘙癢。

【相互作用】

本品與大劑量的水楊酸類、保泰松、安妥明、丙磺舒、β-受體阻滯劑等合用可增強磺脲類作用或延緩磺脲類排泄，誘發低血糖反應。

【備考】

1. 服用消渴丸時嚴禁加服優降糖，對嚴重腎功能不全，I型糖尿病、酮尿、妊娠期糖尿病、糖尿性昏迷等不宜應用，肝炎患者慎服。

2. 老年糖尿病患者服用消渴丸引起的低血糖反應被認為是優降糖蓄積過量所致，因此，認為腎病和年老合併其他疾病是低血糖反覆發作的主要原因。

【主要參考文獻】

① 薛德聯，薛履霞．消渴丸致反應性低血糖 2 例．中成藥　1992, 14（4）：49

② 楊翠峰．消渴丸引起低血糖反應 1 例．新藥與臨床，1989, 8（6）：334

③ 張力群．中西醫臨床用藥正誤大全．太原：山西科學技術出版社，1998. 7, 149

④ 王遠征，劉連成，趙瑩．消渴丸致短暫偏癱 1 例報告．哈爾濱醫藥，1994, 14（3）：49

海珠神珍珠明目滴眼液

(Haizhushenzhenzhumingmudiyanye)

【組成】

珍珠層粉水解液等。

【功效】

明目去翳，清熱解痙。

【不良反應】

過敏反應：兩眼不適，眼瞼紅腫，局部瘙癢，結膜充血。

【主要參考文獻】

齊立坤，海珠神珍珠明目滴眼液致過敏反應 1 例．臨床皮膚科雜誌，1995, 24（6）：400

桑葉注射液（Sangyezhusheye）

【組成】

桑葉。

【功效】

疏風清熱，清肝明目。

【不良反應】

過敏反應：銀屑病皮疹手套，色戲紅，全身彌漫性潮戲，腫脹，大量脫屑，發熱。

【備考】

本案例原有銀屑病，肌注本藥後皮疹範圍擴大，病變加重。

【主要參考文獻】

① 孫傳壽．桑葉注射液促發紅皮型銀屑病重例報告．臨床皮膚科雜誌，1986（1）：40

② 張貴卿等．藥物應用與毒理數據．鄭州：河南醫科大學出版社，1999. 505

③ 徐元貞．新全實用藥物手冊．第 2 版．鄭州：河南科學技術出版社，1999. 144

【11 畫】

華佗再造丸（Huatuozaizaowan）

【組成】

當歸、川芎、白芍、紅花、紅參、五味子、馬錢子、南星、冰片等。

【功效】

活血化瘀，化痰通絡，行氣止痛。

【不良反應】

1. 過敏反應：皮膚瘙癢，出現大面積片狀紅斑，邊界清楚。亦可致陰囊濕疹。

2. 毒性反應：可導致傷陰表現，如頭痛，頭昏，口乾，牙齦紅腫，口腔潰爛，心煩，疲乏，大便乾燥，小便赤澀等。

【備考】

方中馬錢子有引起過敏反應的報導。

【主要參考文獻】

① 文常青．華佗再造丸致過敏反應 1 例．山東醫藥，1996, 36（12）：41

② 張記旭．服華佗再造丸導致傷陰的案例報導．中國中藥雜誌，1991（5）：309

華佗膏（Huatuogao）

【組成】

不詳。

【功效】

殺菌止癢。

【不良反應】

過敏反應：外用後皮膚瘙癢，繼而出現紅斑及密集的針尖至粟粒大小丘疹、丘疱疹，有灼痛感。

【備考】

使用時不宜與肥皂、來蘇兒、雙氧水、碘酒、酒精合用。

【主要參考文獻】

宋秋珍．華佗膏引起接觸性皮炎 1 例報告．臨床皮膚科雜誌，1986（6）：336

雪蓮花酒（Xuelianhuajiu）

【組成】

雪蓮花、白酒。

【功效】

補腎壯陽，溫經散寒，祛風除濕。

【不良反應】

1. 毒性反應：

（1）消化系統：噁心，嘔吐，嘔吐物可為棕色液體，腸鳴音亢進。

（2）心血管系統：胸悶，血壓下降，心率加快，心律不整，出現交界性心律伴有折返形成二聯律，干擾脫節伴有變動的室內傳導阻滯或差異。

（3）神經系統：出現口唇、舌、和四肢發麻等感覺異常，汗出。

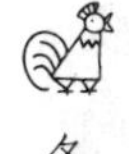

（4）呼吸系統：憋氣，呼吸不利。

【相互作用】

含有乙醇的中成藥不宜與三環類抗抑鬱藥（丙咪嗪、去甲丙咪嗪、阿密替林、多濾平）同服，因乙醇是一種藥酶誘導劑，能使肝臟藥酶活性增強，在肝藥酶的誘導下代謝產物增加，可增加三環類抗抑鬱藥的不良反應；

不宜與甲硝唑、單氧化酶抑製劑同服，因可引起嘔吐、顏面潮紅，腹痛、腹瀉、呼吸困難、頭暈、頭痛、運動失調、低血壓等中毒症狀，嚴重者可出現抽搐、心律失常、神志不清等，如不及時搶救，可致死亡；

不宜同服（注射）胰島素等降血糖藥，會使病人出現嚴重低血糖和不可逆的神經系統病變，或頭暈、嘔吐、嚴重昏睡等不良反應；

不宜與水楊酸類抗風濕藥同服，因能加強其刺激胃腸道的作用，從而增強胃腸道的不良反應，嚴重時可導致胃腸道出血；

不宜與血管擴張藥、噻嗪類利尿藥、氯丙嗪類安定藥、降壓藥（肌乙啶）等同服用可出現嚴重低血壓；含有乙醇的中成藥能增強各種中樞抑製藥、麻醉性鎮痛藥及部分抗組胺藥的鎮靜作用；還能加重呋喃類抗菌素藥對中樞神經的毒性；含有大量乙醇的中成藥可降低血鉀濃度，並產生機體對洋地黃類的敏感性而引起中毒。

【備考】

雪蓮花含烏頭鹼，孕婦忌用。

【主要參考文獻】

① 孫咸茂．雪蓮花酒中毒個案報告．河北中醫，1985（4）：27

② 曉華．藥物引起的疾病．北京：中國華僑出版社，1993. 165, 172, 183

③ 盧祥之，王曉鶴．中華藥酒譜．北京：科學出版社，1998. 65

④ 丁濤．中草藥不良反應及防治．北京：中國中醫藥出版社，1992. 404

雪蓮注射液（Xuelianzhusheye）

【組成】

雪蓮、氯化鈉、注射用水。

【功效】

補腎壯陽，調經止血。用於風濕性關節炎、牙痛等。

【不良反應】

過敏反應：

（1）表現為流涕，多淚，打噴嚏，全身瘙癢，球結膜充血，眼瞼浮腫，口唇腫脹，胸悶，心悸，呼吸困難，喉頭有堵塞感，並有血壓下降，心動過速。

（2）藥疹：表現為全身散在點狀斑疹或紅色斑丘疹，界限清楚，皮膚瘙癢。

【主要參考文獻】

① 趙新華，譚力明．肌注雪蓮注射液發生過敏 2 例．新疆中醫藥，1995（4）14

② 趙新先．中藥注射劑．北京：人民衛生出版社，1998. 338

蛇膽川貝液（Shedanchuanbeiye）

【組成】

蛇膽汁、川貝母。

【功效】

清肺，止咳，除痰。

【不良反應】

過敏反應：

（1）藥疹：全身皮膚潮紅，瘙癢，出現紅色丘疹，斑丘疹，蕁麻疹或紫癜，伴有眼結膜充血，咽部充血，雙眼瞼、口唇腫脹，流淚。

（2）急性喉頭水腫，胸悶，心悸，發熱，出汗，全身不適等。

【備考】

本品含蛇膽汁，故不宜與奎尼丁片同服，因奎尼丁與膽汁的陰離子能生成不溶性絡合物。

【主要參考文獻】

① 楊樹先．蛇膽川貝液致過敏反應 1 例．北京中醫雜誌，1992（2）：54

② 陳英俊．蛇膽川貝液所致藥疹 7 例報告．臨床皮膚科雜誌，1988（6）：334

③ 韓寶義．蛇膽川貝液致藥疹 2 例報告．臨床皮膚科雜誌，1988（5）：275

④ 李學義．蛇膽川貝液所致藥疹 1 例．中藥通報，1987, 12（10）：54

⑤ 曉華．藥物引起的疾病．北京：中國華僑出版社，1993. 180

蛇膽陳皮散（液）（Shedanchenpisan / ye）

【組成】

蛇膽汁、陳皮。

【功效】

順氣化痰，祛風健胃。

【不良反應】

過敏應應：皮膚瘙癢，紅腫，皮疹，口腔、鼻腔、眼瞼黏膜和龜頭、肛周等處出現粟粒樣小疱疹及潰爛。或伴有呼吸困難。

【備考】

本品適用於風寒咳嗽，燥熱咳嗽，誤用本品時，可加重咳嗽，胸痛，咽乾。

【主要參考文獻】

① 金得新．蛇膽陳皮液不可濫用．中醫藥信息，1995, 12（6）：22

② 郭正祥．中成藥蛇膽陳皮散引起全身多處黏膜潰爛 1 例報告．新疆中醫藥，1989（1）20

③ 程兆勝等．現代中成藥．南昌：江西科學技術出版社，1997. 919

痔瘡寧栓（Zhichuangninshuan）

【組成】

未見文獻詳細記載。

【功效】

治療肛裂疾病。

【不良反應】

過敏反應：

（1）過敏性休克：頭暈，頭昏乏力，心悸，噁心，口乾，氣緊，胸悶，冷汗出，呼吸困難，雙眼瞼球結膜充血，心跳加快。

（2）藥疹：口乾，全身皮膚發紅，散在性丘疹，皮膚灼熱，瘙癢，風團疙瘩，紅白色水腫性風團塊，雙小腿出血點，口唇乾燥有痂殼，煩躁不安，心跳加快。

【主要參考文獻】

① 王遠根．痔瘡寧栓引起阿托品樣中毒反應 2 例．中華肛腸病雜誌，1989.（3）：37

② 仲高海．「痔瘡寧栓」過敏 1 例報告．鐵道醫學，1988（5）：303

③ 李章全．痔瘡寧栓致過敏性休克 1 例．四川中醫，1986（8）：49

④ 曉華．藥物引起的疾病．北京：中國華僑出版社，1993.142

康婦消炎栓（Kangfuxiaoyansuan）

【組成】

苦參、紫花地丁、紫草、龍膽粉、蘆薈、穿心蓮等。

【功效】

清熱解毒，殺蟲利濕，軟腎散結，化瘀止痛。

【不良反應】

過敏反應：皮膚瘙癢，出現蕁麻疹，或伴有腹痛，腹瀉。

【主要參考文獻】

① 陳淑蓮·康婦消炎栓致過敏性蕁麻疹1例·河北醫學，1997, 3（5）：108

② 徐向東·康婦消炎栓致過敏1例·中國中藥雜誌，1990, 15（4）：52

③ 李學文·新特藥手冊·北京：科學技術文獻出版社，1993. 196

④ 程兆勝等·現代中成藥·南昌：江西科學技術出版社，1997. 1132

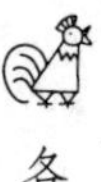

康萊特注射液（Kanglaitezhusheye）

【組成】

薏苡仁提取的脂質體注射劑。

【功效】

益氣養陰，消積散結。

【不良反應】

過敏性休克：表現為有異味感（汽油味），寒戰，發冷，胸悶，心慌，四肢冰冷，紫紺，噁心，嘔吐，口腔黏液性分泌物增多，大汗，血壓下降，心律失常如室上性心動過速等。

【主要參考文獻】

① 胡亞軍等·用康萊特出現過敏性休克1例·中國新藥雜誌，1998, 7（3）：223

② 程兆勝等·現代中成藥·南昌：江西科學技術出版社，1997. 1362

鹿茸精注射液（Lurongjingzhusheye）

【組成】

鹿茸、液化酚、注射用水。

【功效】

溫壯腎陽，生精益血，補髓健骨。

現代研究表明鹿茸有保護心血管，促性腺功能，增強免疫功能，抗應急作用，抗疲勞和耐缺氧作用，對細胞的誘導分化作用，促進創傷癒合等作用。

【不良反應】

過敏反應：

（1）過敏性休克：肌注鹿茸精數分鐘到半小時後出現頭昏，面色蒼白，胸悶、心悸，大汗淋漓，大小便失禁，呼吸急促，呼吸困難，呼吸衰竭，心動過緩，昏迷，血壓下降，心跳、呼吸驟停甚至死亡。

（2）藥疹：表現為圓形大小不等紅色皮疹。邊緣清楚，皮疹高出皮膚表面，瘙癢，可融合成片，遍布全身，或伴噁心、頭暈、煩躁等全身症狀。

（3）其他：發熱，汗出，口乾作渴，食慾亢進，手足心熱，心煩不寐，大便乾燥。

【備考】

急性毒性實驗結果表明動物中毒之後出現顫抖、安靜、喘氣、流淚等症狀；亞急性毒性實驗表明，鹿茸精可引起明顯的纖維性腹膜炎，大劑量的鹿茸精可引起紅細胞容積、血紅素、血總蛋白及蛋白與球蛋白比值輕度降低等。

【主要參考文獻】

① 鄭念信．肌注鹿茸精發生過敏性休克致死．浙江中醫雜誌，1984（12）：538

② 岑維，王番．肌注鹿茸精引起過敏反應 1 例報告．廣西中醫藥，1982（5）：38

③ 周歧士．鹿茸精注射過敏死亡 1 例報告．成都中醫學院學報，1980（4）

④ 趙新先．中藥注射劑．北京：人民衛生出版社，1998：414

⑤ 蔣慶雨，齊永茂．中藥不良反應．北京：中國中醫藥出版社，1995. 450

羚羊角注射液（Lingyangjiaozhusheye）

【組成】

羚羊角。

【功效】

平肝熄風，清熱鎮驚，解毒。

【不良反應】

過敏性休克：頭暈，噁心嘔吐，面色蒼白，四肢發冷，心音弱，血壓下降等症狀。

【主要參考文獻】

李秀琴．羚羊角注射液致過敏性休克 2 例．中國新藥雜誌，1995, 4（2）：45

羚翹解毒丸（Lingqiaojieduwan）

【組成】

羚羊角、金銀花、連翹、薄荷、荊芥穗、淡豆豉、牛子、桔梗、淡竹葉、甘草。

【功效】

疏風清熱，解毒。

【不良反應】

1. 毒性反應：表現為汗出，肢體麻木無力，鼻唇溝變淺，口角喎斜等。

2. 過敏反應：心跳加快，兩膝及小腿後部發燒發癢，紅腫，成片狀紅斑，對稱分布，呈猩紅熱樣疹，稍有痛感，軀體皮膚潮紅。

【主要參考文獻】

① 孫鳳翠，單淑麗．服羚翹解毒丸後腦梗死 1 例．中國鄉村醫生雜誌，1996（9）：43

② 蔣慶雨，齊永茂．中藥不良反應．北京：中國中醫藥出版社，1995. 334

清開靈注射液（Qingkailingzhusheye）

【組成】

牛黃、水牛角、珍珠母、黃芩、梔子、金銀花、板藍根等。

【功效】

清熱解毒，醒神開竅，化痰通絡，安神鎮靜，活血祛風。

【不良反應】

1. 毒性反應：

（1）消化系統：噁心，嘔吐，腹中絞痛或腹痛，下墜感，出現便意，欲便但未排出等。

（2）心血管系統：有報導靜滴本品後出現左心衰竭，表現為呼吸急促，不能平臥，咯大量白色或粉紅色泡沫痰，煩躁不安，血壓降低，口唇發紺，雙肺可聞喘鳴音及雙肺底濕羅音。

（3）精神神經系統：幻覺，煩躁或躁動，譫語等。

（4）呼吸系統：咽部發癢，喉頭發緊，咽喉似有異物堵塞，繼則胸悶，呼吸困難，失聲，或發聲無力；亦有報導引起支氣管哮喘。

（5）其他：有報導靜滴本品後出現寒戰，中高熱等。

2. 過敏反應：

（1）過敏性休克：現已有較多的文獻報導靜滴清開靈後可出現過敏性休克，主要表現為靜滴時、靜滴後患者突發心慌、心悸，胸悶，大汗，面色蒼白，全身汗出，脈搏細弱，心率超過 100 次／分，血壓下降直至為零，出現休克。

（2）藥疹：有較多的文獻報導靜滴清開靈後可出現藥疹，

如蕁麻疹，大疱性表皮鬆解型藥疹，伴有鼻塞，鼻黏膜、眼結膜水腫，心悸，氣促，煩躁。

（3）局限性血管神經性水腫：周身燥熱，面部、球結膜充血，雙眼瞼水腫，鼻塞，流涕。

【相互作用】

1. 本品與青霉素合用靜滴引起高熱，煩躁不安，抽搐，血壓下降等反應。

2. 有報導本品可誘發洋地黃毒性反應，長期服用地高辛的患者，使用清開靈靜滴後出現納差，噁心，心前區不適等。

【主要參考文獻】

① 董學林．清開靈注射液誘發洋地黃毒性反應 1 例．中國中西醫結合雜誌，1993（4）：207

② 何守再．清開靈注射液致急性左心衰 2 例．臨床薈萃，1996, 11（2）：90

③ 任相成．清開靈注射液與青霉素聯合應用致不良反應 6 例．中級醫刊，1995, 30（7）：45

④ 韓淑俠，郭慶榮．清開靈注射液過敏反應 26 例分析．鎮江醫學院學報，1999, 9（2）：267

⑤ 周榮斌，李愛民．清開靈注射液藥物反應致死 1 例．中華內科雜誌，1998, 37（7）：450

清寧丸（Qingningwan）

【組成】

大黃、厚朴、陳皮、香附、黃芩、綠豆、槐枝、車前草、白朮、半夏、桑葉、黑豆、大麥。

【功效】

清熱瀉火，理氣通便，消食導滯。

【不良反應】

毒性反應：發燒，小便紅褐色，四肢無力，頭暈，面黃，唇色蒼白，鞏膜輕度黃染，尿膽元（++++）。經檢查為急性溶血性貧血。

【主要參考文獻】

① 趙輝．清寧丸致急性溶血性貧血 1 例報導．山東中醫學院學報，1984（4）：45

② 曉華．藥物引起的疾病．北京：中國華僑出版社，1993.1 . 14

③ 程兆勝等．現代中成藥．南昌：江西科學技術出版社，1997. 82

清涼油（Qingliangyou）

【組成】

薄荷腦、薄荷油、樟腦油、樟腦、桉葉油、丁香油、桂皮油、氨水、地蠟、石蠟、凡士林。

【功效】

清涼散熱，醒腦提神，避穢防邪，消炎退腫，止痛止癢。

【不良反應】

過敏反應：外用後出現頭昏，噁心，心慌，胸部緊悶感，汗出，意識逐漸模糊，暈倒，表情淡漠，對光反應遲鈍，四肢濕冷，血壓下降，心跳減慢，心音減弱，呼吸加速等，呈過敏性休克表現。

【主要參考文獻】

① 張建．外用清涼油致過敏性休克．武警醫學，1997, 6（6）：359

② 程兆勝等．現代中成藥．南昌：江西科學技術出版社，1997. 254

清熱解毒注射液（Qingrejieduzhusheye）

【組成】

紫花地丁、菊花、穿心蓮、吐溫 -80、注射用水。

【功效】

清熱解毒，涼血消腫，抗菌消炎。

【不良反應】

過敏反應：有個案報導，肌注本品後出現呼吸困難，四肢冰冷，驚厥抽搐，昏迷，心跳加快等過敏性休克表現。

【主要參考文獻】

① 周國建．注射清熱解毒劑致過敏性休克 1 例．中國中藥雜誌，1992, 17

（3）：171

② 趙新先．中藥注射劑．北京：人民衛生出版社，1998. 255

魚腥草注射液（Yuxingcaozhusheye）

【組成】

魚腥草。

【功效】

清熱解毒，消癰排膿，利尿通淋。

【不良反應】

過敏反應：

（1）過敏性皮炎：全身皮膚瘙癢，潮紅，皮疹呈蕁麻疹樣，或小出血點或紫癜，也有引起大疱性表皮鬆解萎縮型藥物性皮炎的報導，表現為廣泛的皮膚紅斑，鬆弛大疱，如燙傷樣，表皮分離症陽性，並多伴有發熱。

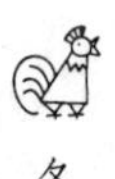

（2）過敏性休克：表現為頭暈，呼吸困難，口唇四肢麻木，面色及口唇蒼白，眼瞼浮腫，結膜充血，胸悶，或口唇紫紺，四肢冰冷，冷汗，視力模糊，語無倫次，腹痛，心音低鈍，血壓下降，甚至測不到，脈搏細弱而速，肺部可聞及哮鳴音。重者意識模糊，全身無力癱倒。

【備考】

魚腥草注射液為新鮮魚腥草揮發油飽和滅菌溶液，主要成分為癸酰乙醛，過敏反應或過敏性休克可在20秒內發生，且較凶險，因此，在臨床應用時應密切觀察，有藥物過敏史或過敏體質者慎用。

【主要參考文獻】

① 劉華壽．肌注魚腥草注射液引起過敏性休克1例．中國中藥雜誌，1997, 22（5）：314

② 李大勝，李發全．魚腥草注射液致過敏性休克1例．中原醫刊，1996, 23（8）：50

③ 葉芳．魚腥草注射液致過敏反應1例．中西醫結合實用臨床急救，1995, 2（4）：187

④ 張益進．魚腥草注射液引起過敏性紫癜 1 例報告．河南中醫，1988（2）封四

⑤ 岑桂芹．魚腥草注射液引起大疱性表皮鬆解萎縮型藥物性皮炎 1 例報告．新中醫，1979,（5）：46

產復康沖劑（Chanfukangchongji）

【組成】

益母草、當歸、人參、黃芪、何首烏、桃仁、蒲公英、香附等。

【功效】

補氣養血、排瘀生新。

【不良反應】

過敏反應：可引起噁心，嘔吐，下腹劇烈疼痛，腹瀉等症狀。

【主要參考文獻】

周萍，何葉秋，產復康致嚴重腹瀉 1 例．現代應用藥學，1994, 11（4）：55

牽正散（Qianzhengsan）

【組成】

天麻、白附子、全蝎、僵蠶。

【功效】

祛風止痙。

【不良反應】

有報導服用牽正散 6 劑後，出現面色萎黃，乏力，呈進行性加重，繼而出現胸悶，心慌，血象：血色素及紅細胞減少，骨髓塗片顯示為純紅細胞再生障礙。

【主要參考文獻】

石長虹，李棟，宋秀玲．牽正散致急性純紅細胞再生障礙 1 例．陝西中醫，1997, 18（9）：42

【12 畫】

黃龍咳喘沖劑（Huanglongkechuangchongji）

【組成】

黃芪、淫羊藿、地龍、魚腥草、桔梗、射干等。

【功效】

鎮咳化痰，益氣平喘。

【不良反應】

過敏反應：皮膚灼癢，出現大小不等的紅色或淡紅色斑丘疹。

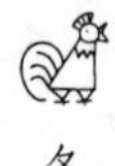

【主要參考文獻】

郭劍輝，鄧新艷，劉丹亞．黃龍咳喘沖劑致蕁麻疹型藥疹 1 例．中國皮膚性病學雜誌，1996, 10（2）：125

黃芩苷（Huangqingan）

【組成】

黃芩苷（$C_{21}H_{18}O_{11}$）。

【功效】

除濕熱，瀉實火。

【不良反應】

口服黃芩苷數小時出現畏寒發熱，停藥後自行消退，屢服屢現。

【備考】

僅屬個案報導。本例服含黃芩的中藥煎劑亦引起發熱。

【主要參考文獻】

① 湯瑞良等．口服黃芩苷引起高熱 1 例報告．上海醫學，1979（8）：65

② 張力群．中西醫臨床用藥正誤大全．太原：山西科學技術出版社，1998. 768

黃芪注射液（Huangqizhusheye）

【組成】

黃芪。

【功效】

補益脾肺，益氣升陽。

【不良反應】

過敏反應：皮膚出現紅色皮疹、丘疹、風團，瘙癢，鼻癢噴嚏，並可使原有的咳喘或水腫加重，甚至出現胸悶、噁心、神志不清、血壓下降等過敏性休克的表現。

【主要參考文獻】

① 胡明燦，謝壽坤．黃芪不良反應的文獻概述．南京中醫學院學報，1993, 9（4）：60

② 梁穎．6 例黃芪過敏反應的臨床分析．廣西中醫藥，1998, 21（重）：41

黃連素片（Huangliansupian）

【組成】

小檗鹼。

【功效】

消熱消炎，鎮痛止瀉，降壓利膽等。

【不良反應】

1. 毒性反應：

（1）造血系統：引起免疫性血小板減少症。

（2）消化系統：上腹不適，腹絞痛，腹瀉或便秘等。

2. 過敏反應：皮膚潮紅、瘙癢，出現皮疹、蕁麻疹；高熱，頭痛，面色蒼白，冷汗，血壓下降；胸悶，氣促，咽堵塞感，煩躁不安，甚至喉頭水腫而致呼吸困難。

【相互作用】

與洋地黃強心苷合用，可增高強心苷的濃度而發生強心苷中毒。

【主要參考文獻】

① 姜紅，劉偉，李長德．口服黃連素片引起過敏反應 1 例．中國藥學雜誌，1994, 29（4）：226

② 徐振國．口服黃連素引起過敏反應 1 例．河北醫藥，1988（2）：6

③ 許溫，王彥，吳向勇．黃連素致皮膚過敏反應 1 例．中國醫院藥學雜誌，1997, 17（9）：428

④ 鮑玉琴．黃連素及黃連的不良反應．中西醫結合雜誌，1983（1）31

⑤ 彭華芝．黃連素片引起急性溶血 2 例報導．德宏醫藥，1986（1）：45

黃連素注射液（Huangliansuzhusheye）

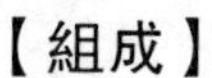

【組成】

小檗鹼（berberine）。

【功效】

抗菌消炎。

【不良反應】

1. 毒性反應：兩眼上翻，瞳孔散大，四肢抽搐，噁心嘔吐，二便失禁，頭昏，心慌，氣急，甚至心跳、呼吸停止。

2. 過敏反應：

（1）皮疹：局部或全身皮膚潮紅或出現斑丘疹、蕁麻疹，瘙癢。

（2）呼吸系統變態反應：咽部發癢發乾，聲音嘶啞，喉頭發緊，呼吸急促，劇烈嗆咳。

（3）過敏性休克：心慌、胸悶，氣憋，冷汗，血壓下降至很低。

【相互作用】

黃連注射液與青霉素配伍時極不穩定，遇酸、鹼、醇、重金屬離子等均易破壞，故不宜配伍注射。

【備考】

1. 黃連素注射液肌注和靜脈入藥均可引起不良反應。黃連素吸收入血液後迅速進入組織內，其分布以心、肺、腎、腸、肝、脾等依次減少。因此，黃連素吸收後於心內含量較多，又可抑制心臟，而且靜脈給藥毒性大，故可能導致急性心源性腦缺氧綜合徵。鑒於此，此藥對於心臟病患者宜慎用。

2. 低血鉀是靜滴黃連素注射液引起循環呼吸驟停的重要誘因。

3. 有青霉素及鏈霉素過敏史的患者更容易出現過敏反應，宜慎用。

【主要參考文獻】

① 鮑玉琴。黃連素及黃連的不良反應．中西醫結合雜誌，1983（1）：31

② 中華內科雜誌編委會．靜脈滴注黃連素致循環呼吸驟停 3 例報告．中華內科雜誌，1981（1）：44

③ 曹元祿．小劑量黃連素靜滴所致過敏反應 1 例．中級醫刊，1981,（2）：48

④ 鄭豐．黃連素肌注引起過敏性休克 1 例．青海醫藥，1980（4）：21

⑤ 王保義．肌肉注射黃連素過敏 1 例報告．吉林醫學，1983, 4（1）：63

黃荊油膠丸（Huangjingyoujiaowan）

【組成】

馬鞭草科植物黃荊揮發油。

【功效】

祛痰，止咳，平喘。

【不良反應】

過敏反應：皮膚瘙癢，出現蕁麻疹。

【主要參考文獻】

① 劉雲鳳．黃荊油膠丸引起蕁麻疹 1 例報告．廣西中醫藥，1989, 12（3）：39

② 丁濤．中草藥不良反應及防治．北京：中國中醫藥出版社，1992. 255

葛根素注射液（Gegensuzhusheye）

【組成】

葛根素（4，7—二羥 8-B-D 葡萄糖異黃酮）。

【功效】

擴張血管，降低心率、血壓及心肌耗氧量。用於冠心病，心肌梗死，心絞痛，腦動脈硬化等。

【不良反應】

1. 過敏反應：皮膚出現紅色斑丘疹或粟粒樣丘疹，瘙癢，或腫脹，或見鼻癢鼻塞。

2. 毒性反應：

（1）消化系統：咽痛，納差，胸悶，欲嘔，厭食，腹脹，肝區不適，血清谷丙轉氨酶增高。

（2）神經系統：頭昏頭痛，神志不清，二便失禁等。

（3）其他：畏寒發熱甚至寒戰高熱，心率加快，伴全身乏力等。

【備考】

1.應用葛根素靜滴時，應控制靜滴速度，以免單位時間內用藥劑量太大，心腦血管過度擴張而引起不良反應。

2.葛根素靜脈滴注所致不良反應出現的時間較遲，多於用藥一週後出現，說明與輸液過程中污染及液體中致熱原關係不大。

【主要參考文獻】

① 吳惠琴，靜脈點滴葛根素注射液致皮疹 3 例，中國中醫眼科雜誌，1996, 6（3）：168

② 辛培乾，孫明波．靜脈滴注普樂林注射液致丙氨酸轉氨酶增高 2 例．中國醫院藥學雜誌，1999, 19（5）：308

③ 成才榮．葛根素引起發熱 11 例報告．中國現代應用藥學，1999, 16（2）：73

④ 汪玲，劉錦業．葛根素注射液致寒戰高熱 4 例．藥物流行病學雜誌，1999, 8（1）：52

⑤ 方壘，徐翠紅，方宗橋．靜滴普樂林注射液出現發熱反應 6 例．中國中藥雜誌，1997, 22（2）：121

雲芝肝泰沖劑（Yunzigantaighongji）

【組成】

雲芝多糖、蔗糖粉。

【功效】

保肝，增強免疫功能。

【不良反應】

1. 過敏反應：表現為蕁麻疹型藥疹，伴有皮膚灼熱搔癢。

2. 毒性反應：胸悶、窒息感，心率加快，出現早搏，心電圖顯示 ST 段下降、T 波低平的改變。

【主要參考文獻】

① 邱光詔．雲芝肝泰引起過敏反應 1 例。中成藥研究，1987（7）：46

② 過偉華．雲芝肝泰沖劑過敏致心臟損害 1 例報告．臨床皮膚科雜誌，1987（2）：104

雲南白藥（Yunnanbaiyao）

【組成】

三七等。

【功效】

止血癒傷、活血散瘀、消炎消腫、排膿去毒。

【不良反應】

1. 過敏反應：

（1）過敏性休克：雲南白藥外用、內服均有過敏性休克的報導，出現頭暈胸悶、心慌噁心、乏力昏迷、不省人事、顏面蒼白、出冷汗、脈搏細弱、血壓降低、心律失常、瞳孔對光反射遲鈍。

（2）藥疹：主要表現為蕁麻疹樣藥疹，軀幹、四肢出現彌漫性、對稱性，密集分布，呈現紅色的針尖至粟粒大小麻疹樣丘疹，觸之有灼熱感。或伴有胸悶、心慌、腹痛、噁心嘔吐等症狀。

2. 毒性反應：

（1）神經系統：頭暈頭痛冷汗淋漓，由口唇、舌頭、四肢蔓延至全身針刺樣麻木，伴有乏力、站立不穩、煩躁不安、言語異常。

（2）消化系統：

① 消化道出血：胸口堵塞不適、嘔吐鮮血、上腹悶痛。

② 腹痛：雲南白藥口服，保留灌腸時，少數病人發生腹痛，下腹部輕微疼痛或不適。個別病人服用後覺上腹部不適或輕度噁心、輕微燒灼感。

（3）血液系統：

① 溶血反應：尿黃、鞏膜黃染、黃疸指數升高，屬「遲發性溶血反應」。

② 血小板減少：主要表現為血小板減少性紫癜，皮膚出現散在的出血點或瘀斑。

③ 有個案報導口服雲南白藥引起同型交叉配血不合。

（4）泌尿系統：

① 急性腎功能衰竭：眼瞼浮腫、乏力、口唇紫紺、無尿、血尿素氮和肌酐升高。

② 血尿：口服雲南白藥後出現肉眼血尿，停藥後自然恢復。

③ 尿失禁。

（5）心血管系統：可引起竇性心動過緩、工度房室傳導阻滯。

（6）其他：

① 引發急性咽炎：冷開水沖服後，出現咽部疼痛、聲音嘶啞，咽喉、聲帶充血水月中。

② 不全流產：口服過量雲南白藥引起不全流產，下腹部陣發性墜痛、陰道出血並排出血塊。

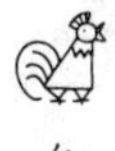

③ 外用引起創面炎症反應。

【相互作用】

1. 與強心苷、奎尼丁、普魯卡因胺、利多卡因、西蘿芙木鹼、異搏停、乙胺碘呋酮、心得安、吩噻嗪類、卡巴咪嗪、左旋多巴、安妥明、碳酸鋰、氟烷、速尿、地塞米松等合用有可能對心血管系統的毒、副作用加強。

2. 與青霉素、鏈霉素、紅霉素、慶大霉素等抗菌素合用；與異煙肼、紫霉素等抗結核藥合用；與阿司匹林、非那西汀、消炎痛等解熱鎮痛藥合用；與胰島素、磺酰脲類、雙胍類降糖藥合用；其他與巴比妥類、氯丙嗪、酰胺咪嗪、噻嗪類、奎尼丁、普魯卡因、人丙球蛋白等合用，有可能引發和加劇對皮膚的影響。

【備考】

雲南白藥的組成成分不完全清楚，因而導致不良反應的機理也不詳。但是多個臨床病例報導顯示，過量服用是引起中毒反應的主要原因，因此，臨床使用要告誡病人嚴格遵守服用說明，不可濫用。

【主要參考文獻】

① 宋飛，徐友風．雲南白藥的新用途及不良反應．山東醫藥，1996, 40（8）：66

② 李三春．過量雲南白藥中毒 1 例．實用醫學雜誌，1995, 11（12）：806

③ 劉瑞霞，杜守鵑．雲南白藥的不良反應及用藥護理．時珍國醫國藥，1998, 9（5）：479

④ Lee TY, Lam TH. Allergic contact dermatitis due to Yunnan Paiyao. *Coatact Dermatitis* 1987, 17：59

紫杉醇（Zishancun）

【組成】

紫杉醇（Taxol, Paclitaxol）。

【功效】

抗腫瘤。

【不良反應】

1. 過敏反應：表現為面部潮紅，呼吸急促，低血壓，血管水腫。皮膚瘙癢，出現蕁麻疹或其他皮疹，四肢疼痛。嚴重者甚至發生過敏性休克。

2. 毒性反應：

（1）神經系統：肢體麻木，觸覺喪失，伴有疼痛性感覺異常，或有頭痛、失眠、關節肌肉疼痛、發熱等。

（2）造血系統：中性白細胞減少、血小板減少、貧血等骨髓抑制症狀。

（3）脫髮。

（4）消化系統：胃腸道黏膜炎症，表現為納差、噁心、嘔吐、腹痛、腹瀉等。也有致血清谷丙轉氨酶和谷草轉氨酶升高的報導，個別患者出現麻痺性腸梗阻。

（5）心血管系統：短暫性心動過緩、心慌、胸悶、心律紊亂、房室傳導阻滯、心肌缺血、血壓下降、阿一斯綜合徵。

（6）皮膚壞死：可以發生在遠離注射部位。

【相互作用】

紫杉醇與長春烯鹼聯合應用可能引起神經毒性，提高其發生率。

【主要參考文獻】

① 廖明陽，馬華智．紫杉醇的臨床毒副作用分析．解放軍藥學學報，1999, 15（5）：25

② 艾毅欽，謝道昌，彭麗莎．紫山醇在治療中晚期惡性腫瘤中的不良反應．雲南醫藥，1997, 18（5）：371

③ 梁延英．長春烯鹼與紫杉醇聯合應用引起嚴重的神經毒性．國外醫學（腫瘤分冊），1997, 4（3）：39

④ Guchelaar HJ, Tennapel CHH, Vires EGE, et al. Clinical, toxicological and phaemaceutical aspects of the antineoplastic drug taxol. *Clinical Oncology* 1994, 6：40

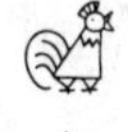

⑤ Rowinsky EK, Filbert MR, MC, Fuire WR, et a1. Sequences of taxol and cis-platin：A phase and l pharmacologic study. *J Clin Oncol* 1991, 9（9）：1692

⑥ William P, MCGuire MD, Rowinskg EK, et a1. Taxol：A unique antineo-platin agent with significant activity in advanced ovarian epithelial neoplasms. *Annals of Intenal Medicine* 1989, 111：273

⑦ Legha SS, Tenney DM, Krakoff IR, et al. Phase I Study of taxol using a 5-day intermittent schedule. *J Clin Oncol* 1986, 4：762

紫金龍片（Zijinlongpian）

【組成】

紫金龍粉、澱粉、糊精、硬脂酸鎂。

【功效】

鎮痛止血，清熱消炎。

【不良反應】

毒性反應：中毒程度與服藥量成正比，症狀表現為：出冷汗、噁心、心悸、頭暈、乏力、昏厥、抽搐痙攣、面色青紫，甚至全身麻木、意識喪失。心電圖表現為嚴重心律失常，包括竇性心動過速、Q-T 間期延長、多源性頻發室性早搏、陣發性室性心動過速、陣發性室性纖顫、扭轉型室性心動過速，嚴重者出現阿一斯氏綜合症。同一患者可以反覆多次交替出現多種心律失常。嚴重者可致死亡。

【相互作用】

紫金龍浸膏片與利多卡因、異搏停、心得安、西蘿芙木鹼、吩噻嗪類、卡巴咪嗪、左旋多巴、安妥敏、地塞米松、速尿等並用，可能增加對心血管毒副作用。

紫金龍浸膏片與蟾酥、博落回、雪上一枝蒿、藜蘆、瓜蒂等能引起心律失常和傳導阻滯的藥物合用，可能增加對心血管毒副作用。

【備考】

紫金龍浸膏片由白族民間草藥發展而來，近年來因服用紫金龍片引起心律失常甚至死亡的病例時有報導。其原生植物為罌粟科藤鈴兒草〔*Dactylicapnos Scadens*（D. Doh）Hutch〕的根，有鎮痛、止血的功效，該藥的毒副作用較大，尤其容易引起各種心律失常。雲南省衛生廳已經要求停產、停用，但是一些基層單位仍在使用，必須引起高度的重視。

【主要參考文獻】

① 周孟碧，李俊成，龐茂海．中藥紫金龍誘發的扭轉型室性心動過速 1 例．中華心血管病雜誌，1986（6）：368

② 鄭翠華，楊佩英．服紫金龍引起陣發性室性心動過速 3 例．雲南醫藥，1983, 46（4）：239

③ 李雲翔，劉惠英，李保福．紫金龍中毒死亡 1 例．雲南醫藥，1984, 5（3）：184

④ 史俊忠，李潔煥，鄭增效．紫金龍誘發的扭轉型室性心動過速 2 例．陝西醫學雜誌，1988, 17（12）：49

景萬紅（Jingwanhong）

【組成】

地榆、梔子、大黃、穿山甲、冰片等。

【功效】

消炎，止痛，生肌，解毒。

【不良反應】

過敏反應：局部灼熱、瘙癢、皮膚發硬、起猩紅熱樣紅斑。

【主要參考文獻】

馬馨英．景萬紅過敏 2 例報導．青海醫藥雜誌，1996, 26（2）：48

跌打丸（Diedawan）

【組成】

三七、當歸、白芍、赤芍、桃仁、紅花、血竭、北劉寄奴、骨碎補（燙）、續斷、蘇木、牡丹皮、制乳香、制沒藥、薑黃、三棱（醋製）、防風、甜瓜子、枳實（炒）、桔梗、甘草、關木通、自然銅（煅）、土鱉蟲。

【功效】

舒筋活血、散瘀止痛。

【不良反應】

過敏反應：口服後出現全身乏力，噁心，不能活動，眩暈等症狀，停藥後好轉。用類似成分的中藥煎洗，出現接觸性皮炎。

【相互作用】

因含有紅花，與青霉素、鏈霉素、氯霉素、磺胺類、新霉素、苯唑咔因等合用可能會加重對皮膚的影響。

【備考】

內服、外用均可出現過敏反應，是否因藥方內含有土鱉蟲，與異性蛋白有關，尚待進一步研究。

【主要參考文獻】

常國芳．跌打丸過敏1例報告．山西中醫，1985（2）：38

蛤蚧定喘丸（Geajiedingchuanwan）

【組成】

蛤蚧、瓜蔞子、紫菀、麻黃、鱉甲（醋製）、黃芩、甘草、麥冬、黃連、百合、紫蘇子、石膏。

【功效】

滋陰清肺，止咳定喘。

【不良反應】

毒性反應：急性出血性胃炎，有報導口服6丸後導致出現上腹部灼痛、腹脹、噁心，大便柏油樣，大便隱血（++++），胃鏡檢查：胃體、幽門部均有黏膜糜爛，出血疱，黏膜瘀斑。

【主要參考文獻】

吳占平．蛤蚧定喘丸致上消化道出血1例．中國中藥雜誌，1992, 17（1）：55

喉症丸（Houzhengwan）

【組成】

板藍根、豬膽汁、雄黃、蟾酥、人工牛黃、甘草炭、玄明粉、冰片、青黛。

【功效】

清熱解毒、消腫止痛。

【不良反應】

1. 過敏反應：

（1）過敏性藥疹：服藥後出現皮膚瘙癢，潮紅，灼熱，散布紅色丘疹。另有蕁麻疹樣藥疹和紫癜樣藥疹的報導。

（2）過敏性休克：全身不適，口周麻木，頭暈頭痛，出冷汗，噁心嘔吐，面色蒼白，胸悶心慌，呼吸急促，心律加快，血壓下降甚至測不到，脈搏細弱甚至消失。

（3）喉頭水腫：咽喉梗阻，呼吸困難，聲音嘶啞，口唇發紺，會厭部明顯水腫、黏膜充血。

2. 毒性反應：

（1）主要表現是心律失常，頻發早搏，呈二聯律。也有患者主要表現為心率減慢，血壓升高。

（2）急性再生障礙性貧血：用藥後出現皮膚出血，鼻出血，貧血貌。外周血象出現紅細胞、血小板均減少。骨髓像顯示有核細胞增生極度低下，成熟淋巴細胞為主，漿細胞罕見，粒系統成熟障礙，紅系統受抑制，血小板罕見。

（3）面癱：用藥後出現面部麻木，口眼歪斜，眼瞼不能閉合，鼻唇溝變淺，不能做皺眉、露齒等正常動作。

【相互作用】

不要與止嘔劑合用，避免延誤蟾酥中毒的診斷和加重中毒反應。因含有雄黃，不要與硝酸鹽、硫酸鹽類藥物同用，避免硫化砷的氧化而毒性加劇。不可與洋地黃類藥物同用。

與氯霉素、博萊霉素等抗生素，保泰松、安乃近、氨基比

林等解熱鎮痛藥，長春花鹼、阿糖胞苷、馬利蘭等抗癌藥，苯妥英鈉、乙琥胺等抗癲癇藥，甲璜丁脲、他巴唑、甲亢平等抗糖尿病、甲亢等藥合用，有可能加重和誘發血液病。

【備考】

1. 喉症丸的主要成分之一蟾酥，能通過興奮迷走神經中樞或末梢，直接作用於心肌，加強心臟收縮，心率減慢，心律失常，同時還可以引起呼吸興奮和血壓升高。也有可能抑制骨髓系統，急性再生障礙性貧血的發生可能與之有關。

2. 本品中所含的多種成分均有引起過敏反應的報導，臨床使用應詳細詢問過敏史，過敏體質患者慎用。

3. 鑒於本品所含蟾酥、雄黃均為有毒中藥，過量內服極容易引起中毒，所以，使用時應該嚴格掌握劑量，切勿過量。

【主要參考文獻】

① 胡明．喉症丸的不良反應．中國初級衛生保健，1989（7）：37

② 曲德萍．喉症丸引起心律失常 1 例．遼寧中醫雜誌，1988（9）：42

③ 董宜詳．喉症丸、六神丸過敏致喉頭水腫 4 例．貴陽中醫學院學報，1988（2）：39

④ 李寧隆．喉症丸致面癱 1 例報告．陝西中醫，1996, 17（6）：279

⑤ 楊正華．口服喉症丸致過敏反應 3 例．臨床皮膚科雜誌，1995, 24（4）：266

黑錫丹（Heixidan）

【組成】

黑錫、硫黃、川楝子、葫蘆巴、木香、制附子、沉香、肉桂、補骨脂。

【功效】

溫壯下元，鎮納浮陽，墜痰定喘。

【不良反應】

毒性反應：

（1）急性鉛中毒：往往口腔有金屬味，頭痛頭暈，噁心嘔吐，劇烈的腹部絞痛，腹瀉，伴有黑便，極度疲勞，失眠及其周圍神經麻痺。嚴重的患者可以因為腦水腫而出現驚厥、昏迷、木僵、譫妄等症狀。實驗室檢查可以發現尿鉛、血鉛嚴重超標。

（2）亞急性、慢性鉛中毒：通常有頑固性便秘，鉛絞痛，乏力疲倦，食慾減退，可以伴有麻痺性腸梗阻，嚴重貧血，或伴有肝臟壓痛、黃疸等。實驗室檢查尿鉛、血鉛嚴重超標，血紅蛋白減少，尿糞卟啉強陽性，或有肝功能異常，凝血酶原活動降低。嚴重時可以出現鉛麻痺、甚至鉛中毒性腦病。

【相互作用】

本品含有鉛和硫磺，與阿司匹林、保泰松、消炎痛、可的松、氯化甲、左旋多巴等合用會加重對消化道的損害；與致免疫性溶血性貧血的藥物奎寧、奎寧丁、青霉素、非那西丁、頭孢菌素、α 甲基多巴、甲滅酸等合用可能加重誘發血液病；與馬利蘭、甲氧苄青霉素、PAS、苯丁酸氮芥等合用可能加劇腎臟的損害；與自力霉素、美沙酮、丙氧酚、長春鹼等合用有可能對呼吸系統的毒、副作用增強。

【備考】

該藥物含有重金屬鉛，長期或過量服用危害性很大，因此臨床使用一定要慎重。兒童、孕婦禁用。

【主要參考文獻】

① 戴奇敏．中藥黑錫丹致急性鉛中毒 1 例．貴州醫藥，1983（4）：38

② 施明霞，方銘．黑錫丹所致亞急性鉛中毒．浙江中醫雜誌，1981（1）：48

舒筋丹（Shujindan）

【組成】

川烏、草烏、馬錢子、當歸、紅花、獨活、川牛膝、澤瀉、肉桂等。

【功效】

活血通絡，追風散寒。

【不良反應】

毒性反應：過量服用，可引起心慌、四肢、口唇發麻，頭昏噁心，四肢顫動，雙下肢不自主活動。

【相互作用】

參考「川烏」、「草烏」、「馬錢子」等項。

【備考】

1. 該藥物含有烏頭、馬錢子等大毒之品，如果過量服用極易引起中毒。

2. 臨床使用該藥要嚴格掌握劑量和適應症，孕婦忌服，體弱者慎用。

【主要參考文獻】

謝延敏．過服舒筋丹引起中毒1例報導．湖北中醫雜誌，1988（重）：13

舒筋活血丸（Shujinhuoxuewan）

【組成】

制烏頭、全當歸、紅花、川牛膝、雞血藤、桂枝。

【功效】

活血通絡。

【不良反應】

毒性反應：過量服用，可引起四肢、口唇發麻，頭昏噁心，血壓下降，上消化道出血。

【相互作用】

參考「川烏」。

【備考】

1. 該藥物含有烏頭，如果過量服用極易引起烏頭鹼中毒。

2. 臨床使用該藥要嚴格掌握劑量和適應症。

【主要參考文獻】

張炳生．口服「舒筋活血丸」中毒1例報告．江西中醫藥，1982

（重）：31

舒筋活血片（Shujinhuoxuepian）

【組成】

狗脊、桑寄生、澤蘭、紅花、香附、雞血藤、絡石藤、伸筋草、香加皮、自然銅。

【功效】

舒筋活絡，活血散瘀。

【不良反應】

過敏反應：服藥後胃部不適，繼而臍周和左下腹呈陣發性絞痛，裡急後重。

【主要參考文獻】

徐康．服用舒筋活血片出現過敏反應 1 例．中國中藥雜誌，1996, 21（4）：229

舒筋活絡液（Shujinhuoluoye）

【組成】

川根藤、小葉靈麻藤、絡石藤、水高麗、雞血藤、血風藤、薊蘿根、虎杖。

【功效】

祛風除濕，舒筋活絡。

【不良反應】

過敏反應：皮膚瘙癢、出瘀斑、伴頭昏、眼花、心悸、呼吸困難、口唇發紺。

【主要參考文獻】

湛金樹．口服舒筋活絡液致嚴重過敏反應 1 例報告．臨床皮膚科雜誌，1986（6）：332

猴頭健胃靈膠囊（Houtoujianweilingjiaonang）

【組成】

猴頭、香附、元胡、甘草等。

【功效】

理氣，和胃，健脾。

【不良反應】

過敏反應：皮膚瘙癢及燒灼感，出現大小不一的蕁麻疹。

【相互作用】

與馬錢子或含有士的寧的藥物同用，元胡可以增強其毒性。

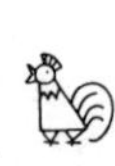

【備考】

本例於服藥一個月以後出現不良反應，屬遲發型過敏反應，但在停藥一週後再次服藥兩天後又出現同樣的過敏反應。

【主要參考文獻】

劉安祥，喬志剛．猴頭健胃靈膠囊致蕁麻疹型藥疹1例．中國醫院藥學雜誌，1996, 16（1）：43

參麥注射液（Shenmaizhusheye）

【組成】

人參、麥冬。

【功效】

益氣固脫，養陰生津，回陽救逆。

【不良反應】

1. 過敏反應：

（1）藥疹：呈蕁麻疹樣或紅色丘疹樣，伴有頭昏，面色潮紅，胸悶，心悸，全身不適，呼吸急促，手部劇痛等。

（2）過敏性休克：寒戰，高熱，煩躁不安，胸悶氣促，面色蒼白，大汗淋漓，呼吸急促，意識模糊，四肢冰冷、麻木，皮膚潮濕，二便失禁，血壓下降或測不出。

2. 毒性反應：

（1）心血管系統：紫紺，心悸，心率加快，心律不整，血壓升高，並可誘發心絞痛，甚至因急性左心衰竭而死亡。

（2）神經系統：興奮，多語，易激動，睡眠減少，並可出現突然意識喪失，眼球斜視，瞳孔散大，口吐白沫，四肢強直性抽搐，小便失禁等癲癇樣發作。

（3）肝臟損害：出現鞏膜黃染，黃疸指數 20～60 單位，血清谷丙轉氨酶升高。

【備考】

1. 所報導因急性左心衰竭死亡的案例，為一原有風濕性心臟病患者，心功Ⅱ級，注射參麥注射液的方法為直接靜脈推注，故致死原因可能並非本藥直接引起。

2. 所報導致黃疸的 2 例，均為心源性肝硬化、肝臟腫大的患者，分別於注射本藥 14 天和 20 天後出現黃疸。鑒於其原發病及同時接受其他治療，故不能排除本藥以外的其他原因。但有肝功能損害者宜慎用本藥。

3. 所報導的誘發心絞痛的案例，為一急性下壁心肌梗死患者，注射本藥前已有心絞痛發作，注射本藥（5 分鐘推注 40 毫升）20 分鐘後又出現心絞痛，故誘發心絞痛的原因恐非單純本藥所致。

【主要參考文獻】

① 吳繼萍．參麥注射液致過敏性休克 1 例報導．時珍國醫國藥，1999, 10（7）：533

② 羅康．參麥注射液致過敏性休克 1 例．廣西中醫藥，1996, 19（4）：39

③ 張洪忠．參麥注射液誘發心絞痛 1 例．臨床心血管病雜誌，1996, 12（6）：415

④ 何坪．靜脈滴注參麥液致紊亂性房性心動過速 1 例報告．重慶醫學，1997, 26（2）：129

⑤ 徐瑛，李海會，劉繼強等．參麥注射液致癲癇大發作 1 例．醫學理論與實踐，1997, 10（8）348

⑥ 劉玉英，元東喜．參麥注射液致黃疸 2 例．遼寧中醫雜誌，1989（2）：26

參苓白朮散（Shenlingbaizhusan）

【組成】

人參、茯苓、白朮、山藥、白扁豆、蓮子、薏苡仁、砂仁、桔梗、甘草。

【功效】

補脾胃，益肺氣。

【不良反應】

一糖尿病患者服參苓白朮散加減湯劑約 2 小時後，出現汗出，頭暈目眩，乏力，心悸氣短，饑餓等低血糖症狀。

【備考】

本案例為Ⅱ型糖尿病患者，長期服降糖藥，效果不穩定。在口服降糖藥方案不變的基礎上，加服本方劑，致誘發低血糖反應，經注射葡萄糖後迅速緩解。

【主要參考文獻】

樊建．服參苓白朮散致低血反應 1 例．中醫雜誌，1998, 39（4）：243

參附注射液（Shenfuzhusheye）

【組成】

紅參、黑附片、丹參、柴胡、大青葉等。

【功效】

回陽救逆，益氣固脫。

【不良反應】

過敏反應：靜脈滴注過程中突然出現寒戰，發熱，大汗淋漓，心率加快，血壓下降等休克症狀。

【備考】

為個案報導，方中附子有引起過敏性休克的報導。

【主要參考文獻】

劉惠茹，王玎．靜注參附注射液致過敏性休克 1 例．中國中藥雜誌，1998, 23（9）：568

參茸鞭丸（Shenrongbianwan）

【組成】

巴戟天、紅參、補骨脂、菟絲子、枸杞子、肉桂、熟地黃、砂仁、地骨皮、杜仲、甘草、天冬、淫羊藿、鎖陽、川牛膝、韭菜子、鹿茸等。

【功效】

補腎壯陽，強精填髓。

【不良反應】

過敏反應：皮膚瘙癢，發熱，蕁麻疹，並有胸悶氣促、頭昏等症狀。

【備考】

此方藥味過多，致敏藥物未明，方中補骨脂有引起過敏反應的報導。高血壓患者慎用。

【主要參考文獻】

蘆宗正．參茸鞭丸引起藥疹 1 例報告．臨床皮膚科雜誌，1985（2）：104

補骨脂注射液（Buguzhizhusheye）

【組成】

補骨脂。

【功效】

納氣止瀉。

【不良反應】

過敏反應：

（1）過敏性休克：表現為頭昏，心慌，胸悶，呼吸困難，面色蒼白，口唇及四肢發紺，神志不清，噁心嘔吐，腹痛，腹瀉等。並有血壓下降，頻發早搏等。

（2）皮疹：皮膚瘙癢，蕁麻疹。

【備考】

為個案報導，表現較凶險，在注射1分鐘後即發生，本例有藥物過敏及食物過敏史，故對過敏體質者應用本品時應嚴密觀察。

【主要參考文獻】

漆頻安．補骨脂注射液肌注引起過敏性休克1例．中華皮膚科雜誌，1983（4）：267

强力維C銀翹片（Qiangliweicyinqiaopian）

【組成】

金銀花、連翹、荊芥、淡豆豉、淡竹葉、牛蒡子、甘草、薄荷、蘆根、桔梗、維生素C、撲熱息痛、撲爾敏、對乙酰氨基酚。

【功效】

清熱，解毒，止痛。

【不良反應】

過敏反應：

（1）藥疹：皮膚微腫，紅色斑丘疹，瘙癢，伴有發熱，噁心，乏力，頭昏，失眠，畏寒。

（2）局限性血管神經性水腫：顏面浮腫，眼瞼高度水腫。

【主要參考文獻】

①哈密．強力銀翹片致皮疹1例．西北藥學雜誌，1999, 14（3）：123

②龍一文，陶婭．強力銀翹片致麻疹樣紅斑1例．張家口醫學院學報，1997, 14（5）：79

③劉東．服銀翹解毒口服液致過敏反應1例．中國中藥雜誌，1992, 17（4）：247

④張曉榮等．銀翹解毒丸引起過敏反應1例．西藏醫藥雜誌，1999, 20（1）：56

疏風定痛丸（Shufengdingtongwan）

【組成】

麻黃、馬錢子、沒藥、乳香、桂枝、牛膝、木瓜、杜仲、自然銅等。

【功效】

祛風散寒，活血止痛。

【不良反應】

毒性反應：表現為雙眼運動不靈，雙手握拳，四肢肌肉顫動或強直性痙攣，呼吸困難等。

【相互作用】

因含有馬錢子，與麝香、酒、烏頭等合用會增強士的寧的急性毒性。

【備考】

1. 該藥引起的毒性反應可能與其中所含的馬錢子有關，其主要生物鹼為士的寧，對脊髓有高度選擇性興奮作用，使其反射興奮性提高。中毒後表現為神經系統興奮、戰慄、恐懼、胸部緊迫感，突發的肌肉強直性痙攣，呼吸脈搏增快，血壓上升，瞳孔散大。由於橫膈膜及胸腹肌的強直可以導致呼吸困難、延髓麻痺而死亡。

2. 臨床使用要嚴格掌握劑量，兒童、孕婦尤其要慎用。

【主要參考文獻】

① 王秀生・疏風定痛丸引起兒童痙攣 1 例報告・北京醫學，1983, 83（3）：134

② 李惠文・倍服疏風定痛引起肢體顫動呼吸困難 1 例・醫學理論與實踐，1995, 8（5）：222

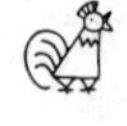

【13畫】

槐角丸（Huaijiaowan）

【組成】

槐角、地榆、黃芩、枳殼、當歸、防風。

【功效】

清腸疏風，涼血止血。

【不良反應】

過敏反應：口服後出現皮膚潮紅瘙癢，藥疹呈粟粒樣米粒大小疱疹或蕁麻疹。

【備考】

本品有清熱涼血之功效，證屬虛寒者勿服。

【主要參考文獻】

① 趙瑞勤．服槐角丸出現過敏反應 2 例．中國中藥雜誌，1997, 22（3）：185

② 陳支紅．服槐角丸致過敏反應 1 例．湖南中醫雜誌，1995, 11（3）：39

感冒通（Ganmaotong）

【組成】

人工牛黃、雙氯滅痛、撲爾敏。

【功效】

清熱，鎮痛。

【不良反應】

1. 過敏反應：

（1）藥疹：主要表現為玫瑰糠疹形藥疹、蕁麻疹、丘疹、疱疹、剝脫性皮炎等。

（2）過敏性休克：胸悶心悸，大汗淋漓，口唇發紺，四肢厥冷，呼吸急促，周身戰慄，意識喪失，血壓下降，脈搏微弱。

（3）紫癜，眼瞼、結膜充血水腫，喉頭水腫，哮喘等。

（4）哮喘等。

2. 毒性反應：

（1）泌尿系統：血尿較常見，伴有腰痛、水腫、排尿困難，尿頻，或少尿，蛋白尿。可出現間質性腎炎或紫癜性腎炎，嚴重者發生急性腎功能衰竭。

（2）消化系統：腹痛，腹瀉，上腹部疼痛不適，伴有噯氣、厭食、返酸等症狀，嚴重者可見胃黏膜潰瘍、十二指腸球部潰瘍、上消化道出血。部分患者可出現急性肝功能損害；乏力，皮膚、鞏膜黃染，尿黃，肝區叩擊痛，谷丙轉氨酶、谷草轉氨酶、膽紅素異常升高等。

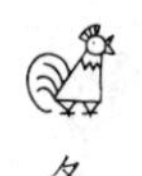

（3）血液系統：可見血小板減少性紫癜，白細胞減少，再生障礙性貧血，溶血性貧血，溶血性黃疸，急性白血病等。

（4）神經系統：可出現錐體外系反應，如小兒服藥後出現少動，不哭鬧，頭向後仰，兩眼上翻呆視，強制張口，舌震顫，頸抵抗等。還可見顱內出血，腦水腫，癲癇發作等。

（5）其他：偶見陽痿，突發性耳聾，哮喘，眼底出血，視神經乳頭水腫，乾燥性角膜炎，肺水腫等。

3.有感冒通成癮的個案報導。

【相互作用】

因含有人工牛黃，與苯妥因鈉合用，後者的毒性顯著增加。

【備考】

1. 感冒通引起的不良反應，與所含雙氯滅痛（diclofenac）有關。雙氯滅痛可抑制前列腺素合成，引起腎血管強烈收縮，腎血流量和血容量減少，腎小球病變和腎乳頭壞死，從而引起血尿。也可能是由於毒性 T 細胞介導的過敏反應，使腎血管通透性增加而引起血尿。由於抑制前列腺素的合成，抑制血小板的凝集，所以可誘發出血。雙氯滅痛又可抑制前列腺素合成酶，減弱列腺素對胃黏膜的保護作用，減少胃黏液分泌，增加胃酸分泌和胃黏膜缺血，導致消化性潰瘍或誘發胃腸道出血。又干擾肝細胞對膽紅質和酚四溴酞鈉的排泌作用，特別是干擾毛細膽管和溶酶體排泌障礙而引起黃疸。雙氯滅痛通過抑制環氧化酶而抑制花生四烯酸轉化為前列腺素，花生四烯酸轉化為前列腺素的途徑被封閉，花生四烯酸在脂氧合酶作用下生成白細胞三烯，此物質可以引起支氣管平滑肌強烈而持久的收縮，誘發哮喘。

2. 感冒通引起不良反應的報導甚多，尤其是對肝、腎、血液系統的損害更是多見，臨床使用要嚴格掌握劑量，不可濫用。兒童、老人、肝腎功能不全者一定要慎重，盡量避免使用。

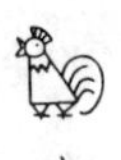

【主要參考文獻】

① 劉勇萌．感冒通不良反應．藥物流行病學雜誌，1996, 5（4）：218

② 丁磊如，丁國華．感冒通的不良反應．中國藥事，1995, 9（3）：181

③ 陳衛春．感冒通致小兒血尿 54 例臨床分析．中國藥事，1996, 10（1）：55

④ 鄒嘉玉．感冒通成癮兼心臟病治療 1 例報告．江西中醫學院學報，1999, 11（3）：143

⑤ 陳洪國．感冒通致小兒血小板減少性紫癜 8 例．中國現代應用藥學，1998, 15（5）：72

⑥ 李富銘，李樂天．感冒通致嚴重肝損害 2 例報告．中國鄉村醫藥，1998, 5（6）：32

蜂毒注射液（Fengduzhusheye）

【組成】

主要為蜂毒。

【主要功效】

祛風濕止痛。用於類風濕性關節炎。

【不良反應】

1. 過敏反應：局部或全身皮膚出現不規則紅色皮疹，瘙癢，眼角結膜充血，伴見呼吸困難，噁心，嘔吐，腹瀉。甚則出現大汗淋漓，意識喪失，小便失禁，血壓下降或為零等過敏性休克的表現。

2. 毒性反應：可引起胸悶氣短，心慌心悸，心電圖示：頻發室性早搏，呈二聯律，ST 段下降。

【備考】

該藥有抗膽鹼樣作用，能引起心跳加快，使心肌缺血加重，耗氧增加，心電活動失衡，而出現室性早搏，因此，蜂毒注射液對心臟病患者應慎用。

【主要參考文獻】

① 劉仙明，劉宗慶，劉愛蘭．蜂毒注射液致嚴重過敏性休克 1 例，山東醫藥，1995，35（1）：60

② 徐儀方．蜂毒注射液致室性早搏 1 例．江西中醫藥，1998, 29（6）：58

③ 賀麗華．蜂毒注射液肌注致重度過敏．瀋陽部隊醫藥，1995, 8（1）：99

路路通注射液（Lulutongzhusheye）

【組成】

三七。

【功效】

活血，化瘀，通絡。

【不良反應】

過敏反應：用藥後出現胸悶、氣短、頭暈、面色潮紅、皮膚瘙癢，全身藥疹，表現為蕁麻疹型藥疹、斑塊狀紅色丘疹或麻疹樣藥疹。個別患者伴有輕度喉頭水腫，嚴重的出現面色蒼白、呼吸急促、寒戰並大汗淋漓等過敏性休克的症狀。

【備考】

路路通注射液是從三七中提取的三七總皂苷，經進一步提純而成的製劑，主要成分為人參皂苷 Rg_1、Rb_1。因其能增加腦血流量、擴張血管、抑制血小板聚集、改善梗塞灶供血，而被臨床廣泛用於腦梗塞、腦出血後遺症等心、腦血管疾病的治療。

毒性試驗表明該藥的毒性很低，但臨床有多例過敏反應的報導，屬於I型變態反應，經停藥、脫敏治療有效，症狀很快緩解。引起I型變態反應的原因可能是路路通注射液有肉眼不可見的細粒沉澱，作為抗原進入體內激發工型變態反應，或者路路通注射液中含有大分子複合物，與體內蛋白質結合發揮完全抗原作用，具體機理有待進一步研究。

【主要參考文獻】

① 李素民，王淑梅，蘇秀琴．路路通注射液致嚴重過敏反應1例．藥物流行病學雜誌，1999, 8（3）：162

② 濮蘭菊，張相彩．靜滴路路通注射液致過敏反應1例。中國中藥雜誌，1999, 24（7）：437

③ 張鳳山，謝林蘭．用路路通注射液引起藥疹1例．中國新藥雜誌，1999, 8（4）：221

④ 張莉，王宇敏，王春文．路路通注射液致皮疹1例．河北中西醫結合雜誌，1999, 8（1）：112

⑤ 李綿瑞．靜滴路路通注射液致過敏反應1例．中國中藥雜誌，1998, 23（12）：753

新癀片（Xinhuangpian）

【組成】

牛黃、九節茶、三七、珍珠粉、消炎痛等。

【功效】

清熱解毒，消炎止痛，散瘀消腫。

【不良反應】

1. 過敏反應：

（1）過敏性休克：胸悶、心悸、頭目眩暈、面色蒼白、心跳加快、氣喘汗出，甚至昏厥。

（2）藥疹：全身或頭面、四肢有散在的紅色皮疹。

（3）窒息樣哮喘：呼吸急促、大汗淋漓、煩躁不安、雙肺滿布哮鳴音，伴有心率加快、過敏性藥疹。

2. 毒性反應：

（1）眩暈、咽乾、倦怠、胃部嘈雜不適、輕度腹瀉。

（2）嗜睡。

（3）消化道潰瘍併發出血。

【相互作用】

1. 服用含有消炎痛的新癀片，或將新癀片與消炎痛聯用，可誘發消化道的潰瘍，嚴重的併發出血。

2. 新癀片中含有牛黃，與水合氯醛、嗎啡、苯巴比妥等合用，可能出現後者的急性中毒，如：昏睡、呼吸中樞抑制、低血壓等。

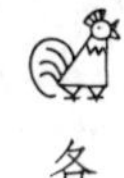

【備考】

1. 本品製劑中亦有不含消炎痛的。

2. 新癀片與消炎痛聯用誘發消化道的潰瘍，可能是由於以下兩個因素：①新癀片中含有牛黃，而牛黃中的膽酸與胃黏膜接觸後，可增加酸性水解酶的活性，破壞溶酶體膜，損害胃黏膜屏障，從而引起胃黏膜出血病變。②消炎痛能抑制前列腺素的合成，胃黏膜屏障受到破壞而致胃黏膜發生炎症、壞死及潰瘍。

3. 新癀片引起胃腸道不適的不良反應已經很明確，但要警惕的是窒息樣哮喘等嚴重的過敏反應。

4. 有消化道潰瘍、出血病史的患者應慎用新癀片，尤其與消炎痛聯用更應謹慎。

【主要參考文獻】

① 齊荔紅，閻志紅．新癀片致過敏反應 2 例．福建醫藥雜誌，1994, 16（6）：65

② 蔡麗娜．消炎痛、新癀片致潰瘍病併發出血 2 例．福建醫藥雜誌，1987（3）：49

③ 張慧，毛文娟．口服新癀片致窒息樣哮喘 1 例報告．福建中醫藥，1997, 28（2）：封 4

④ 金雙寧．口服新癀片引起過敏反應 1 例報告．實用中醫藥雜誌，1996, 12（3）：39

暈復靜片（Yunfujingpian）

【組成】

馬錢子、珍珠等。

【功效】

祛痰，熄風，止痙。

【不良反應】

1. 毒性反應：

（1）神經系統：面肌痙攣或抽搐、流涎，頸肌強直，靜坐不能等椎體外系反應。

（2）消化系統：上腹不適、噁心、輕度腹瀉等。

2. 過敏反應：偶見藥物性皮疹。

【備考】

孕婦、小兒及心動過速者禁用。不良反應可能與士的寧有關，請參見馬錢子條。

【主要參考文獻】

① 李會英．暈復靜致椎體外系反應 2 例報告．陝西中醫，1996，17（12）：562

② 中華人民共和國衛生部藥政局．新藥品種資料匯編（中藥分冊），1993. 192

當歸寄生注射液（Dangguijishengzhusheye）

【組成】

當歸，槲寄生，氯化鈉，苯甲醇，吐溫 -80。

【功效】

舒筋活絡，祛風鎮痛。

【不良反應】

過敏性休克：肌注後馬上出現頭痛、頭暈，面部麻木，然後暈倒在地，口吐白沫，抽搐，小便失禁，血壓下降，四肢冷濕，口唇輕度紫紺，心音低鈍，心動過速。

【主要參考文獻】

陳京．當歸寄生注射液肌注致過敏性休克 1 例．山東中醫雜誌，1989, 8（2）：26

傷濕止痛膏（Shangshizhitonggao）

【組成】

傷濕止痛流浸膏、水楊酸甲酯、薄荷腦、冰片、樟腦、蕓香浸膏、顛茄流浸膏。

【功效】

祛風濕、活血止痛。

【不良反應】

過敏反應：外用後局部灼熱發癢，皮膚出現蕁麻疹，紅斑上可見大小不等的水疱，表面有黃色漿液性滲出物。並伴有頭昏，心慌，胸悶，噁心，嘔吐等。眼瞼貼用可引起瞳孔擴大，對光反射消失。

【備考】

該藥為中西藥成分複雜的複方，其中傷濕止痛流浸膏組方為：生草烏、生川烏、乳香、沒藥、馬錢子、丁香、肉桂、荊芥、防風、老鸛草、香加皮、積雪草、骨碎補、白芷、山柰、乾薑（《中華人民共和國藥典》2000 年版），其中生草烏、生川烏、馬錢子均有大毒。傷濕止痛膏內含顛茄生物鹼百分之一，可抑制膽鹼能神經支配的眼內平滑肌，使虹膜括約肌鬆弛，睫狀肌麻痺，而致瞳孔擴大。青光眼患者慎用。

【主要參考文獻】

① 王志仁．傷濕止痛膏引起全身過敏反應 1 例報導．陝西中醫，1984, 25（1）：43

② 齊梅樹．眼瞼貼傷濕止痛膏可引起瞳孔擴大．陝西中醫，1983, 4（4）：45

滅澳靈（Mieaoling）

【組成】

蟲草粉、板藍根、刺五加、金銀花。

【功效】

治療急慢性肝炎。

【不良反應】

1. 過敏反應：皮疹呈粟粒狀或紫癜樣。

2. 毒性反應：噁心、劇烈嘔吐，腹部持續絞痛，稀便，裡急後重，腸鳴音亢進等消化道症狀，亦有致幻覺、耳鳴的報導。

【備考】

服滅澳靈藥後 30 分鐘即可出現過敏反應，在報導的案例中，均在重複用藥後出現同樣症狀。滅澳靈能引起胃腸神經水腫，使內臟充血、水腫、血管通透性增加，平滑肌劇烈收縮，這可能是引起消化道症狀的原因。

【主要參考文獻】

① 李典雲，李慧芳，李石友．滅澳靈致急腹症 1 例．華西藥學雜誌，1996, 11（2）117

② 汪杰，袁來枝．滅澳靈引起過敏性紫癜．中國醫院藥學雜誌，1997, 11：428

③ 許小高．滅澳靈引起嚴重幻覺、耳鳴 1 例．海峽藥學，1995, 7（1）：19

痰咳淨（Tankejing）

【組成】

冰片、甘草、桔梗、五倍子、杏仁、遠志等。

【功效】

鎮咳祛痰，通竅順氣。

【不良反應】

毒性反應：過量服用痰咳淨後可致昏迷不省人事，面色蒼白，心慌，胸悶，噁心，呼吸急促，出冷汗，脈搏微弱，心律加快，四肢厥冷，瞳孔散大，深淺反射消失，呼吸加快，雙肺滿布濕羅音，心電圖示：竇性心動過速、心肌缺血。

【備考】

過量服用會引起中毒，所以，臨床應用要嚴格掌握劑量，口腔含服，不宜沖服，孕婦慎服。成年人 0.2 克／次，每天 3～6 次，小兒酌減。

【主要參考文獻】

① 陳道英．痰咳淨中毒 1 例．四川醫學，1989, 10（4）：256

② 陳學生．痰咳淨引起嚴重不良反應 1 例．中草藥，1997, 28（4）：228

【14 畫】

蓯蓉通便口服液（Congrongtongbiankoufuye）

【組成】

肉蓯蓉。

【功效】

潤腸通便。

【不良反應】

毒性反應：表現為頭暈，全身嚴重抽搐，口吐白沫，體溫升高，畏寒，發抖，大小便失禁。伴噁心嘔吐、腹痛、腹瀉等症狀。

【主要參考文獻】

童樹洪，韓芬琴．蓯蓉通便口服液引起全身抽搐 1 例．中國中藥雜誌，1999, 24（5）：312

蓽鈴胃痛沖劑（Bilingweitongchongji）

【組成】

蓽茇、金鈴子等。

【功效】

舒肝解鬱，行氣通滯，和胃止酸，活血止痛。

【不良反應】

過敏反應：面部潮紅伴有瘙癢，皮疹。

【相互作用】

可能與青霉素有次交叉反應。

【主要參考文獻】

① 王惠蘭．服華鈴胃痛沖劑出現過敏反應 1 例．中國中藥雜誌，1997, 22（12）：756

② 丁濤．中草藥不良反應及防治．北京：中國中醫藥出版社，1992. 599

銀黃口服液（Yinhuangkoufuye）

【組成】

金銀花提取物、黃芩提取物。

【功效】

清熱解毒，消炎。

【不良反應】

過敏反應：胸部、四肢紅斑，瘙癢，水疱，潰破。

【主要參考文獻】

曹國建等。銀黃口服液引起藥疹 1 例．中國中藥雜誌，1994, 19（5）：310

銀黃注射液（Yinhuangzhusheye）

【組成】

金銀花提取物、黃芩苷、注射用水。

【功效】

抗菌消炎，清熱解毒。

【不良反應】

1. 毒性反應：消化系統：腹痛，噁心，嘔吐。

2. 過敏反應：肌注後數分鐘出現皮膚潮紅，斑丘斑，皮膚搔癢，眼瞼、面部、唇蒼白水腫，伴咳嗽，氣喘，呼吸心率增快，煩躁不安等。

【主要參考文獻】

① 書藻坤．銀黃注射液致過敏 1 例．中國新藥雜誌，1995, 4（1）：49

② 趙新先．中藥注射劑．北京：人民衛生出版社，1998, 247

鼻炎寧沖劑（Biyanningchongji）

【組成】

露蜂房。

【功效】

祛風解毒，消腫止痛。

【不良反應】

過敏反應：

（1）過敏性休克：服鼻炎寧沖劑後，感到渾身搔癢不適，喉頭部異物阻塞感，四肢麻木，頭暈，視物模糊，渾身無力，繼而寒戰，全身發抖，心悸胸悶，呼吸困難，面色蒼白，噁心嘔吐，甚至四肢抽搐，意識模糊不清。通常伴有全身或散在的蕁麻疹，有的伴有頭痛、腹痛等症狀。

（2）藥疹：表現為猩紅熱樣發疹型、藥物性皮炎、蕁麻疹及血管水腫型。

【備考】

鼻炎寧沖劑為蜜蜂巢加工提煉而成，對人體是一種異性蛋白，可能是過敏原。雖然鼻炎寧沖劑引起的過敏反應臨床少見，但出現反應時間快、症狀重，所以，醫生在使用該藥時應該多加注意，過敏體質患者慎用鼻炎寧沖劑。

【主要參考文獻】

① 孫運德．鼻炎寧沖劑致過敏性休克 1 例．人民軍醫，1994（4）：56

② 姜孟玲、劉建華、臧維娟等．口服鼻炎寧沖劑致過敏性休克 1 例．河北中西醫結合雜誌，1998, 7（4）：591

③ 吳興泗．口服鼻炎寧沖劑致過敏性休克 1 例．中國中醫急症，1994, 3

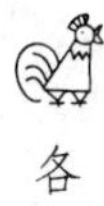

（5）：219

④ 龔衍武．鼻炎寧沖劑過敏性休克 1 例報告．中國醫院藥學雜誌，1994（11）：42

⑤ 王招娥，趙琿．鼻炎寧沖劑致過敏反應 2 例．中國現代應用藥學，1997, 14（4）：62～63

⑥ 胡光志．鼻炎寧過敏 1 例．四川中醫，1988（5）：50

鼻炎康片（Biyankangpian）

【組成】

黃芩、豬膽汁、蒼耳子、鵝不食草、藿香、撲爾敏。

【功效】

清熱解毒，宣通肺竅。

【不良反應】

過敏反應：

（1）藥疹：呈紅色斑片狀丘疹，瘙癢劇烈，伴有眼瞼輕度水腫。

（2）嚴重胃腸道反應：服藥後胃部不適，甚至胃脘部疼痛劇烈，大汗淋漓，面色發黃，呼吸淺表，煩躁不安。

【相互作用】

本品含有蒼耳子，與阿片製劑、巴比妥類或利尿劑合用，可加重對肝腎的損害。

【主要參考文獻】

① 張英杰．鼻炎康致胃劇痛 2 例．重慶醫學，1997, 26（5）：260

② 林克風．鼻炎康致藥疹 1 例．中級醫刊，1996, 31（3）：53.

嫦娥加麗丸（Chang´ejialiwan）

【組成】

人參、當歸、淫羊藿、韭菜子、蛇床子。

【功效】

補腎益氣，養血活血，調經贊育，增強免疫功能。

【不良反應】

過敏反應：服藥後皮膚出現玫瑰糠疹，呈橢圓形錢幣大小紅斑，表面覆有少量糠狀鱗屑，邊界清楚，中央呈皺紙樣。

【主要參考文獻】

董錫文，劉小欽．服嫦娥加麗丸出現藥疹 1 例．中國中藥雜誌，1995, 20（9）：568

榮昌肛泰（Rongchanggangtai）

【組成】

地榆炭、人工麝香、冰片等。

【功效】

清熱解毒，涼血止血，收斂斂瘡，止痛。

【不良反應】

過敏反應：皮膚針刺般疼痛，瘙癢，出現大水疱或暗紅色皮膚瘀斑，出血點。

【備考】

本品切忌口服。

【主要參考文獻】

① 楊瓊，沈艷華．榮昌肛泰引起過敏反應 2 例．醫藥導報，1997, 16（2）：87

② 艾廣鳳，寧洪坡．外敷榮昌肛泰致皮下瘀血 1 例．中國中藥雜誌，1997, 22（10）：630

③ 梁仕達，蘭水中．新編中成藥臨床運用．北京：中國中醫藥出版社，1997.233

④ 程兆勝等．現代中成藥．南昌：江西科學技術出版社，1997. 1273

複方三生注射液（Fufangsanshengzhusheye）

【組成】

生附片、生川烏、生南星、木香、玄胡、三七。

【功效】

化痰，軟堅，消瘀，止痛。

【不良反應】

毒性反應：表現為心慌，冷汗出，肉眼血尿。

【主要參考文獻】

① 夏連盛等．複方三生注射液引起血尿 1 例．新藥與臨床，1987（3）：143

② 程兆勝等．現代中成藥．南昌：江西科學技術出版社，1997. 1349

複方大青葉片（Fufangdaqingyepian）

【組成】

大青葉、金銀花、羌活、拳參、大黃。

【功效】

清熱解毒，涼血消斑。

【不良反應】

過敏反應：嘴唇發癢、疼痛，噁心，嘔吐，腹瀉，亦有出現陰囊紅腫，瘙癢及散在水疱。

【備考】

脾胃虛寒者忌服。

【主要參考文獻】

① 閻家森．新複方大青葉片引起過敏反應三例報告．中成藥研究，1992, 14（5）：49

② 張貴卿等．藥物應用與毒理數據．鄭州：河南醫科大學出版社，1999. 513

③ 張力群．中西醫臨床用藥正誤大全．太原：山西科學技術出版社，1998. 769

複方大青葉注射液（Fufangdaqingyezhusheye）

【組成】

大青葉、金銀花、大黃、拳參、羌活、苯甲醇、亞硫酸鈉、注射用水。

【功效】

清熱解毒，抗菌消炎。

【不良反應】

1. 毒性反應：有報導幼兒肌注大青葉針劑後出現肉眼血尿。

2. 過敏反應：大汗淋漓，口吐白沫、唾液，口渴，全身發癢，皮膚潮紅，全身斑疹，血壓下降，心動過速。

【主要參考文獻】

① 汪義平．複方大青葉注射針過敏 1 例報告．四川中醫，1985（11）：23

② 徐元貞．新全實用藥物手冊．第 2 版．鄭州：河南科學技術出版社，1999. 105

③ 趙新先．中藥注射劑．北京：人民衛生出版社，1998. 240

④ 蔣慶雨，齊永茂．中藥不良反應．北京：中國中醫藥出版社，1995. 401

複方丹參片（Fufangdanshenpian）

【組成】

丹參浸膏、冰片、三七。

【功效】

活血化瘀、理氣止痛。

【不良反應】

1. 過敏反應：頭暈，頭痛，心慌，全身出現蕁麻疹，瘙癢。

2. 毒性反應：胸悶、氣短、大汗，乏力，心電圖顯示竇性心動過緩，心率 36 次／min。

【主要參考文獻】

① 朱天忠，顧九皋．複方丹參片引起過敏反應 2 例．遼寧中醫雜誌，1982（12）：37

② 倪佳，倪旭．複方丹參片致顯著性心動過緩 1 例．臨床心血管雜誌，1996, 12（6）：378

複方丹參注射液（Fufangdanshenzhusheye）

【組成】

丹參、降香。

【功效】

祛瘀通絡，行氣活血止痛。

【不良反應】

1. 過敏反應：

（1）皮疹：以蕁麻疹多見，表現為皮膚表面出現大小不等、點片狀或團塊狀斑丘疹，疹面皮膚發紅壓之可褪色，或見水疱樣紅疹，瘙癢，可延及全身；注射局部見疼痛、紅腫。

（2）過敏性休克：突然出現胸悶、心慌，氣促，呼吸困難，口唇紫紺，面色蒼白，四肢厥冷，煩躁不安，大汗淋漓，血壓低甚至為零，或伴有高熱、寒戰、頭暈、噁心嘔吐等症狀。甚者意識不清，四肢抽搐，甚至死亡。

（3）過敏性哮喘：表現鼻塞，打噴嚏，氣促，呼吸困難，喘息貌，口唇紫紺，雙肺布滿哮鳴音等。

（4）血管神經性水腫：表現為局部水腫，多為顏面部出現水腫，繼之眼瞼腫脹難睜，或喉頭水腫。

2. 毒性反應：

（1）心血管系統：表現為靜脈炎，血壓下降，心律失常（心動過速或過緩），甚至出現心臟驟停。

（2）消化系統：口腔、唇部疱疹或口腔黏膜糜爛，噁心，嘔吐，全身性黃疸，一過性肝腎損害等。

（3）其他：鼻出血，月經過多或陰道出血，劇烈頭痛，低血鉀，溶血性尿毒綜合徵，性功能異常，精神異常，肌肉痙攣，破傷風樣反應，症見角弓反張，兩眼上翻凝視，出汗等。

【相互作用】

1. 與低分子右旋糖酐合用，可使肥大細胞釋放組胺、5－羥色胺等化學介質而致平滑肌痙攣、血管通透性增加，有報導二者配伍可導致斑丘疹，瘙癢，過敏性休克，或心跳停止，甚至死亡。

2. 與刺五加配伍可導致胃腸過敏。

3. 靜滴多巴胺後接滴複方丹參注射液可引起靜脈炎。

【主要參考文獻】

① 夏前明．19例丹參過敏反應的臨床分析．中國中西醫結合雜誌，1992（3）：180

② 劉艷芳，宋威．丹參致敏30例分析．綜合臨床醫學，1995（11）：270

③ 莊志銓，單友亮．複方丹參（及丹參）注射液的不良反應．中成藥，1997, 19（10）：26

④ 曹振庭，王志勤，卓越．低分子右旋糖酐加複方丹參靜滴致心跳停止1例報告．安徽醫學 1995, 16（1）：62

⑤ 韓忠霞，李清波，馬東波等．靜脈滴注丹參注射液致低鉀軟病272例．中國危重病急救醫學，1994, 6（2）：120

⑥ 楊建華，阮繼源．中藥丹參與西藥的相互作用．中國中西醫結合雜誌，1995, 15（1）：57

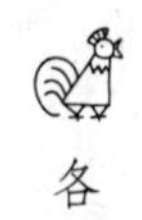

複方甘草片（Fufangganc aopian）

【組成】

阿片酊、甘草流浸膏（含甘草甜素、甘草苷、葡萄糖等）、八角茴香油、樟腦、氯化銨、苯甲酸鈉、酒石酸銻鉀。

【功效】

止咳，祛痰。

【不良反應】

1. 毒性反應：

（1）消化系統：常見噁心，嘔吐，腹瀉等，並誘發或加重消化道潰瘍。

（2）心血管系統：甘草具有鹽皮質激素樣作用，能發生支氧皮質酮作用，影響電解質平衡，使水鈉豬留，血鉀降低，引起血壓增高及水腫。

（3）神經精神系統：表現出神經精神症狀，如興奮，無故發笑等，停藥後症狀消失；還有認為可以誘發癲癇。

（4）呼吸系統：有報導4例21天～4個月患兒，因服用複方甘草片發生中毒，出現呼吸微弱或暫停，伴面色發紺而需使用呼吸興奮劑治療。

（5）內分泌系統：可導致血糖增高。長期服用可引起：假性醛固酮症（浮腫、高血壓、低血鉀）。

2. 過敏反應：

（1）過敏性休克：表現為全身皮膚瘙癢，並出現風團，同時伴有頭暈，心慌，胸悶，氣短，噁心，口唇、四肢末梢紫紺、發涼，脈搏觸不到，血壓測不到，呼吸淺促，急性病容，煩躁不安，神志恍惚，心間低鈍，心率加快，全身皮膚潮紅，間有大小正常不等風團，雙側眼瞼輕度水腫，口周皮膚蒼白，唇黏膜、四肢末梢青紫。

（2）藥疹：全身皮膚灼熱，奇癢，出現散在風團樣皮疹；也有報導出現固定紅斑型藥疹，表現在指、趾間和肘、膝部皮膚，出現對稱性紫紅色橢圓形斑疹，龜頭處紅腫、水疱、疼痛。

（3）過敏性喉頭水腫：表現為服藥後頻發的噴嚏，流清涕，咽喉部不適，有梗阻感，患者聲音沙啞，煩躁，不斷用手抓捏頸喉，呼吸困難以吸氣困難為主。

3. 藥物依賴性：有報導連續服用半月後，出現精神萎靡，全身不適，四肢乏力甚至雙下肢無力站立和行走，咳喘加劇，食慾不振，流淚，流涎，煩躁焦慮等不適，甚至出現絕望感，如及時服用可於數分鐘內症狀消失。

【相互作用】

1. 與水楊酸及保泰松合用進可加重胃腸道的不良反應，誘發或加重消化道潰瘍。

2. 不能與降壓藥、利尿劑、強心苷等合用，因長期應用本品可使水鈉瀦留，引起血壓升高，從而拮抗降壓藥的作用；水鈉瀦留又可減弱利尿劑的利尿作用，從而拮抗速尿與噻嗪類利尿劑的作用並增加不良反應，有報導出現癱瘓，本品能促進排鉀，降低血鉀濃度，因而可增強機體對強心苷的敏感性，易誘發強心苷中毒。

3. 不能與阿司匹林同用。阿司匹林有損傷胃黏膜的副作用，長期服用可導致胃潰瘍出血，與複方甘草片同用，促進胃酸分泌，從而可導致胃痛加劇，吐血。

4. 不能與消炎痛、氯滅酸同用，三藥合用可導致胃腸黏膜分泌減少，胃酸分泌增加，可加重噁心、腹痛、胃痛。

5. 甘草反海藻，二者配伍可產生不良反應。

6. 複方甘草片與雙氫克尿塞片合用導致肺心病患者浮腫加劇，並出現尿瀦留，因甘草甜素經酶水解生成甘草次酸，有蓄鉀作用，並使其從腎臟中排泄，而引起低血鉀；雙氫克尿噻亦能加速鉀的排泄，故兩藥合用可引起低鉀性水腫、尿瀦留。

【主要參考文獻】

① 李寧娜．複方甘草合劑致速發過敏喉頭水腫 1 例．廣東醫學，1998, 19（10）：772

② 吳明永．長期服用複方甘草片引起低血鉀的臨床分析．實用中西醫結合雜誌，1998, 11（1）：89

③ 余明．複方甘草片成癮 1 例．中國內科實用雜誌，1995, 15（3）：148

④ 孫孝登．新生兒服複方甘草片（含阿片）中毒 1 例．中華兒科雜誌，1983, 21（4）：222

⑤ 鄭曉玲．複方甘草片引起過敏性休克．中國皮膚性病雜誌，1996, 10（5）：292

⑥ 楊克文．海藻與甘草配伍不良反應 1 例．中醫雜誌，1990（6）：50

⑦ 鄭剛，韓玉婕等．複方甘草片的不良反應．中草藥，1998, 17（1）：60

⑧ 梅紹仁．長期口服大劑量複方甘草片引起喉水腫、高血壓、左心功能不全 1 例．中華血管雜誌，1984, 12（2）：150

複方抗結核片（Fufankangjiehepan）

【組成】

岩白菜素、紫金牛、白及、百部、畏蘭、桑白皮等。

【功效】

清肺熱，養肺陰，止咳祛痰，涼血止血。

【不良反應】

過敏反應：皮膚發紅、瘙癢，然後出現彌漫性紅色斑丘疹，類似麻疹樣皮疹，同時口腔出現上頜、唇角疼痛，黏膜潰破，發燒，繼而出現陰囊糜爛。

【主要參考文獻】

李明仁，徐正華．複方抗結核片引起麻疹樣藥疹1例報告．新醫學，1983, 13（3）：165

複方青黛丸（Fufangqingdaiwan）

【組成】

青黛、土茯苓、丹參、白朮、神曲、白芷、貫眾、紫草。

【功效】

抗炎、鎮痛、活血化瘀、止癢。

【不良反應】

1. 過敏反應：皮膚瘙癢，出現彌漫性斑丘疹，呈猩紅熱樣丘疹，或呈固定型紅斑。

2. 毒性反應：

（1）消化系統：噁心，上腹部燒灼感，腹脹，腹痛，腹瀉，裡急後重，便血。胃鏡檢查可見胃黏膜充血、水腫，有多處出血點及散在糜爛面。結腸鏡檢查可見潰瘍性結腸炎或缺血性結腸炎的改變。

（2）肝臟損害：呈藥物性肝炎表現，可見黃疸，乏力，納差，尿黃等症狀。肝功能檢查可見血清總膽紅素、谷丙轉氨酶、谷草轉氨酶升高，尿膽元、尿膽紅素呈陽性。

（3）月經紊亂：月經淋漓不盡，經期延長；或經量減少，經期縮短，甚至停經。

（4）指甲變黑。

（5）有個案報導，一急性早幼粒白血病患者服本藥後表現胸骨及髖骨劇烈疼痛，高熱，口腔黏膜糜爛，呼吸困難，紫紺，呈維甲酸綜合症樣反應，最後體溫下降，呼吸衰竭死亡。

【主要參考文獻】

① 尹端端，蔣巧俐．複方青黛丸不良反應的系統性綜述．藥物流行病學雜誌，1999, 8（3）：156

② 韋詩雲．複方青黛丸致藥物性肝炎 2 例．中國中西醫結合雜誌，1994, 8（3）：192

③ 朱崇想，劉佃一．複方青黛丸致月經紊亂 1 例．中華皮膚病學，1997, 11（6）：339

④ 張立軍，蘇海峰．複方青黛丸致肝功能損害 1 例．中華皮膚科雜誌，1993, 26（1）：28

⑤ 吳寧，晏洪波，楊智林．複方青黛丸引起急性潰瘍性結腸炎 2 例．中華皮膚科雜誌，1996, 29（2）：133

複方草珊瑚含片（Fufangcaoshanhuhanpian）

【組成】

腫節風浸膏，薄荷腦，薄荷素油。

【功效】

疏風清熱，水腫止痛，清利咽喉。

【不良反應】

1. 毒性反應：可致上腹部陣發性絞痛，噁心，嘔吐，腹瀉。呼吸急促，發熱，寒戰等。

2. 過敏反應：皮膚瘙癢，潮紅，出現紅斑、丘疹，或蕁麻疹。

【主要參考文獻】

① 王有才等．複方草珊瑚含片致急性腹痛 1 例．中國醫院藥學雜誌，1999, 19（6）：382

② 鄧幫興．服複方草珊瑚片引起藥疹 1 例．中國中藥雜誌，1992, 17（8）：504

③ 姜勁松等．複方草珊瑚含片致嚴重蕁麻疹 1 例．前衛醫藥雜誌，1994, 11（1）：24

④ 鐘健華，梁素虹．含服複方草珊瑚片引起過敏反應 1 例．中國中藥雜誌，1995, 20（6）：381

⑤ 程兆勝等．現代中成藥．南昌：江西科學技術出版社，1997. 1146

複方宣烏片（Fufangxuanwupian）

【組成】

烏頭等。

【功效】

祛風鎮痛。

【不良反應】

毒性反應：

（1）消化系統：有口舌發麻，乏力等不良反應。

（2）心血管系統：臉色蒼白，四肢、頭面麻木，上腹不適，嘔吐，胸悶，心慌，皮膚濕潤，多汗，完全性房室傳導阻滯，交界區逸搏心律，多發多源性室性早搏。

【備考】

徐元貞主編的《新全實用藥物手冊》中記載服藥期間忌酒。

【主要參考文獻】

① 許國銘．複方宣烏片中毒引起完全性房室傳導阻滯及多發多源性早搏 1 例．上海醫學，1982（9）：498

② 徐元貞．新全實用藥物手冊．鄭州：河南科學技術出版社，1999. 199

複方桔梗片（Fufangjigengpian）

【組成】

桔梗（每片含量 0.09 克）、嗎啡、硫酸鉀、輔料適量。

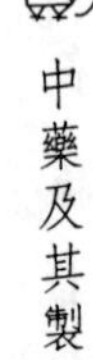

【功效】

宣肺，利咽，鎮咳，袪痰，排膿。

【不良反應】

1. 毒性反應：

（1）消化系統：噁心，嘔吐，上腹不適及便秘等。

（2）心血管系統：發紺，出冷汗，心慌心悸，血壓下降。

（3）血液系統：可表現為溶血。

（4）神經系統：頭暈，神志恍惚，煩躁不安，神志不清甚至昏迷，呼吸急促。

（5）藥物依賴性：長期服用本品易出現成癮現象，當停藥後可出現間斷現象。

2. 過敏反應：全身發癢，皮膚發紅，出現丘疹，由四肢波及全身，發熱。

【備考】

1. 長期服用本品後可致依賴性，故本品不應持續使用。

2. 嚴重肝腎功能不全、肺源性心臟病、支氣管哮喘、嬰兒及哺乳期婦女禁用。

3. 有藥物過敏史或過敏體質，應慎用或禁用本品。

【主要參考文獻】

① 周穗平．服桔梗片致低血壓反應報告．中藥通報，1988, 13（1）：51

② 譚華榮．複方桔梗片中毒 1 例報告．中華結核和呼吸系統疾病雜誌，1988（2）114

③ 張惜美．應用複方桔梗片引起過敏反應 1 例報告。中華結核和呼吸系統疾病雜誌，1981, 4（1）：54

④ 南京醫學院等．臨床藥物手冊．上海：上海科學技術出版社，1976. 147

⑤ 張貴卿等．藥物應用與毒理數據．鄭州：河南醫科大學出版社，1999. 555

⑥ 蔣慶寸，齊永茂．中藥不良反應．北京：中國中醫藥出版社，1995. 377

⑦ 丁濤．中草藥不良反應及防治．北京：中國中醫藥出版社，1992. 255

複方感冒靈片（Fufangganmaolingpian）

【組成】

金銀花、野菊花、板藍根、撲熱息痛、撲爾敏、咖啡因等。

【功效】

辛涼解表，清熱止痛。

【不良反應】

1. 毒性反應：有報導於服藥 2 小時後，突然感到腹脹，胃脘部劇烈疼痛，呈陣發性，繼而出現噁心，嘔吐咖啡色胃內容物，次日排柏油樣大便。胃鏡檢查示：胃體下部大彎側及後壁呈大片狀、條索狀充血、糜爛，有陳舊性出血斑塊，胃竇部呈彌漫性充血。

2. 過敏反應：表現為周身散在性紅色丘疹，瘙癢，或面頰地圖狀斑塊。伴有眼瞼沉重，水腫，咽部充血。扁桃體腫大。

【備考】

1. 發生胃出血時，立即靜滴甲青米胍，或肌注維生素 K、仙鶴草素等止血劑，肌注非那根等抗過敏藥，適量輸血、輸液及補充維生素 C、維生素 B，以及給予抗生素等。

2. 藥物過敏性皮炎給予非那根、強的松等抗過敏藥物。

【主要參考文獻】

① 胡明燦，華紀芳．複方感冒靈片引起藥物性皮炎 1 例．中西醫結合雜誌，1983（3）：147

② 丁濤．中草藥不良反應及防治．北京：中國中醫藥出版社，1992. 102

③ 俞長芳．中成藥實用手冊．北京：人民衛生出版社，2000. 682

養血生髮膠囊（Yangxueshengfajiaonang）

【組成】

熟地黃、當歸、羌活、木瓜、川芎、白芍、菟絲子、天麻、制何首烏。

【功效】

養血補腎，祛風生髮。

【不良反應】

過敏反應：皮膚出現紅色風團，瘙癢，面紅，發熱，胸悶。

【主要參考文獻】

① 繆壽業．養血生髮膠囊丸引起藥疹1例報告．臨床皮膚科雜誌，1986（5）：239

② 程兆勝等．現代中成藥．南昌：江西科學技術出版社，1997.443

③ 房定亞，沈幗男．中成藥臨床應用指南．北京：北京科學技術出版社，1994. 778

維C銀翹片（Weicyinqiaopian）

【組成】

金銀花、連翹、荊芥、薄荷、蘆根、桔梗、維生素C、撲熱息痛、撲爾敏。

【功效】

清熱，解毒，止痛。

【不良反應】

過敏反應：

（1）過敏性休克：口服後出現，甚至有因而死亡的報導。

（2）藥疹：皮膚瘙癢，出現蕁麻疹，伴有胸悶，呼吸困難，發紺，腹痛，噁心，全身不適等。

（3）局限性血管神經性水腫：顏面浮腫，眼瞼高度水腫。

【備考】

本藥為中西藥混合的製劑。已有多例引起過敏反應的報導，並有因過敏性休克而殘廢的案例，但致敏原仍未弄清。臨床用時應嚴密注意。

【主要參考文獻】

① 鄧建華，袁菊華．服用維C銀翹片致過敏反應1例．時珍國醫國藥，1999, 10（9）：696

② 王桂勤等．維 C 銀翹片致過敏性休克死亡 1 例．齊齊哈爾醫學院學報，1998, 19（4）：352

③ 沙的漢，吳培萱．維 C 銀翹片致過敏性休克死亡 1 例．綜合臨床醫學，1997, 13（3）：283

④ 邵永發，劉秀勤．維 C 銀翹片致過敏 2 例報告．工企醫刊，1995, 8（2）：85

⑤ 胡嬋，周紅勤．口服維 C 銀翹片引起較嚴重過敏反應 1 例．醫學理論與實踐，1994, 7（7）：34

⑥ 馮國旗，葛建國．實用複方藥物手冊．北京：中國科學技術出版社，1998. 45

【15 畫】

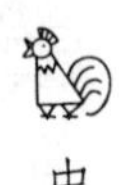

熱可平注射液（Rekepingzhusheye）

【組成】

柴胡、鵝不食草。

【功效】

退熱。

【不良反應】

過敏反應：表現為皮膚瘙癢，出現紅色片狀丘疹或紅斑，雙眼球結膜充血，呼吸困難。或見頭昏加重，心慌，噁心，面部、嘴唇蒼白。

【主要參考文獻】

李英杰．熱可平肌注起過敏反應 2 例．重慶醫藥，1985, 15（1）：33

豬苓多糖（Zhulingduotang）

【組成】

豬苓多糖、依地酸二鈉、焦亞硫酸鈉、氯化鈉、注射用水。

【功效】

增強免疫功能，抑制腫瘤，降低轉氨酶，抑制肝炎病毒複製，對肝組織損傷有修復作用。

【不良反應】

1. 毒性反應：

（1）消化系統：腹滿不適，噁心，嘔吐，口腔潰瘍，牙齦出血。

（2）心血管系統：胸悶，心慌，心悸，心動過速。

（3）泌尿生殖系統：陰道出血，尿蛋白陽性。

（4）神經系統：頭暈，目眩，耳鳴，失眠，神倦，脫髮，關節疼痛。

（5）呼吸系統：胸悶，咳嗽，呼吸急促；兩肺紋理增粗、紊亂，兩下肺斑片狀陰影。

（6）系統性紅斑狼瘡反應：發熱，面部蝶形紅斑，關節疼痛，血中白細胞、紅細胞、血小板均減少。尿蛋白強陽性，血沉增快，肝功能損害，抗核抗體陽性。

2. 過敏反應：

（1）過敏性休克：全身皮膚潮紅，表情淡漠，神志模糊，意識喪失，出冷汗，面部、肢端紫紺，牙關緊閉，四肢肌肉抽搐，四肢發涼，嘔吐，煩躁不安，胸悶，心慌，面色蒼白，結膜充血，呼吸困難，呼吸急促，心動過速，血壓下降，甚至死亡。

（2）藥疹：皮膚瘙癢，皮膚劃痕症陽性，出現猩紅熱樣皮疹，紅色斑丘疹，蕁麻疹樣皮疹，充血性紅斑或水疱疹。

（3）局限性血管神經性水腫：全身皮膚潮紅，咳嗽，聲嘶，眼瞼及嘴唇水腫，瞼結膜明顯充血。

【主要參考文獻】

① 董賢明，陳小燕．豬苓多糖致系統性紅斑狼瘡 1 例．西北藥學雜誌，1998, 13（6）：256

② 江勇．豬苓多糖注射液致消化道反應 1 例．醫藥導報，1995, 14（4）：183

③ 周庭雄，劉萍．豬苓多糖致血管神經性水腫 1 例．藥物流行病學雜

誌，1994, 3（1）：35

④ 豬苓多糖注射液的不良反應（文摘）．中國藥事，1998, 12（5）：315

⑤ 樊國斌．豬苓多糖引起嚴重關節疼痛 1 例．現代應用藥學，1996, 13（2）：63

⑥ 楊建華．豬苓多糖致過敏性休克 1 例．寧夏醫學院學報，1995, 17（4）：399

樟　腦（Zhangnao）

【組成】

樟腦。

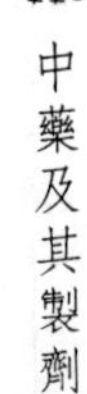

【不良反應】

1. 過敏反應：外用後皮膚瘙癢、灼熱，出現紫紅色斑、水疱或蕁麻疹，也有呈固定型藥疹，伴有頭昏、胸悶、呼吸困難，甚至引起過敏性休克。

2. 毒性反應：

（1）神經系統：煩躁不安，頭昏，頭痛，耳鳴，步態蹣跚，幻覺，重者肌肉抽搐或癲癇樣驚厥，瞳孔散大，眼球震顫，甚至意識喪失，呼吸衰竭。亦有報導外用填塞牙洞引起三叉神經分支麻痺。

（2）消化系統：噁心，流涎，嘔吐，腹痛。

（3）心血管系統：血壓升高，有個案報導出現暫時性交界性心動過速。

【備考】

1. 有資料表明，口服樟腦製劑可引起中毒，0.5～1 克可以引起眩暈、頭痛、溫熱感，乃至興奮；2 克以上在暫時性鎮靜狀態後，即引起大腦皮層的興奮，導致癲癇樣痙攣，最後可引起呼吸衰竭而死；口服 7～15 克或注射 4 克可致命。

2. 過敏反應多因用樟腦酚填塞齲洞引起。

【主要參考文獻】

① 乙興華，乙軍．樟腦酚致過敏性休克 1 例．牙體牙髓牙周病學雜誌，

1994, 4（3）：172

② 紀鈞．外搽樟腦引起嚴重過敏反應 1 例．江蘇中醫雜誌，1987（6）：5

③ 張壽林，黃金祥，周安壽．急性中毒診斷與急救．北京：化學工業出版社，1996. 549

④ 楊倉良．毒藥本草．北京：中國中醫藥出版社，1998.753

膚陰潔（Fuyinjie）

【組成】

崗松、滿山香、大葉桉、蛇床子、黃柏等。

【功效】

清熱解毒、祛風燥濕、殺蟲止癢、收斂止痛。

【不良反應】

過敏反應：局部用藥後出現接觸性皮炎：皮膚黏膜發紅、腫脹、灼熱、瘙癢，有密集的大小不等的丘疹、界限清楚的小水疱或散在小片狀糜爛面，有漿液性滲出。

【備考】

膚陰潔洗液及濕巾主要成分中黃柏中含小檗鹼為半抗原物質。

【主要參考文獻】

① 趙陽．膚陰潔濕巾致接觸性皮炎 1 例．中國皮膚性病學雜誌，1995, 10（4）：254

② 林珍珍，林莉莉。膚陰潔致接觸性皮炎 1 例．中國皮膚性病學雜誌，1996, 10（3）：189

③ 奚曉霞，邱綺紅．膚陰潔致接觸性皮炎 2 例．中國皮膚性病學雜誌，1996, 10（1）：59

④ 陳偉真．膚陰潔致接觸性皮炎 2 例．實用醫學雜誌，1995, 11（1）：71

膚蟎靈（Fumanling）

【組成】

不詳。

【功效】

殺蟎、抑菌、消炎止癢。

【不良反應】

接觸性皮炎：表現為用藥部位紅腫，灼熱，瘙癢，有脫屑，雙眼瞼浮腫。

【主要參考文獻】

毛立國，楊泗奎，田建生等．膚蟎靈引起接觸性皮炎 2 例報告．臨床皮膚科雜誌，1989,（1）：52

蝮蛇抗栓酶（Fushekangshuanmei）

【組成】

蝮蛇蛇毒提取的酶製劑。

【功效】

抗凝，降低纖維蛋白原，抗血小板黏附聚集，降血脂，擴張血管，加強腦部血循環，促進神經細胞恢復。

【不良反應】

1. 過敏反應：

（1）過敏性休克：胸悶，心悸，氣短，頭暈眼花，視物模糊，口唇紫紺，面色蒼白，大汗淋漓，四肢濕冷，脈搏細弱，血壓降低。嚴重者發生心跳驟停，甚至死亡。

（2）過敏性藥疹：多表現為血管神經性水腫、斑丘疹、藥物性皮炎。另有陰囊巨大型蕁麻疹的報導。

（3）過敏性紫癜：皮膚出現散在瘀點。

（4）遲發型強過敏反應：一般在持續用藥一週後出現發熱、寒戰、四肢肌肉酸痛的過敏反應。

2. 毒性反應：

（1）消化系統：噁心、食慾不振、腹痛、胃腸痙攣。並可出現黃疸、肝炎、膽囊炎、上消化道大出血等。

（2）泌尿系統：可致排尿困難，尿少、血尿、蛋白尿，甚至急性腎功能衰竭。

（3）血液系統：可減少血小板數量，並抑制其黏附和聚集，又可降低血漿纖維蛋白原，而引起凝血障礙，導致多臟器嚴重出血。可誘發類白血病反應，導致全血細胞減少，骨髓有核細胞增生活躍，但呈成熟障礙，亦可導致溶血性貧血。

（4）神經系統：眼肌麻痺，視物模糊，復視。精神失常，表現為意識模糊，哭鬧，定向障礙，兩便失禁。甚至可以引起腦出血。

（5）循環系統：可誘發心律失常，如室性自主心律、阿一斯綜合徵、高度房室傳導阻滯、陣發性房顫、竇性心律、頻發交界性室內差異性傳導、交界性早搏、QT 時間延長等，個別報導引起急性心肌梗死。

（6）呼吸系統：哮喘，胸悶，雙肺滿布哮鳴音。

（7）其他：失眠，全身骨痛，皮膚蛇皮樣改變，性功能障礙，牙齦腫大、出血、增生，急性高熱反應，中毒性耳聾等。

【備考】

1. 本品含約 30 種毒素蛋白、酶及其他蛋白，可引起過敏反應，其發生率約占 3.2%，所以使用前需要作皮膚敏感試驗。但即使是皮試陰性者，在用藥過程中亦可出現過敏反應，甚至在皮試過程中即出現過敏反應，且有較多遲發過敏反應的報導，故需要嚴密觀察。

2. 失眠的原因可能與蝮蛇抗栓酶促進神經功能、促進腦細胞代謝、維持大腦皮層高度興奮、促進神經細胞之間的傳遞有關。

3. 該藥引起室性自主心律的報導少見，可能是該藥降低了心肌的應激性，抑制了竇房結和房室結的傳導所致。

4. 引起腦出血原因可能是該藥破壞了透明質酶屏障，使血管壁通透性增加，溶栓中可能破壞血管壁，產生小動脈瘤，引起血管破裂出血。該藥本身就是去纖酶，可能引起出血，使凝血時間延長。

5. 該藥引起精神失常可能是藥品中含有神經毒素所致，同時對視神經具有毒性，主要累及動眼、滑車、外展神經，故能引起復視。

6. 牙齦組織結構的變化可能是由於該藥刺激機體的免疫系統，產生局部反應或誘導機體的某些成分增多，使牙齦組織中成纖維細胞合成蛋白質和膠原的能力增強，對細菌和炎症產物產生特異的免疫反應，使毛細血管新生、擴張，從而導致牙齦組織結構發生改變。

7. 排尿困難的發生可能是由於該藥含有出血毒素，作用於細胞間的黏合物質，使血管通透性增加，引起前列腺充血，出現類似前列腺肥大的症狀。

8. 造成多臟器出血的原因可能是該藥含有間接溶血毒素（磷脂酶A），能水解完整血小板膜的磷脂，使血小板破壞而出血。

【主要參考文獻】

① 李棟．蝮蛇抗栓酶的不良反應．新藥與臨床，1995, 14（4）：250

② 陳煒，郭健琳．蝮蛇抗栓酶的臨床毒副反應．西北藥學理雜誌，1995, 10（3）：141

③ 藍頂琴．蝮蛇抗栓酶臨床應用中的特殊不良反應．實用醫學雜誌，1995, 11（1）：38

④ 劉春起，張洪樹．蝮蛇抗栓酶的不良反應．中西醫結合實用臨床急救，1995, 2（1）：47

⑤ 彭春梅，盧小菲，康桂英．蝮蛇抗栓酶的不良反應．內蒙古醫學雜誌，1996, 16（1）：55

⑥ 傅一明．蝮蛇抗栓酶的臨床副作用．蛇志，1992, 4（1）：46

⑦ 馬杏雲，李雲才．蝮蛇抗栓酶應用 700 例的副作用分析．人民軍醫，1991（6）：63

⑧ 解斌，王建中，董震海．藥源性急症與防治．北京：人民衛生出版社，1995.299

潔爾陰泡騰片（Jie´eryinpaotengpian）

【組成】

蛇床子，艾葉，獨活，石菖蒲，蒼朮，泡騰賦形劑等。

【功效】

祛風除濕，清熱解毒，殺蟲止癢。

【不良反應】

過敏反應：導致過敏性皮炎：陰道內壁紅腫，陰道內有燒灼感，疼痛，搔癢，陰道四周紅腫及紅丘疹，陰唇兩側、尿道口水腫，外陰糜爛滲水。

【主要參考文獻】

① 謝萍芳，蔣珉．潔爾陰泡騰片致接觸性皮炎 12 例．中國現代應用藥學雜誌，1999, 16（4）：8

② 程兆勝等．現代中成藥．南昌：江西科學技術出版社，1997. 1133

潔爾陰洗液（JIe´eryinxiye）

【組成】

黃柏、苦參、蛇床子、蒼朮等。

【功效】

殺菌消炎，清熱解毒，殺蟲止癢，除濕。

【不良反應】

1. 過敏反應：

（1）藥疹：全身出現多個紅色風團，周身搔癢，紫癜。

（2）局限性血管神經性水腫：眼瞼水腫紅赤，口唇腫脹肥厚，鼻唇溝消失，面部灼痛，視物困難，口唇麻木。

（3）接觸性皮炎：陰道四周、陰唇兩側、尿道口水腫和紅斑、紅丘疹、丘疱疹、水疱、散在小片糜爛面、滲液。外陰灼熱腫脹痛，發紅，乾燥，糠狀鱗屑，散在丘疹，水疱，紅斑，水腫，疼痛，灼熱，瘙癢，乾燥，糜爛。小陰唇、陰道黏膜充血水腫，大小陰唇、前庭、陰道口彌漫性潮紅及腫脹。陰蒂瘙癢灼熱，紅腫疼痛。

2. 其他：咽乾口渴，煩躁,夜不能眠，小便困難。

【備考】

長期使用本品，破壞陰道的正常酸度，使陰道內正常分泌物減少，不能滋潤和保護陰道，從而產生陰道內乾燥灼痛。

【主要參考文獻】

① 王鐸，劉伏·外用潔爾陰洗引起局部過敏 3 例·中醫藥學報，1994（1）49

② 盧秀華，陳海波·潔爾陰洗液引起藥疹 5 例·中國醫院藥學雜誌，1994, 14（4）：180

③ 王寶琦，徐世芬·潔爾陰致外服接觸性皮炎 8 例·中級醫刊，1994, 29（7）：43

④ 王曉·潔爾陰致外陰瘙癢臨床病因分析（附 14 例報告）·中國皮膚性病學雜誌，1996, 10（3）：163

⑤ 李學文·新特藥手冊·北京：科學技術文獻出版社，1993. 196

⑥ 張力群·中西醫臨床用藥正誤大全·太原：山西科學技術出版社，1998. 255

【16 畫】

薄荷油（Boheyou）

【組成】

薄荷油。

【功效】

疏風，清熱。

【不良反應】

過敏反應：表現為遲發型藥物過敏反應：首次接觸薄荷油出現少許皮疹，第二次接觸後全身出現密集皮疹，瘙癢灼熱，團塊狀並融合成片。經過斑貼試驗證明為薄荷油引起的過敏反應。

【主要參考文獻】

① 胡詳珍，趙燕瑜·薄荷油引起遲發型藥物過敏1例·藥物流行病血雜誌，1994, 3（2）：97

② 陳繼光·治癒薄荷腦中毒·成都中醫學院學報，1981（4）：40

醒腦靜注射液（Xinpaojingzhusheye）

【組成】

麝香、梔子、鬱金、冰片等。

【功效】

醒神，清熱，行氣，活血。

【不良反應】

靜脈滴注本品後，出現胸悶憋氣、大汗淋漓、口唇紫紺，心率加快，雙肺哮鳴音。

【主要參考文獻】

崔德芝·醒腦靜注射液致過敏反應1例·山東醫藥，1995, 35（11）：58

頸痛靈（Jingtongling）

【組成】

天麻、乳香、沒藥、熟地黃、首烏、當歸、黃芪、枸杞子、人參、鹿茸等。

【功效】

滋補肝腎，活絡止痛。

【不良反應】

過敏反應：

（1）藥疹：表現為雙上肢、頸背部及胸部瘙癢，出現密集米粒大小丘疹。或伴有發熱，目赤面紅，雙眼分泌物增多，心煩，頭暈，噁心，心慌，心動過速，胸悶，憋氣，強迫坐位等。

（2）局限性血管神經性水腫：表現為咽喉腫痛，扁桃體腫

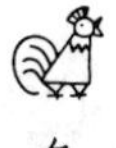

大，呼吸受阻等。

【主要參考文獻】

① 孫國軍，張曙光．頸痛靈致過敏性藥疹 1 例。時珍國醫研究，1998, 9（1）：50

② 林桂榮．頸痛繼引起速發型過敏反應 1 例．中國藥事，1994, 8（5）：310

③ 夏健翔，朱秀梅．口服頸痛靈出現不良反應 1 例．中國醫藥研究，1997, 8（5）：392

④ 俞長芳．中成藥實用手冊．第 3 版．北京：人民衛生出版社，2000. 977

靛玉紅（Dianyuhong）

【組成】

為青黛中提出的一種有效成分。

【功效】

清熱解毒涼血，降低幼稚細胞。

【不良反應】

毒性反應：

（1）血液系統：骨髓抑制，表現為頭暈乏力加劇，牙齦出血，血象和骨髓檢查提示為再生障礙性貧血。亦可致血小板減少。

（2）消化系統：納減，腹痛，腹瀉，黑便；腸套疊；肝功能損傷。

（3）其他：頭痛，失眠，閉經，咳嗽，下肢及顏面浮腫，關節痛等。

【主要參考文獻】

① 謝周生，林素琴．靛玉紅致嚴重毒副反應 2 例報告．廣西中醫藥，1985（1）：31

② 林果為．靛玉紅引起再生障礙性貧血 1 例報告．上海醫學，1992, 15（4）：245

③ 靛玉紅臨床治療協作組．靛玉紅治療 314 例慢性粒細胞白血病的臨床研究．中華血液病雜誌，1980（3）132

鴉膽子油乳注射液（Yadanziyouruzhusheye）

【組成】

鴉膽子。

【功效】

清熱燥濕，殺蟲解毒，抑癌。

【不良反應】

1. 毒性反應：一般表現靜脈炎及噁心、厭食等消化道症狀，偶有心前區緊迫感，心慌，心電圖示：心動過速，頻發室性早搏，呈二聯率，紫紺，呼吸急促，血壓下降，昏迷，甚至死亡。

2. 過敏反應：表現為靜滴 5 分鐘後感覺不適，嗆咳，吐白色泡沫痰，雙腎區劇烈刺痛。

【相互作用】

1. 與硫酸亞鐵、磺胺類、氨茶鹼、制酸藥、洋地黃、左旋多巴合用可加劇對消化道損害而出現噁心、嘔吐、腹瀉。

2. 與白消胺、環磷酰胺、氯甲喋呤、爭光霉素、肼苯噠嗪、六烴季胺、美加明、呋喃妥因、麥角新鹼、口服避孕藥、氯噻嗪、保泰松等合用容易產生呼吸困難。

3. 與磺胺類、新青霉素 I、氨苄青霉素、利福平；生物製品，如馬血清和疫苗合用可能引起腎小球腎炎、間質性腎炎。

4. 與苯妥英鈉、丙戊酸鈉、卡馬西平、丙咪嗪、異丙肼、安定、氟烷、甲氧氟烷、保泰松、辛可芬、吲哚美辛、醋氨酚、丙磺舒等合用可能加劇對肝臟害，導致肝細胞型肝損害。

【主要參考文獻】

① 齊學東，楊蘭甲．鴉膽子油乳致嚴重心律失常死亡 1 例．中國醫院藥學雜誌，1996, 16（3）：137

② 甄健存，牛家祺．鴉膽子油乳劑致咳嗽、雙腎刺痛 1 例．中國醫院藥學雜誌，1995；16（2）：84

③ 李廣勛．中藥藥理毒理與臨床．天津：天津科技翻譯出版公司，1992.

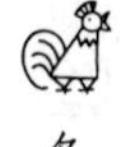

313

還精煎（Huanjingjian）

【組成】

熟地黃、鎖陽、菟絲子、沙苑子、何首烏、淮牛膝。

【功效】

補腎填精、祛病延年。

【不良反應】

毒性反應：表現為咯血。

【備考】

為個案報導，患者兩次（間隔 8 個月）服用本藥後均出現咯血。

【主要參考文獻】

柯夢筆．還精煎致咯血 1 例報告．中成藥，1989, 11（2）：46

螞蟻丸（Mayiwan）

【組成】

螞蟻、何首烏、熟地黃、人參、五味子。

【功效】

補腎健脾，壯筋骨，益氣血。

【不良反應】

毒性反應：表現腎小管酸中毒：四肢搐搦，口渴，多飲，多尿，尿糖，血鈣、氯增加，尿 pH 升高等。

【備考】

為個案報導。原有類風濕關節炎，服螞蟻丸後出現酸中毒症狀，對有腎小管間質損害者，螞蟻丸應慎用。

【主要參考文獻】

楊秀蘭，周忠民，錢家庭．螞蟻丸誘發腎小管酸中毒 1 例．中華腎病學雜誌，1995, 11（5）：260

龍牡壯骨沖劑（Longmuzhuanggu chongji）

【組成】

龍骨、牡蠣。

【功效】

強筋壯骨、和胃健脾。

【不良反應】

過敏反應：皮膚瘙癢，出現紅色點狀斑丘疹。

【主要參考文獻】

李寶芬，閻國強，秦曉青．龍牡壯骨沖劑致過敏 1 例．中成藥，1998, 20（4）：48

龍虎丸（Longhuwan）

【組成】

巴豆霜、砒石（煅）、人工牛黃、朱砂。

【功效】

清痰熱，瀉積滯，鎮驚安神。

【不良反應】

毒性反應：表現為噁心、嘔吐、頭痛、腹痛、腹瀉（甚至大便水樣帶血）、尿頻、血尿、意識不清、周身浮腫。繼而四肢末端麻木，灼熱感，刺痛，手不能持物，行走困難。四肢張力下降，垂足，四肢肌肉萎縮，雙腕及膝以下痛，觸覺減低，腱反射消失。

【備考】

孕婦及體弱者忌用。

【主要參考文獻】

鄺培桂．龍虎丸引起中毒性神經炎 2 例報告．中國神經精神疾病雜誌，1982, 8（2）：112

龍膽瀉肝丸（Longdanxieganwan）

【組成】

龍膽、黃芩、梔子、關木通、澤瀉、車前子、當歸、地黃、柴胡、炙甘草。

【功效】

清肝膽，利濕熱。

【不良反應】

1. 過敏反應：藥後皮膚瘙癢，潮紅，出現散在的蕁麻疹，伴有心慌、胸悶等症狀。

2. 毒性反應：有個案報導，服本方煎劑後引致流產，為一停經 3 個月的經產婦。

【主要參考文獻】

① 張松江．龍膽瀉肝丸致過敏性反應 1 例報告．國醫論壇，1997, 12（5）：16

② 劉立華．龍膽瀉肝湯致滑胎 1 例．安徽中醫學院學報，1988, 7（1）：23

燈盞花素注射液（Dengzhanhuasuzhusheye）

【組成】

燈盞花素。

【功效】

活血、通絡、止痛。

【不良反應】

過敏反應：

（1）過敏性藥疹：呈丘疹或疱疹性蕁麻疹，並可伴有高熱、寒戰、全身青紫、喘息、呼吸窘迫等。

（2）過敏性休克。

【相互作用】

有燈盞花素注射液與低分子右旋糖酐合用引起急性上消化

道大出血的病例報導。

【主要參考文獻】

① 李冬冬，焦淑華．燈盞花素致過敏反應 1 例．齊齊哈爾醫學院學報，1997, 18（3）：238

② 李仁秋，林杉．燈盞花素粉針致不良反應 3 例．中國醫院藥學雜誌，1997, 17（7）：330

③ 于建豐，原道榮．燈盞花素注射液致疱疹性蕁麻疹 1 例．藥物流行病學雜誌，2000, 9（1）44

④ 范新．低分子右旋糖酐加燈盞花素注射液靜脈滴注致不良反應 1 例．中國醫藥學雜誌，1999, 19（5）：310

【18 畫】

鎮腦寧膠囊（Zhennaoningjiaonang）

【組成】

川芎、藁本、細辛、白芷、水牛角濃縮粉、丹參、豬腦粉等。

【功效】

熄風通絡，活血止痛。

【不良反應】

（1）皮膚瘙癢，出現蕁麻疹，伴有全身不適，噁心，煩躁，胸悶，心慌等。

（2）全身水腫。

【主要參考文獻】

① 龍萬根．口服鎮腦寧膠囊出現過敏反應 1 例．中國中藥雜誌，1997, 22（11）：699

② 祈星，李復發，王慧．鎮腦寧膠囊引起水腫 1 例．藥學實踐雜誌，1995, 13（4）：239

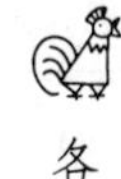

雙料喉風散（Shuangliaohoufengsan）

【組成】

黃連、甘草、北豆根、人工牛黃、珍珠、青黛、冰片。

【功效】

清熱解毒、消炎止痛。

【不良反應】

過敏反應：用本品噴喉後皮膚出現紅色斑疹，伴有瘙癢，唇舌發麻，胸悶。

【主要參考文獻】

董錫文．雙料喉風散引起過敏反應 1 例．河北醫藥，1997, 19（5）：266

雙黃連粉針劑（Shuanghuanglianfenzhenji）

【組成】

金銀花、黃芩、連翹。

【功效】

抗菌消炎、清熱解毒。

【不良反應】

1. 過敏反應：

（1）藥疹：通常表現為輸液針孔周圍出現針尖樣的皮疹，隨即全身出現皮疹、風團、疹塊等，同時伴有皮膚潮紅、瘙癢、煩躁等症狀，有的出現心煩、胸悶、氣短。個別伴有出現噁心、嘔吐、腹瀉等胃腸道反應；或者眼瞼、頭面水腫；極個別有肌肉、關節酸痛。嚴重的可見全身剝脫性皮炎。

（2）過敏性休克：出現胸悶、憋氣、呼吸困難、口唇發紺、出冷汗等，或突然寒戰、高熱，隨之意識喪失、神志不清，嚴重的出現喉頭水腫，血壓為零，呼吸、心跳驟停。通常伴有皮膚過敏反應，有的伴有噁心、嘔吐等。

（3）過敏性哮喘：呼吸困難、有窒息感、連咳不止、面色紫、口唇青。

（4）血管神經性水腫：眼球疼痛、雙眼流淚、眼瞼水腫、眼結膜充血、視力模糊，伴有頭痛、噁心、皮疹。嚴重的有胸悶、煩躁，鼻腔滲血，甚至整個顏面部出現嚴重的無凹陷性水腫、眼口難開。

（5）藥物熱：主要表現為用藥後出現高熱，或伴有寒戰。

（6）靜脈血管刺激反應：表現為輸液部位脹痛麻木，局部血管輕度暴露，皮膚潮紅等。

（7）過敏性紫癜：用藥後不久皮膚即出現紫癜。

2. 毒性反應：

（1）消化系統：上腹部不適、疼痛、噁心，繼之出現嘔吐。亦有表現為腸絞痛。

（2）心血管系統：用藥後很快出現胸悶、心悸、氣短，心率加快，心電圖示：房顫、房速，偶有室早。

（3）全身肌肉酸痛。

（4）靜脈炎：注射部位血管疼痛，皮膚發紅。

（5）血尿：用藥後不久出現肉眼血尿。

（6）黃疸：用藥後出現皮膚鞏膜黃染，無噁心、嘔吐、乏力、納呆等，肝功能正常，停藥後消退。

【相互作用】

雙黃連粉與氨基苷類及大環內酯類等配伍時產生混濁或沉澱，請勿配伍使用。

【備考】

1. 雙黃連注射液引起過敏反應的機理尚不明確，但就其臨床表現是典型的 I 型變態反應，而且經停藥、脫敏治療有效，症狀很快緩解，並且有突發突止、遲發反應的特點。

2. 引起 I 型變態反應的原因可能是雙黃連粉針劑溶解後有肉眼不可見的細粒沉澱，作為抗原進入體內，刺激免疫系統產生相應的抗體，其中的 IgE 有較強的親細胞性質，能與皮膚、支氣管、血管壁的「靶細胞」結合，以後當同一抗原再次與已致敏的個體接觸時能激發起廣泛的 I 型變態反應，釋放組胺、血小板激活因子等，造成器官水腫、滲出等。

3. 雙黃連粉針劑中的主要成分之一是金銀花，所含有的綠原酸具有致敏原的作用，可能是引起變態反應的原因之一。

4. 雙黃連粉針劑中的黃芩有抗變態反應的作用，能抑制抗原與 IgE 結合，一般靜滴後出現很輕的變態反應，無需使用抗過敏藥，在短時間內症狀會消失。

5. 藥理試驗表明雙黃連對蟾蜍離體心臟有負性肌力和負性頻率的作用；金銀花、連翹中含有皂苷，當靜脈滴注劑量過大（濃度過高）時，可以導致中樞神經麻痺。

6. 雙黃連為大分子複合物，可與體內蛋白質結合發揮完全抗原作用；另外，雙黃連含有一定量的蛋白質、氨基酸類物質，亦可引起肌體產生過敏反應。

7. 對過敏體質和初次用藥的病人應該慎重。

8. 使用注意：靜滴時濃度不可太高，嚴格控制輸液速度，15 分鐘內要緩緩靜滴，無反應後可逐漸加快至正常速度。嚴格觀察本品溶解後有無細粒沉澱，並注意澄明度。

【主要參考文獻】

① 郜秀梅等．雙黃連粉針劑的不良反應．長白山中醫藥研究與開發，1996, 5（4）：56～57

② 莊志銓等．雙黃連注射液的不良反應．中成藥，1997, 19（12）：25

③ 丁興會．雙黃連粉針劑的不良反應及原因分析．藥學實踐雜誌，1997, 15（3）：176

④ 丁國華．雙黃連製劑的不良反應．中國藥事，1997, 11（4）：276

⑤ 方世平，楊寶玉．雙黃連粉針劑不良反應 117 例分析．中國藥房，1998, 9（4）：176

【19 畫】

蘇子降氣湯（Suzijiangqitang）

【組成】

紫蘇子，厚朴，前胡，甘草，半夏，陳皮，當歸，肉桂，大棗，生薑。

【功效】

降氣化痰，溫腎納氣。

【不良反應】

有報導2例慢性支氣管炎患者服用蘇子降氣湯加減後出現直腸脫垂。

【主要參考文獻】

談耀昂．蘇子降氣湯引起脫肛2例．實用中醫藥雜誌，1996（5）：37

顛茄片（Dianqiepian）

【組成】

顛茄。

【功效】

抗膽鹼藥，解除平滑肌痙攣，抑制腺體分泌，擴散瞳孔。

【不良反應】

1. 過敏反應：

（1）藥疹：服藥後皮膚出現紅暈，奇癢難忍，伴有口乾，局部出現片狀紅斑，伴有紅、腫、熱、痛，隨即手足出現燙傷樣水疱，內有滲出液。另外，也有引起蕁麻疹型藥疹的病例報導。

（2）過敏性休克：服藥後立即出現憋氣、面色青紫、神志不清、頭出冷汗、雙瞳孔擴大、對光反射遲鈍、雙肺多量乾性羅音、心音低鈍。

（3）紫癜：雙下肢及其臀部出現瘀斑，膝關節腫痛。

2. 毒性反應：煩躁不安，神志恍惚，面部及其眼瞼明顯水腫，口唇紫紺。面部肌肉及其肢體抽搐，頸部有抵抗感。全身浮腫，叩診鼓音，腸鳴音減弱。亦可誘發老年人急性尿瀦留，用藥後出現排尿困難、下腹脹痛、膀胱膨隆。

【相互作用】

1. 與牛黃解毒丸、大蒜、茶葉、青蒿等合用，有可能加重對皮膚的影響。

2. 與阿托品、普魯本辛、雪上一枝蒿、烏頭類、曼陀羅、天仙子等合用有可能對神經系統及其心血管的毒副作用增強。

【備考】

1. 顛茄製劑與阿托品同為抗膽鹼藥，作用與不良反應也與阿托品基本相同。臨床用藥除了警惕以上有病例報導的不良反應外，還應該注意以下有可能發生的不良反應：①唾液分泌減少、口乾、胃排空延緩、便秘。②精神錯亂、興奮、幻覺、呼吸加快，興奮後則嗜睡、木僵、中樞抑制。③心動過速、心率失常。

2.顛茄中毒後引起水腫可能與全身血管擴張及毛細血管通透性增加，大量體液進入組織間隙有關。

3.青光眼、前列腺肥大、幽門梗阻患者禁用，老年人、心功能不全患者慎用。

【主要參考文獻】

① 李桂芳，周再勵，王軍霞．顛茄致嚴重不良反應 1 例．天津藥學，1999, 11（1）：59

② 帥明華．顛茄合劑引起過敏性紫癜 1 例報告．湖南中醫學院學報，1987, 3：53

③ 應於勇．常用劑量顛茄合劑誘發老年人急性尿瀦留 3 例報告．浙江醫學，1986, 3：31

④ 石秀蘭，林榮軍．顛茄中毒致全身高度水腫 1 例．青島醫學院學報，1996, 32（4）：337

藿香正氣丸（Huoxiangzhengqiwan）

【組成】

藿香、厚朴、紫蘇、桔梗、半夏曲、白芷、茯苓、白朮、大腹皮、生薑、大棗、甘草。

【功效】

解毒和中，理氣化濕。

【不良反應】

過敏反應：口服後出現皮疹，呈斑塊狀，色暗紅，瘙癢。

【主要參考文獻】

湯怡平・服藿香正氣丸引起藥疹 1 例・中國中藥雜誌，1996, 21（8）：504

藿香正氣水（Huoxiangzhengqishui）

【組成】

蒼朮、陳皮、厚朴、白芷、茯苓、大腹皮、生半夏、甘草浸膏、廣藿香油、紫蘇葉油、乙醇。

【功效】

解表化濕，理氣和中。

【不良反應】

1. 過敏反應：

（1）過敏性休克：顏面胸背潮紅、心悸胸悶、呼吸困難、手足抽搐、頸項強直、神志不清。

（2）過敏性紫癜：面色潮紅、面部發熱、皮膚多處瘀斑、壓之不褪色、部分為點狀出血、伴有皮膚瘙癢、心悸氣短。

（3）藥疹：表現為蕁麻疹、丘疹。

（4）其他：顏面、頸部及雙耳廓潮紅，並有灼熱感、頭暈、眼紅、視物模糊，呈醉酒貌反應。

2. 毒性反應：

（1）循環系統：心率 190～210 次／分，伴有顏面潮紅，心電圖示「室上性心動過速」。

（2）消化系統：上消化道出血，大汗淋漓、面色蒼白、上腹部灼熱、大便潛血試驗陽性、大便呈柏油樣。

3.其他個案報導濫用藿香正氣水，致產後多汗症。

【備考】

1. 室上性心動過速是否與中藥厚朴中所含的木蘭箭毒鹼成分或成藥製劑不純，或與特異體質有關，值得進一步探討。

2. 醉酒貌過敏反應可能是藿香正氣水致毛細血管過敏性損害而出現充血滲出所致，這同樣是過敏性紫癜的原因。

【主要參考文獻】

① 盧國珍．口服藿香正氣水致過敏性休克 1 例．中國中藥雜誌，1991（9）：566

② 劉靖宇．藿香正氣水引起過敏性紫癜 1 例．陝西中醫，1991（4）：182

③ 周津通．藿香正氣水致心動過速 4 例．浙江中醫雜誌，1990（3）：112

④ 李淑文．藿香正氣水的不良反應．中成藥，1995, 17（6）：23

⑤ 李遠輝．藿香正氣水致上消化道出血 1 例．江西中醫藥，1996, 27（5）：31

⑥ 鄭樺．藿香正氣水引起蕁麻疹樣藥疹 1 例．海峽藥學，1996, 8（1）：52

⑦ 陳振友，朱建讓．藿香正氣水致蕁麻疹樣藥疹 2 例．人民軍醫藥學專刊，1998, 14（3）：187

藿膽丸（Huodanwan）

【組成】

廣藿香葉、豬膽浸膏。

【功效】

清熱化濕，宣通鼻竅。

【不良反應】

過敏反應：表現為麻疹樣藥疹，伴有皮膚灼熱瘙癢。

【備考】

藿膽丸引起的不良反應少見，藥疹的發生可與變態反應有關。豬膽可作抗原，刺激機體產生抗體，發生抗原抗體反應。

【主要參考文獻】

王青山．中成藥藿膽丸引起麻疹樣藥疹 1 例報告．中國醫院藥學雜誌，1987（8）：381

藻酸雙酯鈉（Zaosuanshuangzhina）

【組成】

藻酸雙酯鈉。

【功效】

抗凝血，降血脂，擴張血管，改善微循環。

【不良反應】

1. 過敏反應：

（1）藥疹：蕁麻疹、環形紅斑。

（2）過敏性紫癜。

（3）哮喘。

（4）剝脫性皮炎。

（5）急性喉頭水腫，可以導致窒息死亡。

（6）血管神經性水腫：多發生在頭面、上肢。

（7）過敏性休克。

2. 毒性反應：

（1）消化系統：噁心、嘔吐、腹痛、腹瀉、納差、口乾、便秘等胃腸道不良反應，並可出現轉氨酶升高，誘發潰瘍病復發。有引發急性黃疸性肝炎的報告。

（2）心血管系統：心絞痛、低血壓、傳導阻滯，心電圖 ST 段下移、T 波倒置、心動過速、非呼吸性竇性心律不整。

（3）神經系統：頭痛、頭暈、嗜睡、煩躁不安，偶有患者用藥後出現明顯的欣快感。亦有誘發腦梗死的報導。

（4）血液系統：血小板、白細胞減少，牙齒出血，子宮出血。

（5）其他：水腫，發熱，脫髮，關節腫脹，肢端靜脈擴張，陰莖異常勃起等。

【相互作用】

與心痛定聯用引起牙齦增生和嘴唇腫脹。

【備考】

1. 藻酸雙酯鈉為海藻的主要有效成分之一，曾廣泛應用於缺血性腦血管疾病，引起不良反應的報導頗多。過敏反應的發生與患者個體敏感性差異有關，同時與用藥劑量和給藥途徑有關。要嚴格掌握給藥劑量（1～3 毫克／千克體重）、控制滴速（20 滴／分鐘），一般不能與其他藥物合用，不能加入高滲葡萄糖或生理鹽水。在病情允許的情況下盡量口服給藥。

2. 給藥前要排除出血傾向疾病、肝腎功能障礙、低血壓、藥物過敏史。

3. 長期給藥的要定期檢查血象，避免出血。

4. 用藥過程密切觀察血壓、血糖，防止低血壓、低血糖的發生。

5.潰瘍病人要謹慎使用。

【主要參考文獻】

① 王美芹，張建志．藻酸雙酯鈉致過敏性休克 1 例．河北中西醫結合雜誌，1999, 8（4）：633

② 李霞萍．藻酸雙酯鈉的不良反應及臨床合理應用．藥學實踐雜誌，1999, 17（1）：42

③ 趙柳恩．藻酸雙酯鈉的不良反應．中國循環雜誌，1998, 13（2）：124

④ 楊愛英．大劑量點滴藻酸雙酯鈉副作用觀察與護理．實用護理雜誌，1993（1）：31

⑤ 杜玉．藻酸雙酯鈉臨床應用中的不良反應．新藥與臨床，1989（5）：289

⑥ 金玉蓮，于明喜，譚青渠．心痛定與藻酸雙酯鈉聯用引起不良反應 2 例．現代應用藥學，1995, 12（6）：41

蟾酥注射液（Chansuzhusheye）

【組成】

蟾酥。

【功效】

解毒消腫止痛。

【不良反應】

過敏反應：表現為局部紅腫，呈片狀，瘙癢，繼之出現發熱，寒戰，全身發癢，胸悶氣短，呼吸困難等症狀。

【備考】

蟾酥注射液為蟾酥水溶性提取物，有效成分為吲哚鹼衍生物，過敏反應較少見，可能與個體體質差異有關。

【主要參考文獻】

張建剛，武月萍．蟾酥注射液致過敏反應 1 例．實用中醫內科雜誌，1999，重 3（3）：18〕

【20 畫以上】

鶴草芽浸膏（Hecaoyajingao）

【組成】

鶴草芽浸膏。

【功效】

驅除絛蟲。

【不良反應】

1. 過敏反應：頭昏、面紅、噁心嘔吐、大汗虛脫，嚴重的引起過敏性休克而死亡。

2. 毒性反應：引起藥物中毒性球後視神經炎，雙眼失明。

【主要參考文獻】

姜永健．鶴草芽浸膏引起球後視神經炎 1 例．中華兒科雜誌，1983（4）：250

驅風合劑（Qufengheji）

【組成】

豆蔻酊、小茴香、桂皮、薑酊、陳皮酊。

【功效】

行氣和胃，散寒止痛。

【不良反應】

過敏反應：口服後面部潮熱，眼花，頭暈，噁心，心慌，胸悶，全身冷汗，呼吸困難，皮膚出現蕁麻疹，血壓下降，脈細數。

【備考】

為個案報導，致敏藥物未明。

【主要參考文獻】

張美卿，周風華，孫靜．口服驅風合劑致過敏性休克1例．臨床醫學，1996, 16（10）：51

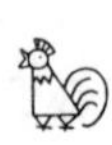

靈芝注射液（Lingzhizhusheye）

【組成】

靈芝（Ganoderma）。

【功效】

補氣安神，止咳平喘。

【不良反應】

過敏反應：

（1）過敏性皮疹：表現為蕁麻疹、皮膚瘙癢、局部紅腫。

（2）過敏性休克：表現為心慌氣短、胸悶、噁心嘔吐、心律快、脈弱、腹痛、胃痛、嘔吐、喉頭水腫等症狀；血壓測不出。亦有引起死亡的報導。

（3）過敏性腦炎：表現為心慌、氣急、胸悶、失去知覺。查體血壓測不出，心率加快，呼吸深慢，神志不清，全身深淺反射均消失，昏迷1週後，意識不清，運動性失語，全身癱瘓。

【備考】

生產靈芝注射液的單位過多及製劑的質量問題是導致不良反應的原因，抽檢的藥品及引起過敏性腦炎的藥品經豚鼠過敏試驗，豚鼠均出現過敏反應或過敏性休克症狀。過敏反應在注射後2分鐘即出現，且較凶險。

【主要參考文獻】

① 西安市藥品檢驗所生測室．靈芝注射液的過敏反應．藥學通報，1980, 15（1）：48

② 達麗卿．靈芝注射液過敏試驗及其方法的探討．陝西新醫藥，1981, 10（7）：54

顱痛定（Lutongding）

【組成】

左旋四氫巴馬叮，是防己科植物華千金藤中提取的生物鹼。

【功效】

中樞性鎮痛，鎮咳和催眠。

【不良反應】

1. 毒性反應：

（1）神經系統：表現為眩暈，失神發呆，無力，嗜睡，納差，流涎，全身驚厥，雙眼球上反，面部肌肉震顫麻痺，表情呆板，眼肌痙攣，眼瞼浮腫，四肢抽搐，神志不清，軟癱、抑鬱，或錐體外系症狀。

（2）血液系統：表現為外周白細胞減少，粒細胞減少。

（3）泌尿系統：尿瀦留。

2. 過敏反應：

（1）過敏性休克：表現為面色蒼白，四肢厥冷，頭昏，心慌不適，血壓下降。

（2）藥疹：潮紅，灼熱，出現紅色針頭大小丘疹，分布廣泛、對稱，部分融合成片。

（3）局限性血管神經性水腫：頭皮彌漫性水腫。

【主要參考文獻】

① 李典雲．顱痛定致的過敏性休克 1 例．藥物流行病學雜誌，1996, 5（2）：121

② 田含瑜．顱痛定致驚厥、粒細胞減少 1 例報告，醫學理論與實踐，1995, 8（4）：154

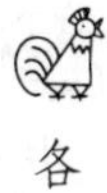

③ 何建美．顱痛定中毒 1 例報告．廣西醫學，1982, 4（3）：167
④ 代祖蔭．顱痛定藥疹 1 例報告．臨床皮膚科雜誌，1985, 14（2）：106
⑤ 潘大明，顱痛定致錐體外系反應 1 例．中國農村醫學，1986（2）：22

欖香烯乳注射液（Lanxiangxiruzhusheye）

【組成】

莪朮油所含的 β- 欖香烯等。

【功效】

抗腫瘤，誘發腫瘤細胞凋亡。

【不良反應】

1. 毒性反應：

（1）消化系統：噁心，食慾不振。

（2）心血管系統：注射部位靜脈疼痛，皮膚發紅，局部紅腫，及局部靜脈索樣變硬。

（3）呼吸系統：咳嗽，胸部悶痛，呼吸困難，呼吸急促，甚至呼吸衰竭。

（4）溶血性黃疸：噁心，寒戰，醬油樣小便，肌肉酸痛，尿膽素原（0.201 毫摩爾／升）。

2. 過敏反應：

（1）過敏性休克：面色蒼白，心慌，噁心，頭暈，腰部酸痛，大汗淋漓，呼吸急促，心動過速。

（2）過敏性哮喘：面色青紫，口唇面部皮膚輕度紫紺，煩躁不安，喘憋，胸悶，呼吸困難，喉中喘鳴音，雙肺呼吸音粗，呼氣期可聞及哮鳴音，心動過速，血壓升高。

【主要參考文獻】

① 許愛榮等．欖香烯乳與普魯卡因胸腔注射引起溶血 1 例．蚌埠醫學院學報，1999, 24（2）：74

② 曹淑芹．靜點欖香烯乳注射液致過敏性休克 1 例．河北中西醫結合雜誌，1998, 7（10）：1630

③ 倪江洪．胸腔注射欖香烯乳注射液致呼吸衰竭 1 例．中國中藥雜誌，1997, 22（2）：122

④ 鞠建偉，夏仲奎．β- 欖香烯乳注射液致過敏性哮喘 1 例．中西醫結合實用臨床急救，1997, 4（3）：123

⑤ 賴倩．胸腔注射欖香烯乳致過敏反應 1 例．腫瘤研究與臨床；1996, 8（2）：143

附錄　藥物漢語拼音檢索

中　藥

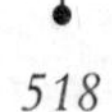

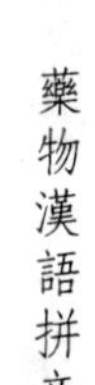

中成藥

國家圖書館出版品預行編目資料

中藥及其製劑不良反應大典／歐　明　王寧生　主編
——初版，——臺北市，大展，2005〔民94〕
面；21公分，——（中醫保健站；7）
ISBN 957-468-425-3（平裝）
1.藥材　2.方劑學（中醫）
414.3　　94020531

中藥及其製劑不良反應大典　ISBN 957-468-425-3

主　　編／歐　明　王寧生
責任編輯／壽亞荷
發行人／蔡森明
出版者／大展出版社有限公司
社　　址／台北市北投區（石牌）致遠一路2段12巷1號
電　　話／（02）28236031・28236033・28233123
傳　　眞／（02）28272069
郵政劃撥／01669551
網　　址／www.dah-jaan.com.tw
E－mail／service@dah-jaan.com.tw
登記證／局版臺業字第2171號
承印者／高星印刷品行
裝　　訂／建鑫印刷裝訂有限公司
排版者／弘益電腦排版有限公司
授權者／遼寧科學技術出版社
初版1刷／2005年（民94年）12月

定　價／500元

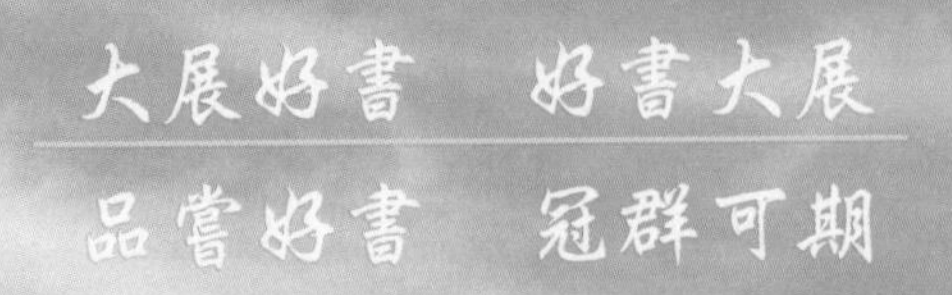
大展好書　好書大展
品嘗好書　冠群可期

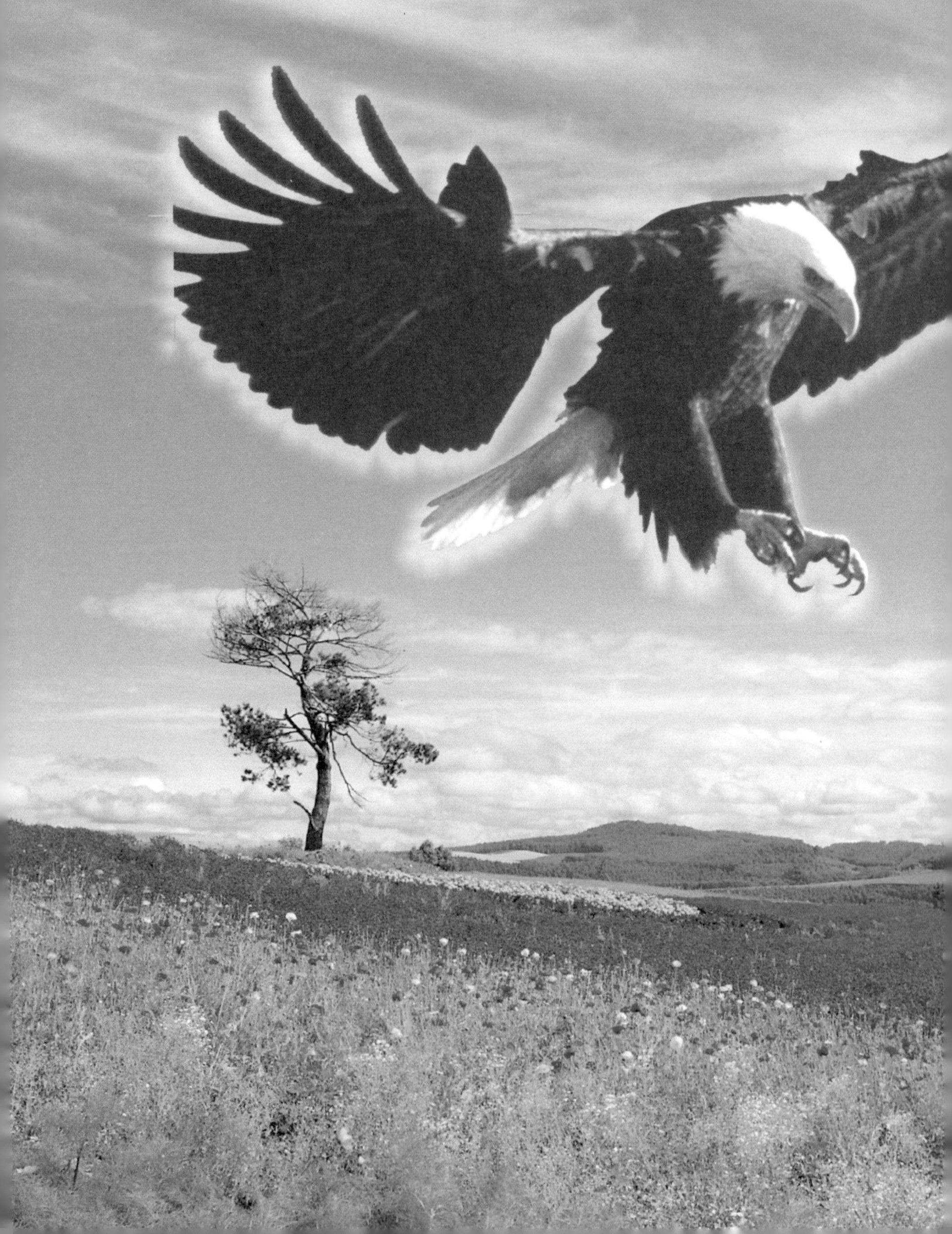

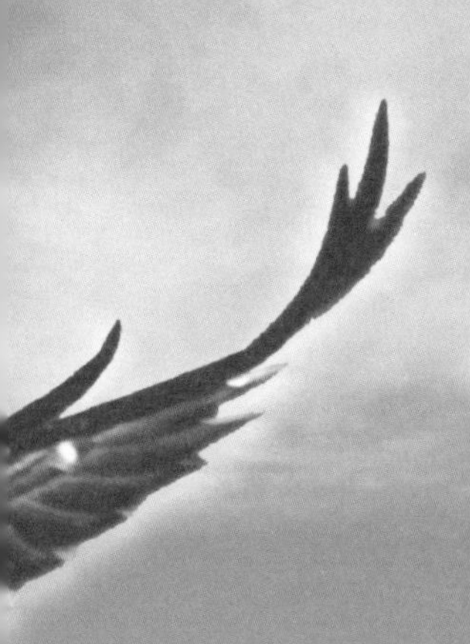